全国高等教育自学考试指定教材

妇产科护理学（专）

［含：妇产科护理学（专）自学考试大纲］

（2008 年版）

全国高等教育自学考试指导委员会　组编

主　编　何　仲

编　者　（按姓氏笔画排序）

刘绍金　何　仲　李　颖

吴丽萍　赵　红　赵玉芳

主　审　郑修霞

参　审　叶蓉华　刘纯艳

北京大学医学出版社

FUCHANKE HULIXUE (ZHUAN)

图书在版编目（CIP）数据

妇产科护理学：专 / 何仲主编. —北京：北京大学医学出版社，2023.9

ISBN 978-7-5659-2988-5

Ⅰ.①妇… Ⅱ.①何… Ⅲ.①妇产科学-护理学-高等教育-自学考试-教材 Ⅳ.①R473.71

中国国家版本馆 CIP 数据核字（2023）第 173846 号

妇产科护理学（专）（2008 年版）

主　　编： 何　仲
出版发行： 北京大学医学出版社
地　　址：（100191）北京市海淀区学院路 38 号　北京大学医学部院内
电　　话： 发行部 010－82802230；图书邮购 010－82802495
网　　址： http://www.pumpress.com.cn
E - mail： booksale@bjmu.edu.cn
印　　刷： 北京信彩瑞禾印刷厂
经　　销： 新华书店
责任编辑： 刘陶陶　　**责任校对：** 靳新强　　**责任印制：** 李　啸
开　　本： 787 mm×1092 mm　1/16　　**印张：** 14　　**字数：** 342 千字
版　　次： 2023 年 9 月第 1 版　2023 年 9 月第 1 次印刷
书　　号： ISBN 978-7-5659-2988-5
定　　价： 30.00 元

组编前言

21世纪是一个变幻莫测的世纪，是一个催人奋进的时代。科学技术飞速发展，知识更替日新月异。希望、困惑、机遇、挑战，随时随地都有可能出现在每一个社会成员的生活之中。抓住机遇、寻求发展、迎接挑战、适应变化的制胜法宝就是学习——依靠自己学习，终身学习。

作为我国高等教育组成部分的自学考试，其职责就是在高等教育这个水平上倡导自学、鼓励自学，为每一个自学者铺就成才之路。组织编写供读者学习的教材就是履行这个职责的重要环节。毫无疑问，这种教材应当适合自学者增强创新意识、培养实践能力、形成自学能力，也有利于学习者学以致用，解决实际工作中所遇到的问题。具有如此特点的书，我们虽然沿用了"教材"这个概念，但它与那种仅供教师讲、学生听，教师不讲、学生不懂，以"教"为中心的教科书相比，已经在内容安排、形式体例、行文风格等方面都大不相同了。希望读者对此有所了解，以便从一开始就树立起依靠自己学习的坚定信念，不断探索适合自己的学习方法，充分利用已有的基础知识和实际工作经验，最大限度地发挥自己的潜能，达到学习的目标。

祝每一位读者自学成功。

本教材由全国考委医药学类专业委员会遴选作者、安排编写、组织审稿，保证了医药学类自考教材的质量。

欢迎读者提出意见和建议。

全国高等教育自学考试指导委员会

2007年10月

目　　录

妇产科护理学（专）

附　妇产科护理学（专）自学考试大纲

第一章　女性生殖系统的解剖与生理

第一节　女性生殖系统的解剖

女性生殖系统包括内、外生殖器官及相关组织。骨盆为生殖系统的重要组成部分，与分娩关系密切。

一、外生殖器的解剖

外生殖器又称外阴，是指从耻骨联合上缘及双股内侧至会阴之间的组织。

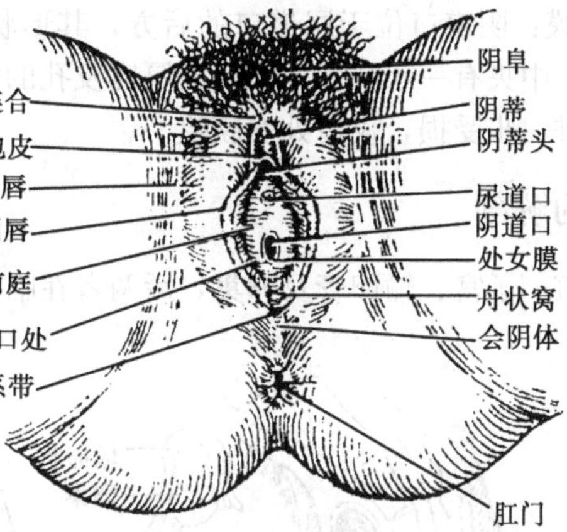

图 1-1　女性外生殖器

（一）阴阜

阴阜为耻骨联合前、以脂肪组织为主的隆起部分。青春期后皮肤上覆以阴毛，呈倒三角形分布，为女性第二性征之一。

（二）大阴唇

大阴唇为外阴两侧的一对隆起的、富有脂肪的皮肤皱襞，上连接阴阜，下接会阴，两侧大阴唇在下方正中部位联合。大阴唇长约 7～8cm，宽约 2～3cm，厚约 1~1.5cm。子宫的圆韧带终止于此。大阴唇皮下脂肪中有丰富的静脉丛。未婚妇女双侧大阴唇合拢，遮盖尿道口及阴道口，但经阴道分娩后，大阴唇分开，绝经后萎缩。

（三）小阴唇

小阴唇为位于大阴唇内侧的一对较薄的上皮皱襞，表面湿润，为暗红色，其上端融合并分为两叶，包绕着阴蒂，形成阴蒂包皮及系带，小阴唇的后方与大阴唇的后方相会合，形成阴唇系带。小阴唇的皮内有丰富的神经末梢，很敏感。

（四）阴蒂

阴蒂位于阴蒂包皮及系带之间，有勃起功能，类似男性的阴茎海绵体组织，由阴蒂头、体及脚构成，阴蒂头神经末梢丰富，十分敏感。

（五）阴道前庭

阴道前庭为双侧小阴唇所包围的似菱形的区域，前以阴蒂、后以小阴唇联合处为界，其内包括有尿道口、阴道口及前庭大腺的开口，在小阴唇联合处与阴道之间为舟状窝，分娩后常因会阴撕裂而消失。

1. 前庭球：又称球海绵体，位于前庭两侧，由有勃起性的组织构成，其前部与阴蒂相连，后部与前庭大腺相邻，表面为球海绵体肌覆盖。

2. 前庭大腺：又称为巴氏腺，位于大阴唇的后方，左右各一，约为 0.5～1cm 直径大小。性兴奋时可分泌粘液，起润滑作用。平时前庭大腺触不到，由于其管径很细，在因感染腺管阻塞时，腺体增大形成囊肿或脓肿，可看到并触及。

3. 尿道口：位于阴蒂及阴道口之间，为圆形开口。尿道后壁近尿道口处，有两个尿道旁腺导管的开口，尿道旁腺管径很细，是细菌容易潜藏的部位。

4. 阴道口及处女膜：阴道口位于尿道口的后方，其形状及大小常不规则。处女膜覆盖于阴道口表面，较薄，中央有一小孔，处女膜的厚度及孔的大小因人而异。初次性交后处女膜破裂，阴道分娩后进一步受损，仅留处女膜痕。

二、内生殖器的解剖

内生殖器包括阴道、子宫、输卵管及卵巢，后两者在临床中又被称为子宫附件。

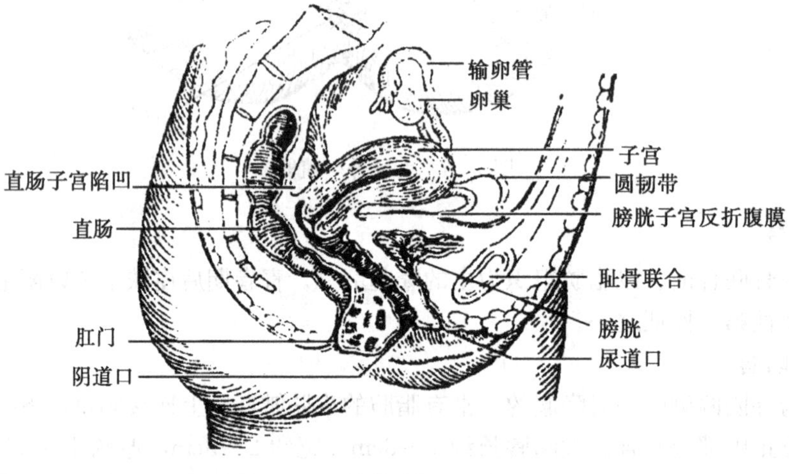

图 1-2　女性内生殖器矢状断面观

（一）阴道

阴道是由肌肉黏膜组成的管道，为性交的器官及排出经血、胎儿娩出的通道。其黏膜由复层鳞状上皮细胞组成，上皮下为富有血管的结缔组织，其肌层为内环外纵的两层平滑肌构成，肌层外覆弹力纤维，有较大的伸展性。阴道的顶端包绕着宫颈的部分称为阴道穹隆，后穹隆较前穹隆为长，因此，阴道前壁长为 7～9cm，而后壁则为 10～12cm，前、后壁均有皱

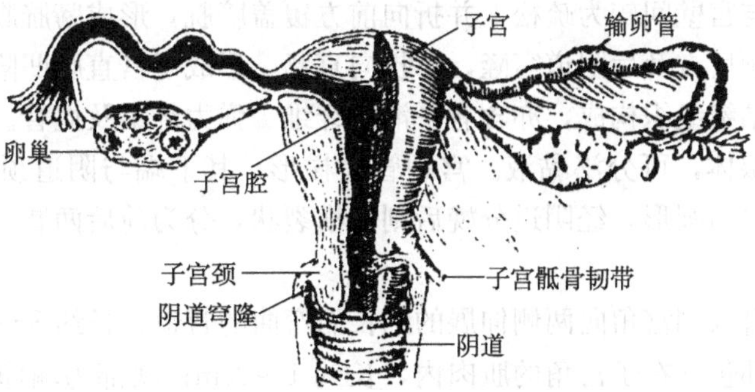

图 1－3　女性内生殖器后面观

褶。阴道后壁与直肠间形成身体最低的部位，称为子宫直肠窝。阴道有丰富的血运供给。

（二）子宫

子宫由于其内膜的周期性变化，每月均有月经排出，子宫亦为精子通往输卵管的通道，受孕后胎儿在子宫内生长发育，分娩时，强而规律的子宫收缩将胎儿及其附属物排出。

1. 解剖特点：子宫位于骨盆的中央，位于膀胱及直肠之间，为倒置的梨形器官，其上部较宽，称为子宫体，宫体的两侧为子宫角，与输卵管相连。宫体上端突起部分为子宫底，其下部较窄，为圆柱状，称为子宫颈，宫体与宫颈间为子宫最狭窄的部分，称为子宫峡部，非孕期长约 1cm，峡部上端很窄，为解剖学的内口，峡部下端，子宫内膜变为宫颈内膜，称为组织学内口。成人的宫体与宫颈的大小比例约为 2∶1。子宫的大小及形状因年龄及产次的不同可有很大的不同，成人未孕子宫的平均重量为 50g，宫腔容量约为 5ml，子宫长约为 7～8cm，宽约为 4～5cm，厚约为 2～3cm。

2. 子宫的韧带

（1）圆韧带：自宫角两侧的前方，输卵管近端的下方起，向前下方伸展至双侧盆壁，再穿过腹股沟韧带，终止于大阴唇的前端。圆韧带由结缔组织及肌肉构成，使子宫保持前倾的位置。

（2）阔韧带：为子宫两侧向外伸展至骨盆侧壁的翼形腹膜结构。其内 2/3 包绕输卵管，形成输卵管系膜，外 1/3 达盆壁，形成骨盆漏斗韧带。卵巢内侧与宫角处阔韧带增厚形成卵巢固有韧带。阔韧带中有丰富的血管、神经、淋巴管及疏松的结缔组织。

（3）主韧带：位于阔韧带的下方，为自宫颈两侧至骨盆壁间的坚韧的平滑肌及结缔组织构成的纤维束，对固定宫颈的位置十分重要。

（4）宫骶韧带：位于宫颈内口上方，从宫颈后部向两旁，终止于第 2、3 骶骨的前筋膜上，可使宫颈向上、向后牵引，使子宫保持前倾位。

3. 组织学特点：子宫体由浆膜、肌层及内膜三层组织构成。

（1）子宫内膜：为软而光滑的黏膜，子宫内膜分为功能层及基底层。功能层在卵巢激素的作用下，可发生周期性的变化脱落，而靠近子宫肌层的基底层则无此变化。

（2）子宫肌层：肌纤维交错排列，可分为三层，外层为纵行，内层为环行，中层为不同方向交织的排列。肌层中有丰富的血管，发生出血时，由于肌层纤维不同方向的排列，子宫收缩可有效地使血窦关闭而止血。

（3）子宫浆膜层：为紧贴子宫肌层的腹膜，覆盖子宫的前、后面及宫底部。于子宫前靠近子宫峡部，腹膜与宫壁间较为疏松，并折向前方覆盖膀胱，形成膀胱腹膜反折。子宫后方的腹膜向下覆盖宫颈后方及后阴道穹隆，再折向直肠，形成子宫直肠凹陷。

子宫颈主要由结缔组织构成，亦含有平滑肌纤维、弹力纤维及血管。其黏膜层由高柱状上皮构成，有许多腺体，可分泌黏液。宫颈管呈梭形，其下端与阴道顶端连接处为宫颈外口，未产妇宫颈外口为圆形，经阴道分娩后则为横裂状，分为前后两唇。

（三）输卵管

输卵管为一对自双侧宫角向两侧伸展的细长而弯曲的管道，长约 8～14cm，其形态上可分为 4 部分。间质部包含在子宫角的肌肉内，长约 1～2cm；峡部为输卵管靠近子宫的狭窄部分，长约 2～3cm；向外逐渐扩大成为输卵管最宽大的壶腹部，长约 5～8cm；输卵管的最外侧为游离的伞端，开口于腹腔。输卵管外为浆膜层，是腹膜的一部分；中为肌层，由外纵内环的两层肌纤维构成；内为黏膜层，含有纤毛细胞，可帮助孕卵的输送。输卵管为精子及卵子受精的部位，受精卵再由输卵管向宫腔运行。

（四）卵巢

为一对灰白色的扁椭圆形的性腺器官，位于输卵管的后下方，由卵巢系膜连于阔韧带后叶的部位为卵巢门，血管从该处进入卵巢。卵巢主要的功能是产生及排出卵子，并分泌雌、孕激素。成年妇女的卵巢大小约为 4cm×3cm×1cm，绝经后卵巢萎缩。卵巢分为皮质及髓质，皮质于外层，含有大量的卵泡，髓质在内，含有血管、神经及淋巴管。

三、女性生殖器的邻近器官

（一）尿道

尿道位于耻骨联合后方，是长约 4cm 的狭窄的膜状管道。尿道有三层组织所构成，即肌层、勃起组织层及黏膜层。近膀胱三角区为尿道内口，尿道穿过尿生殖膈筋膜，外口开口于阴道口的上方，近外口处有一对尿道旁腺的开口。由于女性尿道短而直，且开口于前庭，因此，容易引起泌尿系感染。

（二）膀胱

膀胱位于子宫前方，耻骨联合后方的一个中空器官，分为膀胱顶及底部，由浆膜、肌层及黏膜构成，其大小、形状与膀胱的充盈及临近器官的情况有关，由于膀胱与子宫的解剖关系密切，因此，进行妇产科检查或手术前，排空膀胱很重要。

（三）输尿管

输尿管起自肾盂终止于膀胱的一对腹膜后的圆索状的管道，长约 30cm，粗细不一，由黏膜、肌层及外膜构成。自肾盂沿腰大肌前下行，于骶髂关节处，经髂外动脉起点的前方进入骨盆后下行，于阔韧带底部向内、向前，于宫颈旁 2cm 处，在子宫动脉后与之交叉，再经阴道穹隆顶端向前进入膀胱壁，于壁内斜行 1.5～2cm，开口于在膀胱三角区的底部。

（四）直肠

直肠前为阴道及子宫，后为骶骨，上接乙状结肠，下连肛管。腹膜于直肠中段折向前上方，覆盖于子宫颈及子宫的后壁，形成子宫直肠凹陷，是人体最低的部位，腹腔液体容易积聚于此，盆腔的肿瘤也易转移该处。肛管长约 2～3cm，周围有提肛肌及肛门内、外括约肌。妇科手术及分娩处理时应注意避免损伤肛管、直肠。

（五）阑尾

阑尾长约7～9cm，上接盲肠，位于右髂窝内，其长短、粗细及位置常因人而异，阑尾的下端接近右输卵管及卵巢，因此在诊断上常与妇科疾患难以鉴别。阑尾的位置在妊娠期因子宫的增大而向上、向外移位，诊断上需加注意。

四、血管、淋巴及神经

（一）血管

女性内外生殖器主要的血液供给来自卵巢动脉、子宫动脉、阴道动脉及阴道内动脉，并有同名静脉伴行。在相应器官及其周围形成静脉丛，再相互吻合。

1. 卵巢动脉：自腹主动脉分出，在腹膜后沿腰大肌前下行至盆腔，跨过输尿管及髂总动脉下段，经骨盆漏斗韧带向内横行，经卵巢系膜入卵巢门。卵巢动脉在输卵管系膜处分支，供应输卵管，其末梢在子宫角与子宫动脉的卵巢支吻合。左侧卵巢动脉可来自左肾动脉，左卵巢静脉回流至左肾静脉。

2. 子宫动脉：为髂内动脉前干的分支，在腹膜后向下、向前，至阔韧带底部向内，在宫颈内口水平外侧约2厘米处跨过输尿管，达子宫侧缘，在相当于阴道穹隆顶部水平的宫颈处分为上下两支，上支沿子宫侧缘迂回上行到达宫角部，又分为分布到宫底的子宫底支、在卵巢系膜与卵巢动脉相吻合的卵巢支及分布于输卵管的输卵管支。下支分布于宫颈、阴道上部为宫颈-阴道支。

3. 阴道动脉：为髂内动脉前干的分支，主要分布于阴道的中、下段及膀胱的顶、颈部，与子宫动脉的阴道支及阴道内动脉的分支相吻合。

4. 阴道内动脉：为髂内动脉前干的终末支，经坐骨大孔梨状肌下方穿出骨盆腔，绕过坐骨棘再经坐骨小孔达会阴及肛门，分四支供外阴、肛门及直肠下段。

（二）淋巴

淋巴管及淋巴结均与相应的血管相伴行，首先汇集髂淋巴，再注入腰淋巴，最后注入胸导管乳糜池。

1. 内生殖器淋巴：分为髂淋巴、腰淋巴及骶前淋巴三组。阴道上段的淋巴引流，大部分汇入闭孔及髂内淋巴结，小部分汇入髂外淋巴结，经宫骶韧带入骶前淋巴结。宫体及底部淋巴结与输卵管、卵巢淋巴汇入腰淋巴结，宫体两旁的淋巴沿圆韧带入腹股沟浅淋巴结。

2. 外生殖器淋巴：分为腹股沟浅及深淋巴两组。前者一部分收集外阴、阴道下段及肛门的淋巴，另一部分收集大隐静脉、下肢及会阴的淋巴，其输出管入腹股沟深淋巴结。腹股沟深淋巴结位于股管内，收集阴蒂、股静脉及腹股沟浅淋巴，注入髂内、闭孔等淋巴结，再入髂总淋巴结。

（三）神经

1. 外生殖器的神经支配：支配外阴部的是阴部神经，由第Ⅱ、Ⅲ、Ⅳ骶神经的分支所组成，在坐骨结节内侧下方分为痔下、阴蒂背及会阴神经，分布于肛门、阴蒂、阴唇及会阴。

2. 内生殖器的神经支配：由交感及副交感神经支配，交感神经自腹主动脉前神经丛分出，入骨盆又分为卵巢神经丛（支配卵巢及输卵管）及骶前神经丛，后者在直肠壶腹部后又分为左、右腹下神经丛，主要在阔韧带底部、宫颈旁形成骨盆神经丛，支配宫体、宫颈及膀胱上部。骨盆神经丛含有向心传导的感觉神经纤维，并可支配子宫肌肉的活动。

五、骨盆

骨盆是胎儿娩出时必经的通道，其大小、形状对分娩有直接影响。

（一）骨盆的组成

1. 骨盆的骨骼：骨盆由骶骨、尾骨及左右两块髋骨组成。每块髋骨又由髂骨、坐骨及耻骨融合而成；骶骨由 5～6 块骶椎合成；尾骨由 4～5 块尾椎合成。

2. 骨盆的关节：有耻骨联合、骶髂关节和骶尾关节。两耻骨之间有纤维软骨，形成耻骨联合，位于骨盆的前方，其上、下附有耻骨韧带。骶髂关节位于骶骨和髂骨之间，在骨盆后方。骶尾关节为骶骨与尾骨的联合处。

3. 骨盆的韧带：骨盆各部之间的韧带，以骶、尾骨与坐骨结节之间的骶结节韧带和骶、尾骨与坐骨棘之间的骶棘韧带较为重要。妊娠期受激素影响，韧带较松弛，各关节的活动性也稍有增加，有利于分娩时胎儿通过。

（二）骨盆的分界

以耻骨联合上缘、髂耻缘及骶岬上缘的连线（所谓分界线即髂耻线）为界，将骨盆分为假骨盆和真骨盆。假骨盆又称大骨盆，与产道无直接关系。真骨盆又称小骨盆，位于骨盆分界线以下，是胎儿娩出的通道，故又称骨产道。真骨盆有上、下两口，即骨盆入口与骨盆出口，两口之间为骨盆腔。骨盆腔的后壁是骶骨与尾骨，两侧为坐骨、坐骨棘、坐骨切迹及其韧带，前壁为耻骨联合。骨盆腔呈前浅后深的形态，坐骨棘位于真骨盆的中部，可经肛诊或阴道诊触到，骶骨的前面凹陷形成骶窝，第 1 骶椎向前凸出形成骶岬，为骨盆内测量的重要据点。耻骨两降支的前部相连构成耻骨弓。通常女性骨盆较男性骨盆宽而浅，有利于胎儿娩出。

（三）骨盆的类型、骨盆轴和骨盆倾斜度

1. 骨盆的类型：根据骨盆的形状可分为女型、男型、类人猿型和扁平型，多数妇女为混合型。骨盆的类型可构成骨产道对分娩的影响。

2. 骨盆轴：为连接骨盆各假想平面中点的曲线，代表骨盆轴。此轴上段向下向后，中段向下，下段向下向前。分娩时，胎儿即沿此轴娩出。

3. 骨盆倾斜度：指妇女直立时，骨盆入口平面与地平面所形成的角度，一般为 60°。若角度过大，常影响胎头衔接。

（四）骨盆底

骨盆底由多层肌肉和筋膜所组成，封闭骨盆出口，而尿道、阴道和直肠则经此贯穿而出，并可使盆腔脏器赖以承载并保持正常位置。骨盆底的前面为耻骨联合，后面为尾骨尖，两侧为耻骨降支、坐骨升支及坐骨结节。骨盆底有三层组织：

1. 外层：即浅层筋膜与肌肉。在外生殖器、会阴皮肤及皮下为会阴浅筋膜，它的深面有球海绵体肌、坐骨海绵体肌、会阴浅横肌及肛门外括约肌组成盆底浅层肌肉。

2. 中层：为泌尿生殖膈，由上、下两层坚韧的筋膜及其间的会阴深横肌、尿道括约肌组成，覆盖骨盆出口的前三角区，亦称为三角韧带。尿道及阴道穿过泌尿生殖膈。

3. 内层：又称盆膈。由肛提肌及筋膜组成的盆底最内、最坚韧的一层，亦为尿道、阴道及直肠贯通。肛提肌由一对三角形的肌肉板所组成，两侧对称，呈漏斗状，每一肛提肌由

耻尾肌、髂尾肌及坐尾肌三部分组成。肛提肌有加强盆底托力的作用，并有加强肛门及阴道括约肌的作用。肛提肌的内、外层各覆有一层筋膜，内层为覆盖盆底及盆壁的坚韧的结缔组织膜即盆筋膜，与盆腔脏器相联系的部分形成韧带，对盆腔脏器有坚强的支托作用。盆筋膜上面为盆腔腹膜，二者间有一层疏松的结缔组织称盆腔结缔组织，盆腔血管、神经及淋巴均在此层受到保护。

第二节　女性生殖系统生理

一、月经及月经期的临床表现

月经是由于卵巢及子宫内膜周期性的变化而引起的子宫内膜周期性脱落及出血，是生殖器官功能成熟的表现。

（一）初潮

月经第一次来潮称为初潮。多在13～15岁发生，亦可早或晚。因地区、气候、种族、营养状况及个体差异，可有不同。

（二）周期

自月经第一日起至下次月经第一日的时间间隔为月经周期。一般为28～30天，提前或延后7日之内仍属正常。月经周期的长短因人而异，但每位正常妇女的月经都有自己的规律性。

（三）出血时间及出血量

每次月经持续时间称经期，一般约为2～7天，多为3～5天。月经量多为30～50ml，超过80ml表明量过多，在月经的第2～3天出血最多。

（四）月经血的特点

月经血为暗红色，其中含有子宫内膜碎片、宫颈黏液和阴道脱落的上皮细胞，月经血有不凝的特点。

（五）月经期的症状

有些妇女经期可有腰酸、下腹疼痛及下坠感，个别妇女有恶心、呕吐、腹泻等胃肠道症状，也可有头疼、失眠等神经系统的症状，或有膀胱刺激的症状，一般不影响工作及生活。

二、下丘脑-垂体-卵巢轴的相互关系

月经周期的调节受下丘脑-垂体-卵巢轴的控制。下丘脑的神经分泌细胞可产生卵泡刺激素释放激素（FSH－RH）及黄体生成素释放激素（LH－RH），其分泌为脉冲式，一般间隔是60～90分钟，通过下丘脑及垂体间的门脉系统进入垂体前叶，脑垂体在其作用下，分泌卵泡刺激素（FSH）及黄体生成素（LH），控制卵巢的周期变化。

FSH在整个月经周期均有分泌，在排卵前1～2天达最高峰。其作用是促使卵泡发育，并促使卵泡在排卵后形成黄体，产生雌、孕激素。LH作用于已分化的卵泡膜细胞，促进其分泌性激素。垂体还分泌催乳素（PRL）与雌、孕激素共同作用下，促进乳房的发育及乳腺的分泌。

卵巢在垂体的FSH及LH作用下，排卵并产生性激素，性激素作用于子宫内膜，使其

发生周期性的变化。

当卵巢分泌的激素增多时，可使下丘脑分泌受抑制，此为负反馈。下丘脑兴奋分泌促性腺激素增多时为正反馈。下丘脑、垂体及卵巢激素相互依存，又相互制约，以调解正常的月经周期。这些生理活动都是在大脑皮层中枢神经系统的控制、调节下进行的。此外，肾上腺、甲状腺等对这些生理活动也产生一定的影响。

第二章　妊娠期妇女的护理

妊娠是胚胎和胎儿在母体内发育成熟的过程，成熟卵子受精是妊娠的开始，胎儿及其附属物自母体排出为妊娠的终止，全过程约为 38 周。为便于临床计算，妊娠通常是从末次月经第一日算起，约为 40 周。全过程的变化非常复杂，又极为协调。可分三个时期：妊娠 12 周末以前称为早期妊娠；妊娠 13 周至 27 周末称为中期妊娠；妊娠第 28 周以后称为晚期妊娠。

第一节　妊 娠 生 理

一、胚胎的形成

（一）受精

受精是精子与卵子结合形成合子，即受精卵的过程。

精液射入阴道内，精子离开精液经宫颈进入宫腔与子宫内膜接触，子宫内膜白细胞产生 α 与 β 淀粉酶，使精子顶体酶上的“去获能因子”解除，精子获能。此时，精子具有受精能力。获能的主要部位是子宫及输卵管。

卵子从卵巢排出后进入输卵管，在壶腹部与峡部连接处等待受精。当精子与卵子相遇后，精子发生顶体反应释放出顶体酶，在酶的作用下，精子得以穿过卵子的放射冠和透明带，已获能的精子穿过次级卵母细胞的透明带为受精过程的开始，卵原核与精原核融合形成合子为受精过程的结束。受精卵的形成是新生命诞生的标志。

（二）受精卵的发育、输送与着床

受精卵开始进行有丝分裂的同时，借助输卵管蠕动和纤毛推动，向子宫腔方向移动，约在受精后第 3 日分裂成由 16 个细胞组成的实细胞团，称桑椹胚，也称早期囊胚。约在受精后第 4 日，早期囊胚进入子宫腔，在子宫腔内继续分裂发育成晚期囊胚。受精后第 6～7 日，晚期囊胚透明带消失后开始着床；晚期囊胚侵入到子宫内膜的过程，称为受精卵着床。着床必须具备的条件有：①透明带消失；②囊胚细胞滋养细胞分化出合体滋养细胞；③囊胚和子宫内膜同步发育并相互配合；④孕妇体内有足够的孕酮，子宫有一个极短的敏感期允许受精卵着床。

（三）蜕膜

妊娠的子宫内膜称为蜕膜，具有保护及营养胚胎的功能。按蜕膜与受精卵的部位关系可将蜕膜分为三部分（图 2-1）：

1. 底蜕膜：与极滋养层接触的蜕膜，以后与滋养细胞一起形成胎盘的母体部分。

2. 包蜕膜：围绕及覆盖胚胎上的蜕膜，随妊娠进展，包蜕膜和真蜕膜相贴近逐渐相互融合，到分娩时已无法分开。

3. 真蜕膜：除底蜕膜、包蜕膜外，其余的蜕膜称为真蜕膜，又称壁蜕膜。

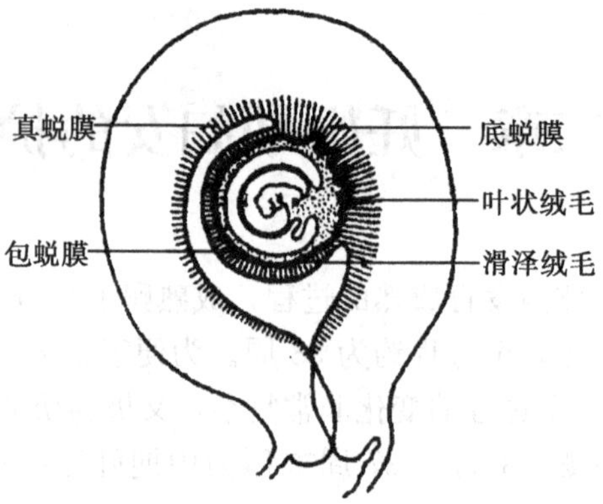

图 2-1　早期妊娠子宫蜕膜与绒毛的关系

二、胎儿发育

妊娠 8 周内（即受精后 6 周内）的胎体称为胚胎，妊娠 9 周起的胎体称为胎儿。

（一）胎儿发育特征

描述胎儿的发育以 4 周为一个孕龄单位。

妊娠 8 周末：面部已初具人形，能分辨出口、鼻、外耳、眼睑、眼球等。四肢已具雏形。B 超声可见胎心搏动。

12 周末：胎儿身长约 9cm，体重约 20g。外生殖器已分化。

16 周末：胎儿身长约 16cm，体重约 100g。胎儿已开始出现呼吸运动，并开始长出头发，可确定胎儿性别，部分孕妇能自觉胎动。

20 周末：胎儿身长约 25cm，体重约 300g。皮肤暗红，全身有毳毛，开始出现吞咽、排尿功能，可听诊到胎心音，出生后可有心跳及呼吸。

24 周末：胎儿身长约 30cm，体重约 700g。各脏器均已发育。

28 周末：胎儿身长约 35cm，体重 1000g。可以有呼吸运动，但肺泡Ⅱ型细胞产生的表面活性物质含量较少，出生后易患特发性呼吸窘迫综合征。若加强护理则可存活。

32 周末：胎儿身长约 40cm，体重约 1700g。出生如注意护理可以存活。

36 周末：胎儿身长约 45cm，体重约 2500g。出生后能哭，有吸吮能力，肺泡表面活性物质已成熟，生活能力良好。

40 周末：胎儿身长约 50cm，体重约 3000g。胎儿成熟，指（趾）甲超过指（趾）端，皮肤粉红色，胎脂消失，肠内含胎粪，双侧睾丸下降至阴囊，出生后哭声响亮，吸吮能力强，能很好存活。

（二）胎儿血循环

解剖学特点：①脐静脉一条，来自胎盘的血液经脐静脉进入肝及下腔静脉。出生后闭锁为肝圆韧带，脐静脉的末支静脉导管生后闭锁为静脉韧带；②脐动脉两条，来自胎儿的血液经脐动脉注入胎盘与母血进行物质交换，生后脐动脉与相连的闭锁的腹下动脉形成腹下韧带；③动脉导管位于肺动脉及主动脉弓之间，生后闭锁成动脉韧带；④卵圆孔位于左右心房之间，多在生后 6～8 周完全闭锁，极少终生不闭锁，但很少有临床症状。

血循环特点：来自胎盘的血液沿胎儿腹前壁进入体内分为 3 支：一支直接入肝，一支与门静脉汇合入肝，此两支的血液经肝静脉入下腔静脉；另一支为静脉导管直接入下腔静脉。进入右心房的下腔静脉血是混合血，有来自脐静脉含氧量较高的血液，也有来自胎儿身体下部含氧量较低的血液。

卵圆孔开口处正对着下腔静脉入口，下腔静脉进入右心房的血液，绝大部分经卵圆孔入左心房。而上腔静脉进入右心房的血液，很少甚或不通过卵圆孔流向右心室，随后进入肺动脉。由于肺循环阻力较大，肺动脉血液大部分经动脉导管流入主动脉，仅约 1/3 血液经肺静脉入左心房。左心室小部分血液进入降主动脉至全身后，经腹下动脉再经脐动脉进入胎盘，与母血进行气体交换。可见胎儿体内无纯动脉血，而是动、静脉混合血，各部位血氧含量只有程度上的差异。进入肝、心、头部及上肢的血液，含氧量较高且营养较丰富，以适应需要。注入肺及身体下部的血液，含氧量及营养较少（图 2-2）。

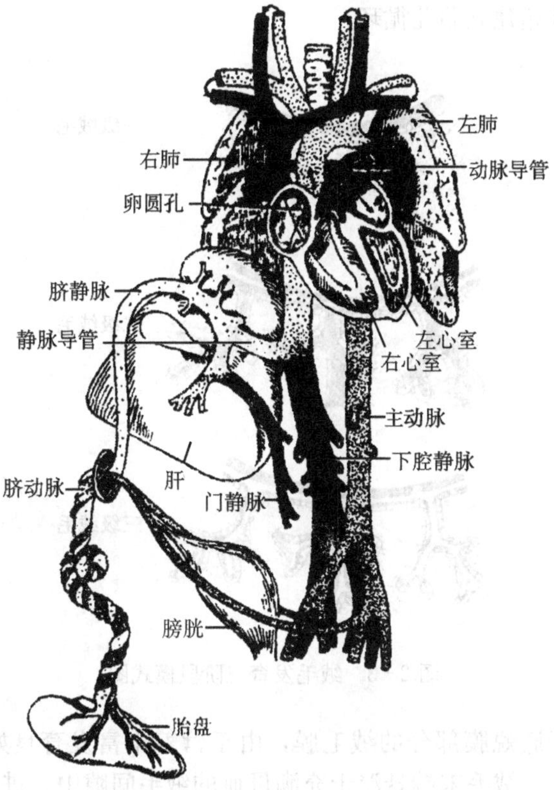

图 2-2　胎盘、胎儿及新生儿的血液循环模式图

三、胎儿附属物的形成与功能

胎儿附属物是指胎儿以外的组织：包括胎盘、胎膜、脐带和羊水等。

（一）胎盘

胎盘是胎儿与母体间进行物质交换的重要器官，是胚胎与母体组织的结合体。由羊膜、叶状绒毛膜和底蜕膜组成。足月的胎盘呈圆形或椭圆形，重约 450～650g，直径 16～20cm，厚 1～4cm，中间厚、边缘薄；胎盘分为母体面和胎儿面，母体面呈暗红色，粗糙，约有 15～20 个小叶，胎儿面覆盖着羊膜呈灰蓝色，光滑，半透明。脐带多在偏旁部位。

1. 胎盘的形成

（1）羊膜：构成胎盘的胎儿部分，羊膜光滑，无血管、神经和淋巴，是胎盘的最内层。羊膜是胚胎期羊膜囊扩大的囊壁而附着于绒毛膜板表面的透明薄膜。

（2）叶状绒毛膜：绒毛膜由滋养层细胞与滋养层内面的胚外中胚层共同组成，胚胎发育至 13～21 日，为绒毛发育分化最旺盛的时期。在这期间胎盘的主要结构——绒毛逐渐形成，绒毛的形成经历 3 个阶段，即：一级绒毛、二级绒毛和三级绒毛。一级绒毛：指绒毛膜周围长出不规则突起的合体滋养细胞小梁，遂呈放射状排列，绒毛膜深部增生活跃的滋养细胞也伸入，形成合体滋养细胞小梁的细胞中心索，初具绒毛形态；二级绒毛：指一级绒毛继续生长，其细胞中心索伸至合体滋养细胞内层，胚外中胚层也长入细胞中心索，形成间质中心索；三级绒毛：指胚胎血管长入间质中心索（图 2－3）。随着绒毛不断分枝并于其中长出血管，约在受精后 3 周开始建立胎儿循环。

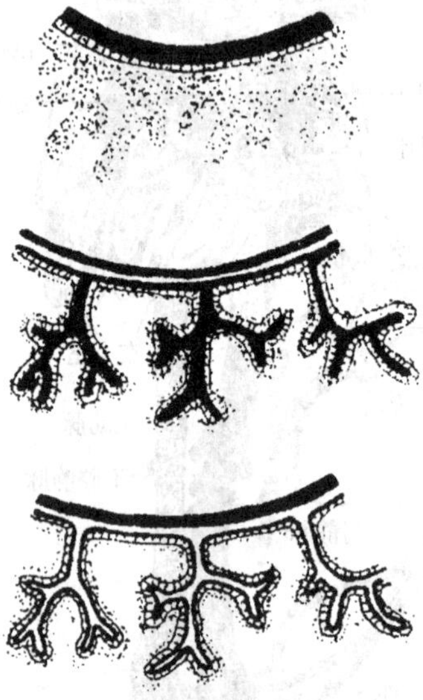

图 2－3　绒毛发育三阶段模式图

叶状绒毛膜是位于底蜕膜部分的绒毛膜，由于营养丰富发育良好，形成胎盘的胎儿部分，是胎盘的主要部分。绒毛末端悬浮于充满母血的绒毛间隙中。进行物质交换的绒毛称为游离绒毛，长入底蜕膜中起固定作用的绒毛为固定绒毛。随着妊娠的进展，绒毛数目增多，每个绒毛体积发生变化，母儿接触的表面积越来越大，更有利于母儿间的物质交换，以满足胎儿的需要。

子宫内膜螺旋动脉在滋养细胞的侵蚀下破裂，形成了充满母血的绒毛间隙，子宫内膜螺旋动脉血压约为 8～10.6kPa（60～80mmHg），而绒毛间隙的血流压力为 1.33～6.67kPa（10～50mmHg），母体血液靠血压差进入绒毛间隙进行物质交换，再经子宫蜕膜静脉回流至子宫肌层。可见，母子间的物质交换是在绒毛间隙进行的，胎儿血液与母体血液并不相通。绒毛间隙约能容纳 150ml 血液，在子宫胎盘循环中，每分钟血流量约为 500～700ml。

（3）底蜕膜：构成胎盘的母体部分。底蜕膜表面覆盖一层来自固定绒毛的滋养层细胞与底蜕膜共同形成绒毛间隙的底，称为蜕膜板。由此板向绒毛膜方向伸出一些蜕膜间隔，将胎盘母体面分成肉眼可见的约 15～20 个母体叶。

2. 胎盘的功能：胎盘的功能极为复杂，而非单纯滤过作用。胚盘是母子物质交换的部位，胎盘进行物质交换及转运的方式有：① 简单扩散：指物质通过细胞质膜从高浓度区向低浓度区扩散，不消耗能量。② 易化扩散：尽管也是物质通过细胞质膜从高浓度区向低浓度区扩散，不消耗能量，但速度比简单扩散快得多，是因为细胞质膜有专一载体。当达到一定浓度时，扩散速度明显减慢，此时扩散速度与浓度不呈正相关。③ 主动运输：指物质通过细胞质膜从低浓度区向高浓度区扩散，需要细胞代谢产生的热能作动力。④ 较大物质可通过合体膜裂隙，或通过细胞膜内陷吞食后继之膜融合，形成小泡向细胞内移动等方式转运。

胎盘功能包括气体交换、营养物质供应、排出胎儿代谢产物、防御功能及合成功能等。

（1）气体交换：维持胎儿生命最重要的物质是 O_2。在母体与胎儿之间 O_2 及 CO_2 是以简单扩散方式进行交换，可替代胎儿呼吸系统的功能。例如：母体动脉血氧分压（PO_2）为 12.7～13.3kPa（95～100mmHg），绒毛间隙中的血 PO_2 为 5.3～6.7kPa（40～50mmHg），而胎儿脐动脉血 PO_2 交换前为 2.7kPa（20mmHg），所以母体血液中的 O_2 可以以简单扩散方式从母体血液进入绒毛间隙，再进入胎儿脐带血液中。交换后的胎儿脐动脉血氧分压为 4kPa（30mmHg），虽然升高并不多，但胎儿血红蛋白对 O_2 的亲合力强，能从母血中获得充分的 O_2。

（2）营养物质供应：葡萄糖是胎儿热能的主要来源，以易化扩散方式通过胎盘，胎儿体内的葡萄糖均来自母体。胎血中氨基酸浓度高于母血，以主动运输的方式通过胎盘。胎儿的脂质则是由胎儿利用糖及乙酸自行合成，或是母体自由脂肪酸以简单扩散方式通过胎盘。电解质及维生素多数以主动运输的方式通过胎盘。胎盘中有多种酶，可将复杂化合物分解为简单物质，也能将简单物质合成后供给胎儿。大多数药物以简单扩散方式从母体通过胎盘影响胎儿。

（3）排出胎儿代谢产物：胎儿的代谢产物，如尿素、尿酸、肌酐、肌酸等，经胎盘送入母血，由母体排出体外。故可代替胎儿泌尿系统的功能。

（4）防御功能：胎盘的屏障作用有限。各种病毒，如风疹病毒等；以及分子量小且对胎儿有害的药物，均可通过胎盘，导致胎儿畸形甚至死亡。母体中的免疫抗体，如 IgG 可以通过胎盘，使胎儿获得抗体，对胎儿有保护作用。

（5）合成功能：胎盘可合成蛋白激素、甾体激素及某些酶。

1）蛋白激素，包括绒毛膜促性腺激素、胎盘生乳素等。

人绒毛膜促性腺激素（HCG）：由滋养细胞产生，于受精后第 6 日受精卵滋养层形成时，开始少量分泌，妊娠早期分泌量迅速增加，妊娠 8～10 周血清浓度达最高峰，持续 1～2 周后逐渐下降，妊娠中、晚期时浓度仅为峰值的 10%，持续至分娩，约产后 2 周内完全消失。已知 HCG 的主要功能有：① 维持黄体，使月经黄体变为妊娠黄体，增加甾体激素的分泌，使种植后的内膜维持分泌期变化以维持妊娠；② HCG－β 亚基有促卵泡成熟活性、促甲状腺活性及促睾丸间质细胞活性；③ HCG 还有类似 LH 的生物活性，与绝经期促性腺激素（HMG）合用，可诱发排卵。

人胎盘生乳素（HPL）：由滋养细胞合成。于妊娠 5～6 周可在母血中测得，妊娠 34～36 周达高峰，并维持至分娩，产后迅速下降，约在产后 7 小时即测不出。妊娠期连续测定 HPL 可了解胎盘功能。HPL 的主要功能有：① 与胰岛素、肾上腺皮质激素共同作用于乳腺腺泡，刺激乳腺发育，为产后泌乳作准备；② 促胰岛素生成作用，使母血胰岛素值升高，蛋白合成增加；③ 通过降解作用使游离脂肪酸浓度升高，抑制母体对葡萄糖的摄取利用，使多余的葡萄糖运送给胎儿，同时也增加了母体血糖浓度。

2）甾体激素，包括雌激素和孕激素。

雌激素：孕妇血中雌激素随妊娠进展而增加，产后下降，主要形成雌三醇由尿排出。雌激素可促进子宫平滑肌细胞的增生肥大，使子宫平滑肌对催产素的敏感性增强。并促使乳腺管增生，与孕激素、胎 7 盘生乳素共同作用，促进乳腺发育而准备泌乳。雌激素对代谢的影响主要表现在水、钠潴留方面。

孕激素：正常妊娠期孕激素逐步增加，妊娠 9 周前，主要来自妊娠黄体，以后主要来自胎盘，孕激素在尿中以孕二醇排出。其主要功能是减少肌张力及肌肉收缩性，有降低子宫敏感性的作用，利于胚胎的植入与发育。由于松弛平滑肌，可造成胃排空慢、胃内容物逆流、便秘、烧心等症状；孕激素也可影响中枢神经系统，引起不安、困倦、过度换气等症状；并可以影响体内电解质平衡，使钠、氯排出增加，此外可以使基础体温上升。上述症状都应引起护理人员的重视，并帮助孕、产妇更好地应对。

3）酶：胎盘还可以合成某些酶，包括：催产素酶、双胺氧化酶、耐热性碱性磷酸酶等，其生物学意义尚不明确。其中催产素酶可能使催产素灭活，起到维持妊娠的作用。

（二）胎膜

胎膜由绒毛膜和羊膜组成。胎膜外层为滑泽绒毛膜，内层为羊膜，至妊娠末期两者紧密相贴，但尚能分开。胎膜含有多种与甾体激素代谢有关的酶，还可能在分娩发动上起一定作用。

（三）脐带

脐带是连接胎儿与胎盘的带状器官，一端连于胎儿脐轮，另一端附着于胎盘的胎儿面，多为偏性。足月胎儿脐带长 30～100cm，内有一条脐静脉，两条脐动脉，周围被有含水量丰富的胚胎结缔组织，称为华通胶，有保护脐带血管的作用。胎儿通过脐带血循环与母体进行营养和代谢物质的交换。脐带受压致血流受阻时，可危及胎儿生命。

（四）羊水

羊膜囊内含有的液体为羊水。妊娠 38 周时羊水量约为 1000ml，在妊娠的任何时期，如羊水量超过 2000ml，可诊断为羊水过多；如在妊娠晚期羊水量少于 300ml 可诊断为羊水过少。

妊娠早期的羊水主要是母体血清经胎膜进入羊膜腔的透析液，也有极少量是通过脐带华通胶和胎盘表面羊膜的透析液，以及经尚未角化的胎儿皮肤漏出的水分子和小分子物质。此时的羊水为无色澄清液体，与母体血清及其他部位组织液相似。妊娠中期后胎儿尿液为羊水的主要来源，妊娠足月胎儿通过吞咽羊水使羊水趋于平衡。妊娠足月时，羊水略显混浊，不透明，可见悬有小片状物，包括胎脂、胎儿脱落的上皮细胞、毳毛、少量白细胞、白蛋白、尿酸盐等。

羊水并非静止不动，而是不断进行液体交换，以保持羊水量的相对恒定，母儿间主要通过胎盘进行交换，每小时约3600ml。母体与羊水间的交换，主要通过胎膜，每小时400ml。羊水与胎儿间主要通过消化道、呼吸道、泌尿道等进行交换，但量较少。羊水的吸收主要是经过胎膜吸收和胎儿吞咽，足月儿每日吞咽羊水约500ml。

羊水有保护胎儿和母体的功能。胎儿在羊水中自由活动，防止胎肢粘连；保持子宫腔内温度恒定；使子宫腔内压力均匀，当妊娠期母体腹部受到一定的外力撞击，或临产后子宫收缩时，羊水直接承受压力，能使压力均匀分布，避免胎儿局部受压；羊水还有利于胎儿体液平衡，胎儿可以胎尿的方式将过多的水分排至羊水中。羊水可减少母体因胎动所引起的不适；临产时，形成前羊水囊有利于扩张子宫颈口；破膜后，羊水冲洗阴道减少感染。

第二节　妊期母体变化

妊娠是一个正常生理过程，为了满足胎儿生长发育的需要，孕妇全身各系统将发生一系列生理变化，并持续整个妊娠期。主要是由于体内新增加的器官——胎盘所分泌的蛋白类激素和甾体激素作用的结果。分娩后胎盘排出体外，胎盘所分泌的激素在体内急剧减少并消失，由于妊娠所引起的各种生理变化约在产后6周内逐渐恢复至孕前水平（乳房除外）。同时，妊娠期胎儿的生长发育和母体的生理改变，会引起妊娠期妇女的心理变化，这些心理变化又可以影响胎儿及母体的生理状态。

一、妊娠期母体的生理变化

（一）生殖系统的变化

妊娠期，生殖系统的变化最大，其中以子宫的变化最为明显。

1. 子宫

（1）子宫体：增大变软，非孕时，子宫的大小约为7cm×5cm×3cm，容量约为5～10ml，重量约为50g。足月时，子宫的大小约为35cm×22cm×25cm，容量约为5000ml，重量约为1000g，其中容量增加约1000倍，重量增加约20倍。子宫底于妊娠晚期增长最快，宫体含肌纤维最多，子宫下段次之，宫颈最少，以适应临产后子宫阵缩由宫底向下递减，使胎儿娩出。自妊娠12～14周起，子宫出现不规律无痛性收缩，到妊娠末期，将手放在腹部即可感觉到子宫收缩。这种不规律的、无痛性的子宫收缩，随妊娠时间的增长而逐渐变得有规律且强度增加，直至分娩。

随妊娠时间的增长，子宫增大，子宫的形状和位置也发生改变。妊娠早期，子宫呈球形或椭圆形且不对称，受精卵着床部位的子宫壁明显突出。妊娠12周后，子宫逐渐均匀对称并超出盆腔，可在耻骨联合上方触及。妊娠晚期的子宫呈不同程度的右旋，这与盆腔左侧为乙状结肠占据有关。

妊娠期，足月时血流量约为450～650ml/min。子宫动脉由非孕时屈曲至足月时变直且增粗，是主要的供血来源。

（2）子宫峡部：位于子宫体与子宫颈交界处，未孕时长约1cm，妊娠后变软，妊娠12周以后，子宫峡部逐渐伸展拉长变薄，扩展为子宫腔的一部分，称为子宫下段，到妊娠足月时可达 7～10cm。

（3）宫颈：妊娠后，宫颈血管增多，组织水肿、着色和变软。子宫颈腺体肥大、增生，宫颈黏液分泌增多，形成黏稠的黏液栓，可封闭宫颈口，防止感染。接近临产时，宫颈管变短并出现轻度扩张。

2. 卵巢和输卵管：妊娠期，卵巢和输卵管位置都有所改变，血管分布也增加。卵巢增大，早期可见妊娠黄体，产生雌激素和孕激素，以维持妊娠，妊娠 10 周后黄体功能被胎盘取代，但黄体并不萎缩。输卵管变长，充血。

3. 阴道：阴道血管增加并急剧扩张，使阴道黏膜充血水肿呈紫蓝色。阴道黏膜增厚，皱襞增多，结缔组织变松，阴道变软，伸展性增加，为胎儿通过创造条件。妊娠后阴道上皮细胞及宫颈腺体分泌增多，使白带增多，呈白色糊状。

4. 外阴：外阴皮肤增厚，血管分布增加，可有外阴静脉曲张。大小阴唇色素沉着；大阴唇结缔组织变松，伸展性增加。

（二）乳房

妊娠早期，乳房内血管增加，充血明显，孕妇可自觉乳房发胀，有触痛和刺痛，这是诊断早期妊娠的体征之一。

乳头及乳晕变大并着色。乳头易勃起以适应哺喂新生儿。乳晕的皮脂腺肥大形成散在的结节状小突起，称为蒙氏结节。

妊娠期乳房发育受到激素的控制，乳腺腺管在雌激素的作用下发育，乳腺腺泡在孕激素的作用下发育，此外胎盘生乳素、垂体催乳素以及胰岛素、皮质醇、甲状腺素等均有促进乳房发育的作用。妊娠期不发生泌乳，可能是由于大量雌激素和孕激素抑制催乳素的作用，产后胎盘激素停止分泌，在催乳素的作用下，乳汁排出。妊娠末期，尤其在接近分娩期挤压乳房，可有数滴稀薄黄色液体溢出，称为初乳，初乳内含有丰富的营养及抗体，利于新生儿营养。

（三）血液及循环系统

妊娠期，血液及循环系统变化较大，以适应母体变化的需求，并保证胎儿的正常生长发育。

1. 血容量：血容量于妊娠 6～8 周开始增加，孕 32～34 周达到高峰，并维持到妊娠足月，产后 2～3 周，血容量恢复至未孕水平。

妊娠期总血容量平均增加 30%～40%，约 1500ml。包括血浆及红细胞的增加，其中血浆量增加 40%～50%，约 1000ml，红细胞增加 18%～30%，约 500ml，因而形成血液稀释，出现妊娠生理性贫血。

2. 血液成分：

（1）红细胞：由于血液稀释，红细胞计数约为 $3.6\times10^{12}/L$，血红蛋白值约为 110g/L，红细胞压积为 0.31～0.334。（非孕时：红细胞计数 $4.2\times10^{12}/L$，血红蛋白 130g/L，红细胞压积 0.38～0.47）。

（2）白细胞：妊娠 7～8 周开始增加，妊娠 30 周达高峰，约为 $10\times10^{9}\sim15\times10^{9}/L$，主要是中性粒细胞增加，淋巴细胞改变不大。

（3）凝血因子：孕妇血液处于高凝状态。凝血因子Ⅱ、Ⅴ、Ⅶ、Ⅷ、Ⅸ、Ⅹ均增加，血浆纤维蛋白明显增加，血小板变化不明显。

3. 心脏：妊娠后期，因膈肌上升，心脏向左、向上、向前移位，心尖部左移，致使大血管轻度扭曲，心脏血流增加，速度加快，多数孕妇的心尖区及肺动脉区可听到Ⅰ～Ⅱ级柔和吹风样收缩期杂音。

妊娠期心率受多种因素影响，一般妊娠早期心率增快，比未孕时每分钟增加约 15 次。另外，许多轻微刺激都可引起暂时性心率加快。孕期因自主神经系统不稳定，也可出现阵发性心动过速。妊娠期心输出量增加很多，这不仅是子宫增大和胎儿生长发育的需要，也是其他脏器功能增加的需要。心输出量的增加与血容量的增加大致同步。心输出量的增加，是通过心率加快和增加每搏输出量来实现的，结果会增加心脏负担。妊娠 32～34 周时，血容量达高峰，左侧卧位时，心搏量约增加 30%，每搏输出量约为 80ml，持续此水平直至分娩。产后 6 周恢复至未孕水平。临产、分娩均有血流动力学改变。临产时，每一次宫缩约有 500ml 左右的血液自子宫挤入体循环，循环系统内血容量暂时上升，心输出量也增加。胎儿娩出后，由于子宫对腹部静脉和盆腔静脉压力的解除，下肢回心血量增加致血循环的血量增加，从而出现血容量增加的又一个高峰。

4. 血压：妊娠期，由于外周血管扩张，血液稀释及胎盘循环的建立，使得舒张压稍有下降，收缩压无明显变化，所以脉压稍增大。孕妇体位可影响血压，坐位血压高于仰卧位。

5. 静脉压：妊娠对上肢静脉压无影响。股静脉压自妊娠 20 周在仰卧位、坐位或站立时明显增高，这是因为妊娠后盆腔血液回流至下腔静脉的血量增加，增大的子宫压迫下腔静脉使血液回流受阻所致。如果孕妇长时间处于仰卧位，可引起回心血量减少，心搏出量随之减少而使血压下降，称仰卧位低血压综合征。孕妇可有眩晕、心悸、面色苍白、出冷汗等症状。侧卧位时能解除子宫压迫，改善静脉回流，缓解症状。此外，由于下肢血液郁积使回心血量减少，心输出量降低，以及动脉压降低。孕妇的代偿功能又不能使正常的血液循环很快恢复，因此，当孕妇从卧位迅速站立时，会出现头晕、头痛，甚至昏厥等症状。由于下肢、外阴及直肠静脉压增高，加之妊娠期静脉壁扩张，孕妇容易发生下肢、外阴静脉曲张和痔。

（四）呼吸系统

妊娠期，由于母体代谢作用的增加，以及胎儿生长发育的需要，孕妇耗氧量约增加 10%～20%。呼吸道黏膜充血水肿，孕妇易感到呼吸困难，易发生鼻出血。声带水肿而声音嘶哑。上呼吸道黏膜增厚，充血水肿，使局部抵抗力减低，容易发生上呼吸道感染。膈肌上升，胸廓前后径及横径均加宽，肋膈角增宽，肋骨向外扩展，使胸廓周径增大，肺通气量增加约 40%，孕妇有过度通气现象。妊娠晚期增大的子宫，可减低膈肌活动幅度，孕妇以胸式呼吸为主。妊娠期，呼吸次数变化不大，但呼吸较深。

（五）消化系统

约 50%的孕妇早孕时有恶心、呕吐等消化道症状。症状可因人而异，或轻或重，可发生于任何时间，但多于晨起空腹时，约妊娠 3 个月时，可自行消失。

妊娠期胃肠平滑肌张力下降，贲门括约肌松弛，胃内容物可反流至食管下部，产生烧灼感，称为“烧心”。胃肠蠕动减低，胃排空时间延长，以及肠道气体积存，也可引起上腹饱满感和腹胀。肠蠕动减低，及腹肌张力低下，还使粪便在大肠内停留时间延长出现便秘，并可引起痔疮或使原有的痔疮加重。

由于妊娠期大量雌激素的影响，孕妇牙龈肥厚、充血、水肿，容易患牙龈炎以致牙龈出血。孕妇如缺钙，可出现牙齿松动。

（六）泌尿系统

由于孕妇及胎儿代谢产物增多，肾脏负担加重，肾血流量和肾小球滤过率均增加，血管充盈而使肾脏体积增大约1cm。由于肾血流量和肾小球滤过率可受体位影响，孕妇仰卧位时尿量增加，故夜尿量多于日尿量。

妊娠中后期，由于孕激素的作用，肾盂、输尿管都有扩张，输尿管蠕动减弱，尿流变慢，而且右侧输尿管位于骨盆入口处，易受右旋子宫的压迫，加之输尿管有尿液反流现象，孕妇易患急性肾盂肾炎，以右侧多见。

（七）其他

1. 内分泌腺体：妊娠期许多内分泌腺体都有所改变。

妊娠期甲状腺组织血管分布增加，血运丰富，腺体增生，可有轻度肿大，但体内游离甲状腺素并未增多，故孕妇通常无甲状腺功能亢进表现。妊娠早期基础代谢率稍下降，于中期逐渐增高，至妊娠晚期基础代谢率可上升约15%～20%，主要是由于胎儿和孕妇组织代谢作用增加而引起的。由于放射性碘可很快通过胎盘，且胎儿甲状腺对碘有特别的亲和力，可使胎儿致畸，所以孕妇不能用放射性碘来测量甲状腺功能或治疗甲亢。妊娠期，血中游离的或结合的皮质醇及醛固酮水平均有所增加，皮质醇水平上升会影响糖代谢，醛固酮对水、电解质平衡有重要作用。

垂体分泌的血清催乳素从妊娠5～8周起开始增加，到妊娠末期达到高峰。由于胎盘分泌的大量雌激素和孕激素的负反馈作用，垂体促性腺激素分泌减少，故妊娠期卵巢无卵泡发育成熟，也无排卵。

2. 皮肤：孕妇有些部位的皮肤可有色素沉着，如乳头、乳晕、腹白线、外阴等。有些孕妇面颊部可出现蝶状褐色斑，习惯上称作“妊娠斑”，可于产后消退，皮肤局部色素沉着可能与垂体分泌的促黑素细胞激素分泌增加，及雌、孕激素大量增多有关。

由于妊娠期子宫增大，腹部随之膨胀，腹壁皮肤张力加大，使皮肤弹力纤维断裂而出现裂纹，称为“妊娠纹”。新的妊娠纹呈淡红色或紫色，见于初产妇，旧的妊娠纹呈银白色，多见于经产妇，其常见部位有：乳房、腹部、髋部及大腿。

3. 骨骼、关节和韧带：妊娠期可出现骨盆及椎间关节松弛，骶髂、骶尾及耻骨联合处关节活动度增加，韧带松弛等，这可能与松弛素的作用有关。同时，由于子宫增大，重心前移，脊柱略向前凸，为保持身体平衡，孕妇头及肩向后移，腰部曲度增加，容易引起腰背酸痛。正常孕妇骨质一般无变化，在妊娠次数过多、过密又不注意补充维生素D及钙时，可引起骨质疏松症。

二、妊娠期的心理变化

妊娠期可以被看作是家庭生长发育的一个阶段，家庭和社会角色会产生相应的变化，准父母要做好迎接新生命到来的准备，并要学习如何为人父母，妊娠也会对原有夫妻感情产生影响，夫妻双方要不断调整以适应新的家庭。

妊娠期一系列生理变化和对分娩的恐惧会使孕妇产生一些心理反应。妊娠期妇女常见的心理反应有：矛盾，接受，自我观注，情绪波动，身体心象改变等；孕妇如能适应并调整妊娠期心理变化，则可以促进孕期顺利度过，反之，则会影响妊娠期母子健康，乃至今后的生活。Rubin 认为妊娠期妇女为保持其自身和家庭的完整性，更好地迎接家庭新成员，应承担的四项主要责任，这些责任的完成是建立良好亲子感情的基础：① 确保安全地度过妊娠期、分娩期；② 寻求他人对孩子的接受；③ 寻求他人对自己母亲角色的认可；④ 学习为孩子而奉献。

第三节 妊娠诊断

一、早期妊娠诊断

（一）病史与症状

1. 停经：生育年龄妇女，平时月经周期规律，有性生活者，一旦月经过期 10 日或以上，应疑为妊娠，若停经已达 8 周，妊娠的可能性更大。停经是育龄期妇女可能妊娠的最早和最重要的症状，但停经不一定就是妊娠，应予以鉴别。哺乳期妇女虽未恢复月经，仍可能再次妊娠。

2. 早孕反应：约半数妇女于妊娠早期（停经 6 周左右）出现头晕、乏力、嗜睡、流涎、食欲不振、喜食酸物或厌恶油腻、恶心、晨起呕吐等，称为早孕反应。多于妊娠 12 周左右自行消失。

3. 尿频：妊娠早期出现尿频，系增大的前倾子宫在盆腔内压迫膀胱所致。约在妊娠 12 周以后，子宫体进入腹腔不再压迫膀胱时，尿频症状自然消失。

（二）检查与体征

1. 乳房的变化：自妊娠 8 周起，受增多的雌激素及孕激素影响，乳腺腺泡及乳腺小叶增生发育，使乳房逐渐增大，孕妇自觉乳房轻度胀痛及乳头疼痛，初孕妇较明显，哺乳期妇女一旦受孕，乳汁常明显减少。检查见乳头及其周围皮肤（乳晕）着色加深，乳晕周围有蒙氏结节出现。

2. 生殖器官的变化：于妊娠 6～8 周行窥器检查，可见阴道壁及宫颈充血，呈紫蓝色。双合诊检查发现宫颈变软，子宫峡部极软，感觉宫颈与宫体似不相连，称为黑加征。随妊娠进展，子宫体增大变软，最初是子宫前后径变宽略饱满，于妊娠 5～6 周子宫体呈球形，妊娠 12 周后，可在耻骨联合上扪及子宫底。

（三）辅助检查

1. 妊娠试验：由于妊娠后滋养细胞分泌绒毛膜促性腺激素（HCG），经孕妇尿中排出，可用免疫学方法（乳胶凝集抑制试验法、羊红细胞凝集抑制试验法、放射免疫法），以测定血、尿中 HCG 含量，以协助诊断早期妊娠。临床上用早早孕诊断试纸法检测孕妇尿液，在白色显示区上下呈现两条红色线，为阳性，表明孕妇尿中检测到 HCG。必要时可做尿浓缩或稀释试验，与异常妊娠或滋养细胞疾病鉴别。

2. 黄体酮试验：利用孕激素在体内突然撤退能引起子宫出血的原理，对月经过期可疑早孕的妇女，每日肌注黄体酮注射液 20mg，连用 3 日，停药后 2～7 日内出现阴道流血，提示体内有一定量雌激素，注射孕激素后，子宫内膜由增生期转为分泌期，停药后孕激素水平下降致使子宫内膜剥脱，可以排除妊娠。若停药后超过 7 日仍未出现阴道流血，则早期妊娠的可能性很大。

3. 基础体温测定：具有双相型体温的妇女，停经后高温相持续 18 日不下降者，早期妊娠的可能性大。高温相持续 3 周以上者，早孕的可能性更大。

4. 宫颈黏液检查：宫颈黏液量少质稠，涂片干燥后光镜下见到排列成行的椭圆体，不见羊齿状结晶，则早期妊娠的可能性大。

5. 超声检查：

(1) B 型超声显象法：妊娠 5 周后，用 B 型超声能测到妊娠环。8 周后可测到胎心搏动。

(2) 超声多普勒法：妊娠 7 周后，用超声多普勒仪可听到有节律的，单一高调的胎心音，胎心率多在 150～160 次/分，此外，还可听到脐带血流音。

二、中、晚期妊娠诊断

(一) 病史与症状

孕妇有早期妊娠的经过，并逐渐感到腹部增大和胎动，以及一些伴随症状。

(二) 检查与体征

1. 子宫增大：子宫随妊娠进展逐渐增大。检查腹部时，根据手测子宫底高度（图 2-4，表 2-1）及尺测耻上子宫长度，可以判断妊娠周数。但子宫底高度存在个体差异，仅供参考。

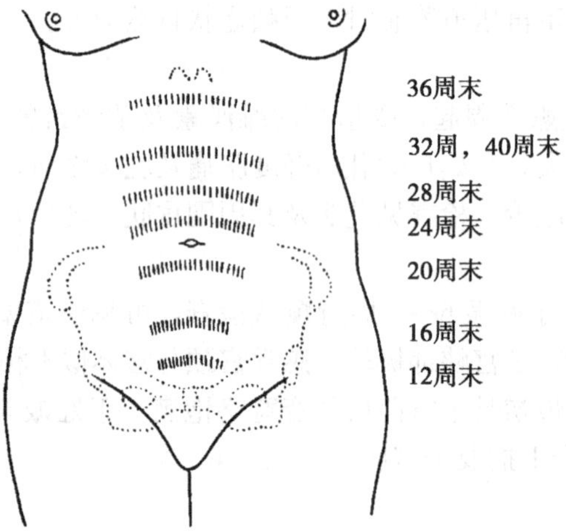

图 2-4　不同妊娠周数与子宫底高度

表 2-1　妊娠各周子宫底高度及子宫长度

妊娠周数	手测宫底高度	尺测耻上子宫长度
12 周末	耻骨联合上 2～3 横指	
16 周末	脐耻之间	
20 周末	脐下 1 横指	18（15.3～21.4）cm
24 周末	脐上 1 横指	23（22.0～25.1）cm
28 周末	脐上 3 横指	26（22.4～29.0）cm
32 周末	脐与剑突之间	29（25.3～32.0）cm
36 周末	剑突下 2 横指	32（29.8～34.5）cm
40 周末	脐与剑突之间或略高	33（30.0～35.3）cm

2. 胎动：胎儿在子宫内的活动称为胎动。胎动是胎儿情况良好的表现。孕妇于妊娠 18～20 周开始自觉胎动，每小时约 3～5 次。妊娠周数越多，胎动越活跃，但至妊娠末期胎动逐渐减少。

3. 胎心音：于妊娠 18～20 周用听诊器经孕妇腹壁能听到胎心音。胎心音呈双音，第一音和第二音很接近，似钟表"滴答"声，速度较快，每分钟 120～160 次。于妊娠 24 周以前，胎心音多在脐下正中或稍偏左、右听到。于妊娠 24 周以后，胎心音多在胎背所在侧听得最清楚。听到胎心音即可确诊妊娠且为活胎。听到胎心音需与子宫杂音、腹主动脉音、胎动音及脐带杂音相鉴别。

（三）辅助检查

1. 超声检查：超声检查对腹部检查不能确定的胎产式、胎先露、胎方位或胎心未听清者有意义。B 型超声显象法不仅能显示胎儿数目、胎产式、胎先露、胎方位、有无胎心搏动以及胎盘位置，且能测量胎头双顶径等多条径线，并可观察有无胎儿体表畸形。超声多普勒法能探出胎心音、胎动音、脐带血流音及胎盘血流音。

2. 胎儿心电图：目前常用间接法检测胎儿心电图，即通过孕妇体表记录所得。通常于妊娠 12 周以后即能显示规律的图形，妊娠 20 周后的成功率更高。

三、胎产式、胎先露、胎方位

妊娠 28 周以前，由于羊水较多，胎体较小，胎儿在子宫内的活动范围大，胎儿的位置和姿势容易改变。于妊娠 32 周以后，由于胎儿生长迅速、羊水相对减少，胎儿与子宫壁贴近，胎儿的位置和姿势相对恒定。胎儿在子宫内的姿势，称胎势。正常胎势为：胎头俯屈，颏部贴近胸壁，脊柱略前弯，四肢屈曲交叉于胸腹前，其体积及体表面积均明显缩小，整个胎体成为头端小、臀端大的椭圆形，以适应妊娠晚期椭圆形宫腔的形状。

由于胎儿在子宫内位置不同，有不同的胎产式、胎先露及胎方位。胎儿位置与母体骨盆的关系，可以影响分娩，故在妊娠末期应予确定，并纠正异常胎位。

（一）胎产式

母体纵轴与胎体纵轴的关系称为胎产式。两纵轴平行，称为纵产式；两纵轴垂直，称为横产式；两纵轴交叉呈角度，为斜产式，斜产式是暂时的，多数在分娩时转为纵产式，偶尔转为横产式。

（二）胎先露

胎体最先进入母体骨盆入口的部分称为胎先露，纵产式有头先露及臀先露，横产式为肩先露。头先露因胎头屈伸程度不同，又分为枕先露、前囟先露、额先露及面先露（图 2-5）。臀先露因入盆的先露部分不同，又分为混合臀先露、单臀先露、单足先露和足先露（图 2-6）。偶见头先露或臀先露与胎手或胎足同时入盆，称为复合先露（图 2-7）

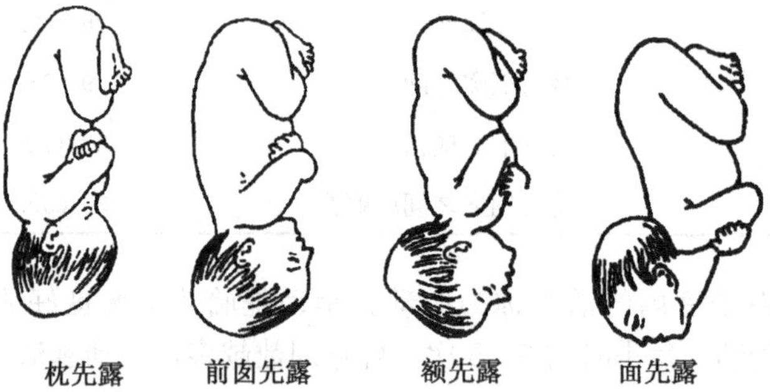

图 2-5　枕先露、前囟先露、额先露及面先露

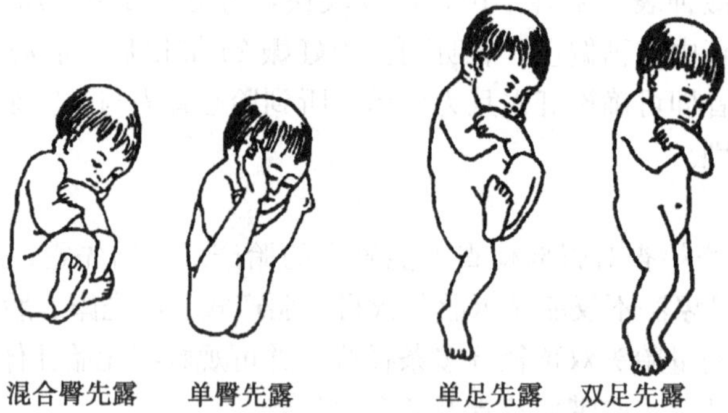

图 2-6　混合臀先露、单臀先露、单足先露和双足先露

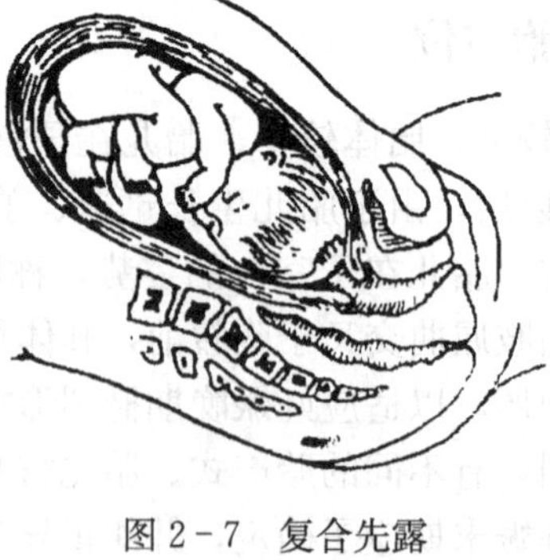

图 2-7　复合先露

（三）胎方位

胎儿先露部的指示点与母体骨盆的关系称为胎方位（简称胎位）。枕先露以枕骨、面先

露以颏骨、臀先露以骶骨、肩先露以肩胛骨为指示点，根据指示点与母体骨盆左、右、前、后、横的关系而有不同的胎位。例如：枕先露时，胎儿枕骨位于母体骨盆的左前方，应为枕左前位，余类推。

胎产式、胎先露及胎方位的关系及种类见表 2 - 2。通过腹部视诊、腹部触诊和必要时的肛门指诊、阴道检查及 B 型超声检查，确定胎产式、胎先露及胎方位。

表 2 - 2　胎产式、胎先露和胎方位的关系及种类

纵产式（99.75%）	头先露（95.75%～97.75%）	枕先露（95.55%～97.55%）	枕左前（LOA）、枕左横（LOT）、枕左后（LOP）
			枕右前（ROA）、枕右横（ROT）、枕右后（ROP）
		面先露（0.20%）	颏左前（LMA）、颏左横（LMT）、颏左后（LMP）
			颏右前（RMA）、颏右横（RMT）、颏右后（RMP）
	臀先露（2%～4%）		骶左前（LSA）、骶左横（LST）、骶左后（LSP）
			骶右前（RSA）、骶右横（RST）、骶右后（RSP）
横产式（0.25%）	肩先露		肩左前（LScA）、肩左后（LScP）
			肩右前（RScA）、肩右后（RScP）

四、预产期的测算

妊娠是卵子受精后在母体内发育的过程，共 40 周 280 天。由于卵子受精日期的判断很难绝对准确，实际分娩日期与推算的预产期可以相差 1～2 周，临床上将妊娠 37 周至 42 周之间，均列为足月妊娠范围。

预产期测算的方法有：

1. 从末次月经第一天算起，顺延至第 40 周的第 7 天，即为预测的分娩日期。

2. 从末次月经第一天算起，月份减 3 或加 9，日数加 7，即推测得阳历预产期。例如：末次月经第一日为 2005 年 3 月 30 日，预产期应为 2006 年 1 月 6 日：如孕妇仅记阴历末次月经第一日，算法基本同上，日数应加 14 天，得出预产期仍为阴历日期，或由医师换算成阳历，再推算预产期。如为月经不准或哺乳期未行经的妇女，可根据早孕反应出现的日期，胎动开始日期，宫底高度，并参考 B 型超声测量胎儿双顶径、胸围、腹围等资料，进行综合性分析，以估计预产期。

第四节　产前护理评估

良好的妊娠期护理可以维持孕妇及胎儿的健康，并有助于预防各种合并症。产前检查是监护孕妇的重要方式。产前检查的时间应从确诊为早孕时开始，如经全面检查未发现异常者，应于妊娠 20 周起接受产前系列检查，通常于妊娠 20～36 周期间每 4 周检查一次，自妊娠 36 周起每周检查一次。凡属高危孕妇，应酌情增加产前检查的次数。产前护理评估则是产前检查内容的重要组成部分，也是为孕妇提高质量妊娠期护理的前提。

一、健康史

孕妇首次接受产前检查时，应进行较全面的评估，并注意收集下列资料，以期及时发现影响妊娠正常过程的潜在因素。完整的病史资料是产前评估的基础。

（一）一般资料

1．年龄：年龄过小容易发生难产；年龄过大，特别是35岁以上的初孕妇，容易并发妊娠高血压疾病、产力异常等。

2．职业：如系接触有毒物质、放射物质及高湿、高噪音职业，在孕期应予调换。

（二）家族史

夫妻双方有无遗传性疾病及慢性病，如高血压、心脏病史，有无双胞胎史等。

（三）既往史

着重了解有无高血压、心脏病、结核病、肝肾疾病等病史，如有此类疾病，应注意发病时间及治疗情况。除此之外，还应了解作过何种手术。

（四）月经史及婚育史

1．月经史：包括初潮年龄、月经周期、持续时间和伴随症状。记录方式为：

初潮年龄$\frac{\text{持续时间}}{\text{月经周期}}$。例如：妇女初潮年龄为14岁，月经周期为28～30天，持续时间为4～5天，记作14 $\frac{4\sim5}{28\sim30}$天。同时还应了解每次月经的量，有无痛经，痛经的程度，以及末次月经日期，以便推算预产期。

2．婚育史：初婚的年龄，丈夫的健康状况，孕妇本人的妊娠次数，流产次数（自然流产和人工流产），分娩次数，存活子女数目及情况。

3．孕妇本人的既往孕产情况：既往妊娠的周数，分娩所用时间，分娩方式（自然分娩、手术分娩、剖宫产），分娩的感受，既往妊娠、分娩、产褥期的经过，有无合并症及治疗情况等。

（五）本次妊娠情况

了解本次妊娠早期有无早孕反应，病毒感染及用药史，胎动开始的时间；妊娠过程中有无阴道流血、头疼、头晕、心悸、气短、下肢浮肿等症状。

（六）与妊娠有关的日常生活史

应了解孕妇的日常生活方式，饮食类型，活动与休息情况，工作状况，以及其个人卫生习惯。

二、身体评估

（一）一般性全身检查

1．身高、体重：通过测量体重可以评估孕妇的营养状况，以及有无水肿发生，所以每次产前检查均应测量体重并记录，以及早发现异常情况。

2．生命体征：包括体温、脉搏、呼吸及血压的测量。一般为：体温36.2～37.6℃，脉搏60～90次/分，血压不应超过18.7/12kPa（140/90mmHg），若血压高于此值，或与基础血压相比较超过4/2kPa（30/15mmHg），则属于病理状态。

3．全身系统检查：除按内科常规进行全身各系统检查外，重点了解孕妇营养、发育及精神状态；检查孕妇的心、肺功能有无异常；脊柱及下肢有无畸形；认真检查乳房发育情况，仔细观察乳头大小，有无乳头凹陷；注意聆听主诉，观察孕妇出现水肿的情况，如孕妇仅膝以下或踝部水肿经休息后消退，则不属于异常，还应即时发现异常情况。

(二) 产科检查

包括腹部检查、骨盆测量、阴道检查及肛门检查。

1. 腹部检查：首先向孕妇作出解释，然后让孕妇排空膀胱后仰卧于检查床上，暴露腹部、双腿略屈曲分开，放松腹肌，检查者站于孕妇右侧。

(1) 视诊：观察腹部大小，有无妊娠纹、手术瘢痕及水肿。如腹部过大，应考虑有无双胎、巨大儿、羊水过多的可能。如腹部过小，应考虑有无胎儿生长受限的可能。

(2) 触诊：检查腹部肌肉紧张程度，了解胎儿大小、羊水情况、胎位等。

① 测子宫底高度、腹围；评估妊娠周数、胎儿大小及羊水量。测量子宫底高度方法：用软尺由耻骨联合上缘，经脐至子宫底测得的弧形长度即为子宫底高度。测量腹围的方法：用软尺经脐中央、绕腹部一周测得的周径，即为腹围。

② 四部触诊法：检查子宫大小、胎产式、胎先露、胎位及胎先露是否衔接。做前 3 部检查手法时，检查者站于孕妇右侧并面对孕妇。做第 4 部检查手法时，检查者则面向孕妇足端。

第一步　检查者双手置于子宫底部，检查子宫外形并测得子宫底高度，估计胎儿大小是否与妊娠周数相符。然后两手指腹相对轻推，判断宫底部的胎儿部分，若为胎头则硬而圆，且有浮球感；若为臀，则较软而宽，形状略不规则。

第二步　检查者双手分别置于腹部两侧，一手固定，另一手轻轻深按检查，两手交替，分辨胎背及胎儿四肢的位置。平坦饱满者为胎背，并确定胎背向前、向侧或向后；高低不平，有活动结节感者为胎儿肢体部分，如胎儿肢体正在活动时更易分辨。

第三步　检查者右手拇指与其他 4 指分开，置于耻骨联合上方，握住先露部，仔细判断先露部是头还是臀。左右推动以确定是否衔接，如先露部仍浮动，表示尚未入盆，如已衔接，则先露部不能被推动。

第四步　两手置于先露部两侧，向下深压，进一步确定胎先露及其入盆程度，如胎先露已衔接，头、臀难以鉴别时，可做肛门检查，以协助诊断。

(3) 听诊：即听诊胎心音。胎心音在靠近胎背上方的孕妇腹壁听得最清楚。枕先露时，胎心音在孕妇右（或左）下方；臀先露时，胎心音在近脐部上方听得最清楚，听胎心音时要注意其节律与速度，并注意有无脐带杂音。当触诊确定胎背有困难时，可借助胎心音和胎先露综合分析判断胎位。

2. 骨盆测量　骨盆测量分为外测量和内测量，以了解骨盆大小及形状，判断胎儿能否经阴道分娩。

(1) 骨盆外测量：虽不能直接测出骨盆内径，但从外测量各径线的比例中，可以对骨盆大小作出间接的判断。常用的径线有：

① 髂棘间径：孕妇取伸腿仰卧位，测量两髂前上棘外缘的距离，正常值为 23～26cm。

② 髂嵴间径：孕妇取伸腿仰卧位，测量两髂嵴外缘最宽的距离，正常值为 25～28cm。

③ 骶耻外径：孕妇取左侧卧位，右腿伸直，左腿屈曲，测量第 5 腰椎棘突下至耻骨联合上缘中点的距离，正常值 18～20cm。第 5 腰椎棘突下相当于米氏梨形窝的上角；或相当于髂嵴后连线中点下 1.5cm。

④ 出口横径或称坐骨结节间径：孕妇取仰卧位，两腿弯曲，双手抱双膝。测量两坐骨

结节内侧缘的距离，正常值为 8.5～9.5cm，大于 8.5cm 属于正常。如出口横径小于 8cm，则应测量出口后矢状径，即坐骨结节间径中点至骶骨尖的距离，其正常值为 8～9cm。如出口横径加后矢状径之和大于 15cm，一般足月儿可以经阴道娩出。可见测量出口横径可直接推测骨盆出口横径的长度。

⑤ 耻骨弓角度：用两拇指尖斜着对拢，放置于耻骨联合下缘，左右两拇指平放在耻骨降支上面，测量两拇指尖的角度即为耻骨弓角度，正常值为 90°，小于 80°则为异常。

（2）骨盆内测量：能较准确地经阴道测知骨盆大小，适用于外测量提示骨盆有狭窄者。测量时孕妇取膀胱截石位，外阴部需消毒。检查者戴消毒手套并涂滑润剂，动作要轻柔。一般在孕 24～36 周时测量为宜，太早阴道较紧，影响操作；太晚则容易引起感染。测量的主要径线有：

① 对角径：为耻骨联合上缘至骶岬上缘中点的距离，正常值为 12.5～13cm，此值减去 1.5～2cm，即为真骨盆入口前后径的长度，又称真结合径。方法是检查者将一手的示、中指深入阴道，用指尖触到骶岬上缘中点，示指上缘紧贴耻骨联合下缘，用另一手示指正确标记此接触点，抽出阴道内手指，测量此接触点到中指尖的距离，即为对角径，再减去 1.5～2cm，即得出真结合径值，真结合径的正常值为 11cm。测量时，若阴道内中指尖触不到骶岬，表示对角径值大于 12.5cm。

② 坐骨棘间径：测量两坐骨棘的距离，正常值约为 10cm。测量方法为一手的示指、中指放入阴道内，分别触于两侧坐骨棘，估计其间距离。

3. 阴道检查：孕妇在妊娠早期初诊时均应进行阴道内检查，以了解产道、子宫及附件情况，及时发现异常。妊娠 24～36 周时，应避免不必要的阴道检查，如确实需要，则应严格消毒，避免引起感染。

4. 肛查：可以了解胎先露部，骶骨的弯曲度，坐骨棘、坐骨切迹宽度及骶尾关节的活动度。

（三）辅助检查

除常规检查血象（RBC 计数、Hb 值、WBC 总数及分类、血小板数）、血型和尿常规（尿蛋白、尿白）外，还应根据具体情况作下列检查。

1. 肝功能、血液化学、电解质测定，及胸透、心电图、乙肝表面抗体等项目检查，以判断有无妊娠合并症的发生。

2. B 超，以了解胎儿发育情况、羊水量、胎盘附着位置，胎儿有无明显畸形等。

3. 对有死胎史、死产史、胎儿畸形史和患有遗传性疾病的病例，应检测孕妇甲胎蛋白质值，羊水细胞培养进行染色体核型分析等。

三、心理社会评估

妊娠不仅会造成身体各系统的生理变化，孕妇的心理也会随着妊娠而有不同的变化，护理人员在提供妊娠期护理时，也应对孕妇进行心理社会评估，其主要内容包括：

1. 孕妇对妊娠的态度、看法和感受。

2. 孕妇有无异常心理反应，如过度焦虑、恐惧、淡漠、无法接受妊娠现实，行为不当等。

3. 孕妇的社会支持系统如何？并对家庭功能进行评估。

4. 家庭经济状况及生活环境的评估，其经济状况能否维持医疗、护理费用的支出和生活所需，家庭的生活空间、周围环境等。

5. 孕妇寻求健康指导的态度、动力及能力。

6. 孕妇及家庭成员目前所得到的实际健康知识情况。

四、产前复诊

了解孕妇经过前次产前检查后有无改变，以便及早发现异常，其内容包括：

1. 询问前次产前检查后，有无异常症状出现，如：头疼、头晕、目眩、浮肿、阴道流血、胎动异常等，如有异常，应及时与医师联系并给予相应的处理。

2. 测量体重及血压，检查有无水肿及其他异常。复查有无蛋白尿。

3. 复查胎位，听胎心，测量宫底高度、腹围，了解胎儿大小、判断是否符合妊娠周数，有无羊水过多及胎儿生长受限等。

4. 随着妊娠的进展，了解、观察孕妇有无消极心理情绪变化，日常生活自理能力，及时发现对妊娠产生不良影响的因素。

5. 监测胎儿及其成熟度，具体方法详见有关章节。

6. 结合具体情况进行孕期保健指导，并确定复诊时间。

第五节 妊娠期健康指导

由于妇女的妊娠过程是在家中渡过的，作为健康教育者，护理人员应为孕妇提供健康咨询服务，使其顺利度过妊娠期，不仅保证孕妇自身健康而且指导其孕育出健康的下一代。成人教育理论指出，成人学习的特点是：学习者对自己所急需的知识学习的最快。根据这一特点，护士应注意针对不同时期的孕妇，提供相应的健康指导，满足不同个体的需求。

一、妊娠期营养指导

（一）妊娠期体重的改变

妊娠期妇女体重的改变一般个体差异较大，整个妊娠期平均体重增加，其中包括胎儿、胎盘、羊水、子宫、乳腺、母体血容量等，此外还有脂肪沉积作为能源储备。孕妇体重于早期妊娠阶段共增加1～2kg，妊娠中期至末期，每周增加不少于0.3kg，不应大于0.5kg。如大于0.5kg，应注意有无妊娠水肿、羊水过多和热能摄入过多等情况；如小于0.3kg则需注意有无胎儿生长受限的发生。

孕妇不仅要维持自身的营养需求，还要适应妊娠期间子宫、乳房增大和胎盘、胎儿生长发育的需要，并为分娩和泌乳等做好准备，因此妊娠期的营养需求高于非孕时期。

（二）妊娠期营养需求及指导

1. 热能：妊娠早期孕妇每日约需增加热量209kJ（50kcal）或与未孕时相同，妊娠中晚期，由于基础代谢率升高，胎儿生长发育和母体组织迅速增长，每日热量需求量增加。糖和脂肪是热能的主要来源，糖的供给量应占总热能的65%，对有早孕反应的孕妇，糖的摄入量每日不应低于150～200克，以防止酮症酸中毒。脂肪的供给量应占总热能的20%。

2. 蛋白质：蛋白质是人体细胞生长发育和修复所必需的物质基础之一。如供给不足，将造成胎儿脑细胞分化缓慢，导致脑细胞总数减少。

3. 维生素：维生素可分为脂溶性和水溶性维生素。

脂溶性维生素：维生素 A 的需求量略高于非孕期。一是要满足胎儿的生长发育和储存的需要；二是要满足母体自身和泌乳的需要。维生素 A 在蛋黄、动物肝脏及深色蔬菜中含量较多。维生素 D 能促进体内钙与磷的吸收，利于牙齿和骨骼的发育。

水溶性维生素：维生素 B 族的供给量均比非孕妇女需要量增多。尤其是叶酸需在妊娠前 3 个月补充，以防止发生胎儿神经管缺陷畸形。维生素 C 能促进体内蛋白质合成和伤口愈合过程，并能促进铁的吸收，防止贫血，所以孕妇应多吃新鲜水果和蔬菜。

4. 钙、铁、碘：孕妇对钙、铁、碘的需要量比非妊娠妇女要多。

钙：胎儿骨骼，牙齿的发育需由母体为其提供大量的钙。孕妇如缺钙，轻者可感腰腿痛、牙痛、肌肉痉挛，重者可致骨软化症及牙齿松动，胎儿也会因缺钙出现先天性骨软化症。

铁：是造血的主要物质。妊娠期，胎儿与胎盘的发育，子宫的长大均需要大量铁，分娩失血及产后哺乳所耗损铁也需预先储备。缺铁将导致贫血，除能影响孕妇体质，使抗病力低下并易发生出血倾向外，严重时可引起胎儿宫内生长迟缓。

碘：是甲状腺素的组成部分。甲状腺素能促进蛋白质合成，促进胎儿生长发育。若碘供给不足，孕妇易发生甲状腺肿大，并影响胎儿的生长发育。

二、妊娠早期的健康指导

妊娠早期的健康指导，是指在妊娠早期为孕妇及其家庭提供的健康指导，其中大部分内容需要孕妇在整个妊娠期都要掌握并运用。

（一）自我护理指导

1. 个人卫生：包括沐浴、口腔卫生和外阴清洁。

（1）沐浴：妊娠期新陈代谢旺盛，孕妇应经常洗澡，以保持清洁、舒适，具体次数可依季节和个人习惯而定，孕妇应尽量采用淋浴方式，以减少污水经阴道逆行感染的机会。淋浴水温不宜过高或过低，淋浴时间也不可过长，并注意保持浴室内通气，同时应注意保持身体平衡，地面置防滑垫，以防跌倒。

（2）口腔卫生：由于孕妇体内激素水平的改变，易造成齿龈肿胀及出血。应指导孕妇保持良好的口腔卫生习惯。临睡前应选用软毛牙刷仔细刷牙，并在进食后刷牙或漱口。如有牙病，应及早就医，以免因口腔及牙齿疾患影响进食而导致营养不良，或引起其他疾病。

（3）外阴清洁：妊娠期由于激素的作用，阴道分泌物增加，外阴部会感到不舒适，并容易发生泌尿系感染，所以孕妇应注意保持外阴清洁，勤换内裤，宜穿透气性、吸水性好的棉制内裤。外阴以清水淋洗即可，每日 1 至 2 次，便后应使用清洁卫生纸，并从前向后擦干净。

2. 工作：健康孕妇可胜任正常工作，但应调离会危及孕妇本身及胎儿健康发育的工作，如：需接触化学物质及放射物质，需长时间站立或必须保持身体平衡等工作。孕妇在工作时应注意工作强度，避免超过身体负荷，不宜攀高抬举过重物品。对于继续工作的妇女，要指导她们如何自我保护，抓紧时间休息。

3. 安全：妊娠早期的安全性在于避免接触有害物质，如有毒的化学物质、放射性物质等。同时，应避免吸烟、饮酒和噪声刺激。

4. 孕期用药：应注意两方面的问题：

(1) 避免乱用药物：有些药物可以通过胎盘影响胚胎及胎儿发育，对胚胎或胎儿产生毒害，表现为致胎儿畸形和致癌作用。孕期用药要慎重，特别是妊娠初期前3个月，是胚胎器官形成时期，更应注意。

(2) 积极配合药物治疗：目前有一种倾向，即孕妇因担心药物对胎儿的不良影响，通常避免所有用药，甚至有并发症、合并症者，也拒绝必要的药物治疗，以致病情加重，严重影响母儿健康。护士有责任帮助孕妇纠正错误观念，权衡利弊，正确对待治疗性用药，必要时积极配合，在医生的指导下合理用药，以免贻误治疗，给母子带来不良后果。

5. 早期妊娠异常的征兆：早期妊娠异常最常见的征兆是阴道出血和腹痛，只要出现阴道出血和腹痛，应及时报告。妊娠早期出血和腹痛最主要的原因是先兆流产、葡萄胎或异位妊娠。

（二）妊娠期性生活指导

妊娠早期由于早孕反应和乳房胀疼，以及雌激素分泌减少，使孕妇的性冲动下降，但由于子宫供血量增加使得骨盆充血，阴部感觉增加，所以有些妇女在怀孕期间性欲增强，并首次体验到高潮。随着妊娠的进展，早孕反应逐渐消失，又不必担心妊娠，有些夫妻在妊娠中期的性生活会比非孕期和谐，但随着腹部的膨隆，性交姿势需要改变。有人指出在妊娠12周以内和32周以后应避免性生活，以免因兴奋和机械性刺激引起盆腔充血，子宫收缩而造成流产、早破水或早产，并避免将细菌带入阴道而导致的产前、产时和产后的感染。妊娠期的性生活问题应与夫妻二人共同讨论，解答双方的疑问，以使妊娠期顺利渡过。

（三）早期妊娠的不适及应对措施

1. 恶心、呕吐：约有半数以上的孕妇在妊娠早期有不同程度的恶心现象，少数发生呕吐，以晨起为明显，亦有全天频发者。发生原因尚不明了，较多的说法是与妊娠期体内绒毛膜促性腺激素增加有关，另有人认为与妊娠期糖代谢改变，使血糖降低所致。

护士应评估孕妇恶心和呕吐程度，轻者不需特殊处理可自行缓解，对恶心明显者，应建议其只摄取无异味的清淡饮食，避免诱发因素，症状可以解除。如恶心常常发作，甚至呕吐者，可建议孕妇晨起吃些饼干，采取少量多餐方式，多吃些蔬菜、水果，避免空腹情况，同时避免油炸、甜腻食物，可能改善不适。有些药物，如维生素B、小量苯巴比妥等，可以选用。护士多给孕妇精神上的鼓励和安慰，也有助于缓解症状。

2. 尿频、尿急：由于妊娠子宫增大，压迫膀胱所致，妊娠12周后子宫超出盆腔，压迫症状随之消除；至妊娠后期，胎头入盆时，尿频症状又重复出现，甚至在孕妇咳嗽、打喷嚏时，可能有尿液外溢。向孕妇解释出现症状的原因，告知有尿意时应排尿，不宜憋忍，使其理解此症状并非病理性，可待其自然恢复。护士应提醒孕妇切勿以减少液体入量来解除尿频，以免影响机体代谢；可在白天增加水分入量，临睡前减少入量，以减少夜尿频繁现象，并可指导孕妇作提肛运动，训练盆底肌肉的收缩功能，可以增强排尿控制能力；增加腹压时尿液外溢情况于妊娠结束后会自行消失，如因会阴肌肉过度松弛，产后仍会存在，则应转介到泌尿科治疗。

3. 白带增多：妊娠时阴道分泌物增加是常见的生理现象，通常这种分泌物为白色，含有粘液及脱落的阴道上皮细胞。系因妊娠期阴道脱落细胞增多，阴道上皮糖原含量增加，宫颈粘液分泌旺盛所致。阴道酸度减低，导致某些微生物容易滋生。

对阴道分泌物过多的孕妇，应全面检查排除滴虫、真菌及其他感染，并针对原因给予处理。如系生理性分泌增加，应指导孕妇每日1～2次清洗外阴并更换内裤，避免用尼龙料的内裤及裤袜，以免因影响散热及吸水性，而加重症状。如分泌物刺激会阴部皮肤，引起损害及不适时，会阴清洗后可在局部外涂氧化锌油，会很快得以改善。必要时就诊，进一步明确诊断，寻求系统指导。

三、妊娠中、晚期的健康指导

妊娠中、晚期，由于胎儿的生长发育，母体的负担逐渐加重，孕妇应注意休息，活动及采取相适应的姿势。同时，妊娠期各种并发症于妊娠中、晚期的发生较多。此时胎儿的各器官逐渐发育，因此，还需注意监测胎儿的发育情况及有无并发症的发生。妊娠期妇女的自我监护是早期发现妊娠期合并症的重要手段之一。

（一）自我监护

妊娠中、晚期自我监护内容主要包括胎儿和母体两方面，其中母体的自我监护主要是早期发现各种合并症的征兆，胎儿方面的自我监护主要是胎动的自我监护。

1. 胎动计数：胎动是胎儿身体在子宫内的运动，是表示子宫内生命存在的象征。数胎动是自我监护胎儿情况变化的一种手段。妊娠18～20周孕妇开始自感有胎动。正常情况下，每小时约3～5次，如有宫内窒息，可出现胎动异常。胎儿在缺氧早期的躁动不安，常表现为胎动活跃，胎动次数增加。当缺氧严重时，胎动则逐渐减弱，次数也减少。孕妇自妊娠30周开始，每天早、午、晚各数1小时胎动，每小时胎动不低于3次，反映胎儿情况良好。如将3次胎动次数的总和乘4，即得12小时的胎动次数。如12小时的胎动数在30次或以上，反映胎儿的情况良好，如下降至10次以下，多数胎儿有子宫内缺氧，需及时到医院就医，进一步诊断并采取措施。孕妇数胎动时思想应集中，静坐或卧，以免遗漏胎动感觉，每次均应作记录。

2. 异常征象：

（1）体重异常改变：妊娠中、晚期体重增加每周应不少于0.3kg，不大于0.5kg，孕妇应注意监测体重，如体重增加过快，应考虑有无水肿和羊水过多，如增加过慢，应考虑有无胎儿生长受限发生。

（2）头痛、眼花：妊娠中、晚期可发生妊娠期高血压疾病，如发生头痛、眼花等自觉症状，孕妇应注意休息，并到医院就诊，得以控制。

（3）阴道出血：妊娠中、晚期阴道出血的主要原因是前置胎盘和胎盘早剥，如孕妇有阴道出血，不论量多、少，均应给予高度警惕，并应及时到医院就诊，进一步明确原因，得以相应的治疗和护理措施。

（4）胎膜早破：临产前胎膜自然破裂、孕妇感觉羊水自阴道流出，称为胎膜早破；胎膜早破的原因有：① 子宫张力过大，常见于多胎妊娠或羊水过多；② 胎位异常，如横位；③ 腹压急骤增大，如咳嗽，便秘等；④ 机械性创伤，如性交；⑤ 其他，如宫内感染等。一旦发生胎膜早破，孕妇应立即平卧，如可能应及时听胎心，并到医院就诊。

（5）寒战、发热：寒战、发热是感染的症状，如发生应警惕宫内感染的发生，宫内感染是一种对母体及胎儿都很严重的并发症，应予以高度重视。但也可能是肠胃炎的症状，所以孕妇不能自作主张地判断和用药，应及时就诊和治疗。

3. 活动：妊娠期由于松弛素的作用，关节、韧带联接部都较松弛，因子宫增大，身体前倾，保持身体平衡较非孕期困难。孕妇应避免关节过度曲屈和伸张，不要进行任何需要跳跃、旋转或迅速改变方向的活动。

运动可以促进血液循环，增进睡眠和食欲，促进舒适，并可强化肌肉，增强产道弹性，为分娩做好准备，因此，孕妇应进行适当的运动。其中，散步是最佳的运动方式。孕妇进行运动首先要征求健康服务人员的意见，健康孕妇运动时间以每周三次为宜，每次运动时间不宜过长，每次运动 10～15 分钟后应休息 2～3 分钟，再进行下一个 10～15 分钟的运动，如于运动后心率超过 140 次/分，则应休息至心率恢复至 90 次/分以下，再进行运动。如心率不能迅速恢复，则应降低运动强度。运动后应注意补充水分和热量的摄入。运动时应选择合适的乳罩以支托乳房。运动量以不感到疲倦为度。如果一旦发生下列情况之一，孕妇应立即停止运动，并报告医护人员：呼吸短促、头晕、麻木、任何形式的疼痛、每小时宫缩超过 4 次、胎动减少和阴道出血。

4. 体位：随妊娠的进展，孕妇的腹部逐渐膨隆，孕妇本身会努力地去适应这一变化，好的体位可以帮助孕妇适应并减少不适感，正确的体位应是：

（1）站立时，将身体重心放到脚跟，两脚分开约 30cm，以保持身体平衡。

（2）坐时，椅子应稍矮，以使双脚能着地，最好膝关节能高于髋关节。

（3）尽量避免长时间站立，如不可避免，应在一只脚下垫一矮脚蹬，并不断更换。

（4）当拾取地面上或近于地面的物品时，应弯屈膝部以代替腰部的弯曲，去取物品。

5. 衣着：孕妇衣着应宽大，腰部不要束得过紧，以免影响血液循环及妨碍胎儿活动。天暖时，应着短衣裙，使较大面积的皮肤晒到太阳，吸收紫外线，促进体内维生素 D 的生成，有助于钙的吸收。孕妇可选择特制的腹带以支撑腹部，妊娠期不宜穿高跟鞋，以免引起身体重心前移，腰椎过度前凸而导致腰背疼痛，以选择低跟（2～3cm）、宽头、软底鞋为宜，并注意鞋应合脚，底有防滑纹，行动时更安全舒适。

6. 乳房的护理：妊娠后需为母乳喂养做好准备，则应锻炼孕妇乳头的皮肤韧性，指导孕妇经常用温水清洗双侧乳房，除去污垢。乳房清洁后，于乳头上涂以油脂。每日以手指轻轻揉捏乳头数分钟，以防哺喂婴儿吸吮时发生皲裂，造成感染，引起乳腺炎。乳头凹陷者，应尽早经常提起乳头向外牵拉，以期纠正，避免发生吸吮困难。妊娠期乳房增大，上衣不宜过紧，宜选用合适的乳罩支托乳房，防止下垂。每次产前检查时均应仔细检查乳房护理的执行情况，必要时反复示教，直至孕妇熟练掌握，认真执行。

7. 休息与放松：孕妇身体负担较重，易于疲劳，需要充足的睡眠和休息时间。一般孕妇每晚应有 8～9 小时睡眠时间，中午应有 1～2 小时午休。孕妇卧床休息和睡眠时，宜取左侧卧位，下肢放松自然屈曲，腿间可垫软枕，这样可以避免增大的子宫压迫腹主动脉和下腔静脉，以保证子宫胎盘的血流灌注，为胎儿创造较好的宫内生长环境，同时下腔静脉血回流通畅，可减轻下肢水肿，这种姿势有助于肌肉放松，还利于减轻疲劳。睡眠时应注意保持环境安静，室内空气应清新流通。

（二）不适及应对措施

1. 足部水肿：妊娠后期由于下肢静脉回流不畅，大多数孕妇易发生足踝部水肿，长期站立或坐位会加剧水肿，长期水肿可能会导致静脉曲张。如水肿合并有高血压、蛋白尿，则属于病态。

护士对足踝部水肿的孕妇，应做较全面的体格检查，排除妊娠高血压疾病。嘱其避免长久站立或坐位，指导她们做足背曲屈运动，以收缩肌肉，促使血液回流；在休息及卧床时，注意抬高下肢。

2. 便秘：便秘是孕妇的常见症状，与孕期肠蠕动减缓、液体入量少及缺乏运动有关。预防便秘发生至为重要，应教育孕妇增加富含膳食纤维的食品及水果、流汁食物的入量，养成每日定时排便的习惯，有人认为晨起饮一杯冷开水有助于预防便秘的发生。食用香蕉是便秘的非药物疗法，必要时按医嘱给缓泻剂及开塞露，但要使孕妇切勿养成依赖药物的习惯。

3. 痔：妊娠期盆腔内血管分布增多，由于增大的子宫压迫阻碍了静脉回流，静脉内压力增高引起曲张，故妊娠期痔的发生、发展及症状均明显，疼痛及出血较为常见，痔静脉血栓形成将更严重。妊娠后要预防痔的发生和加重，除注意调节饮食、养成良好的排便习惯外，孕中、后期宜多卧床休息，取侧卧位可以减轻对盆腔静脉的压迫，有助于症状的缓解。如已形成痔，应服缓泻剂软化大便，局部热敷后涂20%鞣酸软膏或痔疮膏，将其轻轻送回肛门内。如发生血栓疼痛剧烈时，可用肛门栓剂，治疗无效时应手术切开清除栓子。通常分娩后痔可缩小，症状消失，如分娩后痔症状仍严重，或有长期出血，致失血性贫血等，应转至外科给予手术治疗。

4. 下肢及外阴静脉曲张：约有20%的孕妇患静脉曲张，以经产妇多见。长期站立可使病情加重，有的孕妇在妊娠2个月时即可发病。有人认为与遗传因素有关。妊娠子宫增大，压迫下腔静脉，下肢及会阴静脉回流缓慢，血液淤积，对静脉壁造成压力，而使静脉曲张。发生静脉曲张后，可能出现下肢肿胀不适或疼痛，易于疲劳，下午症状加重。

护士应教导孕妇养成坐、卧时抬高下肢的习惯；或平卧于床上，抬高下肢，使臀部与足跟抵于墙壁，每日数次，每次3～5分钟；或取侧卧位。孕妇勿坐、立过久，或于坐时一腿交叉搭于另一腿上；选择穿弹性裤或支持性裤袜，外阴用泡沫橡皮垫支托等措施，均有助于改善症状。严重者应完全休息，分娩时注意防止曲张静脉破裂导致大出血。

5. 腰背痛：孕妇常感腰背疼痛。这是由于妊娠子宫增大，向前凸出，孕妇为保持身体的平衡而重心后移，肩部过度后倾，脊柱过度前曲，骨盆倾斜，背肌持续紧张；又因妊娠期分泌松弛素使骨关节韧带松弛，常致下腰部、腰骶部疲劳疼痛。孕妇体质虚弱者尤甚。有人会发生骶髂关节及耻骨联合隐痛或压痛症状，行走活动时加重，严重者妨碍活动。预防腰背痛主要方法是指导孕妇保持正确的姿势，并做骨盆倾斜运动（图2－8）。严重者应卧床休息，适当增加钙入量，腰骶部热敷，也有助于缓解症状。必要时可按医嘱使用止痛药物。

6. 小腿痉挛：妊娠后期孕妇常发生腓肠肌挛缩，夜间发作较重。可能因血液钙离子浓度降低，钙与磷比例失调引起神经系统应激功能过强所致，也可能因维生素D缺乏，影响钙离子吸收所致。肌肉痉挛发作时，可作腓肠肌按摩，或让孕妇仰卧，屈膝，护士或家属一手自足底握足，另一手扶住膝部，突然使其伸膝，同时使足背屈，即可缓解；做腓肠肌热敷，也可使症状缓解。注意增加孕妇饮食中钙、维生素D的入量，局部保暖，或口服复合维生素B等均可预防腿部痉挛的发生。

7. 胃部灼热感：孕妇在妊娠末2个月常有胃部灼热感，俗称“烧心”。主要因子宫底升高，胃内压力增加，胃内容物反流至食道下段，引起胃液性食道炎所致。预防方法是避免过饱，饭后勿立即卧床、避免摄取过多脂肪、油炸、产气食物及辛辣食品，进餐时勿饮大量液

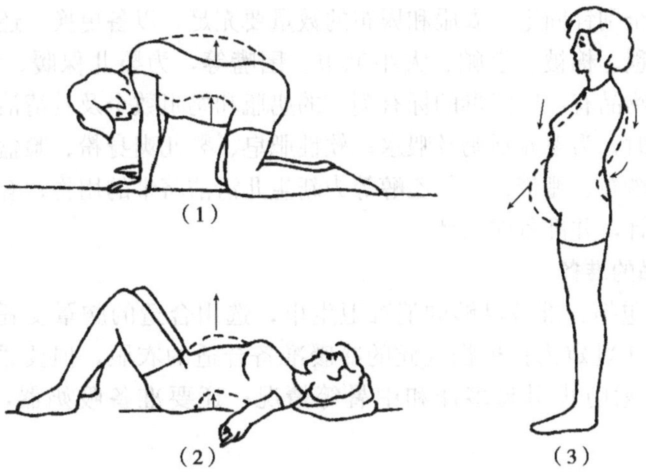

图 2-8　骨盆倾斜运动

体，注意少量多餐。如有发生可按医嘱服用氢氧化铝、三硅酸镁等制酸药物。

8. 仰卧位低血压：妊娠末期孕妇若较长时间取仰卧位时，由于增大的子宫压迫下腔静脉，使回心血量、心排出量骤然减少，出现低血压。指导孕妇避免长时间仰卧，一旦出现低血压，立即改为侧卧位，解除对下腔静脉压迫，使回心血量增加，症状即会解除。

第六节　分娩的准备

多数孕妇，特别是初孕妇，常会主动地进行分娩的准备。同时，分娩的恐惧与焦虑也在困扰着她们，分娩对母子安全的威胁，以及分娩时的疼痛和不适是引起恐惧和焦虑的主要原因。恐惧和焦虑等心理问题又会影响产程的进展和母子安全，并加重分娩时的疼痛与不适。所以帮助准母亲做好分娩的准备是非常必要的。分娩的准备包括：识别分娩的先兆，分娩的准备，分娩知识简介，以及指导孕妇学习应对分娩时疼痛和不适的方法。

一、分娩的先兆

在正式临产前，孕妇往往会出现一些症状预示着即将正式临产，这一阶段也被称作先兆临产。具体内容见第三章有关章节。

二、分娩的物品准备

孕妇及其家庭成员于妊娠后期应将分娩后产妇及新生儿所需物品准备齐全。并于产前要确定所选择的分娩场所、临产时到达医院的交通工具以及临时联络方式。

（一）新生儿物品准备

新生儿皮肤细嫩，易受损伤，所以衣被、尿布等应选用质地柔软、吸水性强、透气性好、便于洗涤和消毒的纯棉制品，小衣服的薄厚应根据气候的冷暖而选用棉针织品、薄绒布或花布等，也可用柔软的旧衣服洗净后改制。新生儿及婴儿的衣服应稍宽大，便于穿脱，衣缝应在正面，以防摩擦婴儿的皮肤。如购买成衣，须经洗涤、日晒后再用，衣服不应钉纽扣，宜以布带子或尼龙搭扣代替。尿布要柔软、洁净，形状可为长方形或三角形，使用时以布带、松紧带或安全别针固定。衣服和尿布的数量要充足，以备更换。还应准备单布或绒布包被、毛巾被、毛毯、棉被、手帕、大小毛巾、围嘴等，为婴儿保暖、洗脸、洗澡、喂奶用。此外应准备的物品有：能消毒的标有刻度的奶瓶和奶咀数个及其清洁用物，以备母乳不足或不宜哺喂母乳时，为婴儿喂奶及喂水；软性肥皂、婴儿爽身粉、脸盆或澡盆等婴儿洗澡用物；消毒棉签、纱布、绷带、75%乙醇等为新生儿清洁脐带的用物；有条件的婴儿居室内应配备有温、湿度计，并准备体温计。

（二）母亲物品的准备

母亲所用物品包括：准备足够的消毒卫生巾；选用合适的胸罩支托充满乳汁的乳房，数块小毛巾为垫衬于乳罩内；根据气候的冷暖准备合适的衣服，但要柔软、舒适、吸汗，厚薄适中，夏季注意防止引起多汗和中暑等情况；还要准备吸奶器，必要时用以吸空乳房。

三、分娩知识简介

向孕妇介绍分娩知识有助于孕妇正确看待分娩过程和应对分娩时的不适，并在分娩过程中加强自我了解和自我控制。主要内容包括：宫颈口扩张及伸展的过程，分娩过程的分期及临床表现，胎先露下降的过程，以及产妇在分娩过程中可能接受的治疗和护理等（见分娩期妇女的护理）。

四、分娩不适的应对技巧

许多研究表明在分娩过程中，由于分娩所引起的疼痛，孕妇对疼痛的恐惧，自我控制能力的丧失以及各种所没有预料到的反应及治疗，是产妇分娩过程中压力的主要来源，直接影响分娩的进程并对产妇的心理产生影响。充分的分娩前准备可以帮助产妇更好地应对分娩过程中的压力。综合常见的分娩准备方法，主要可以归纳为：放松、呼吸控制和转移注意力等。如果孕妇在妊娠期能很好地学习，反复练习，并在护理人员的指导下正确使用，则可有效地缓解分娩过程中的不适。

第三章　分娩期妇女的护理

妊娠满 28 周以后，胎儿及其附属物由母体产道娩出的过程称为分娩。妊娠满 37 周至不满 42 足周（259～293 日）期间分娩称足月产。妊娠满 28 周至不满 37 足周（196～258 日）期间分娩称早产。妊娠满 42 周及其以后（294 日及以上）期间分娩称过期产。

第一节　先兆临产、临产的诊断

胎儿随着子宫伸展增大而生长发育，达到一定限度时，即开始临产而分娩。多数孕妇在临产前 1～2 周出现轻微的子宫收缩等不适的分娩前症状，常被孕妇所忽略，这种轻微征象称为分娩先兆，可有如下各种症状。

（一）先兆临产

出现预示不久将临产的症状称为先兆临产。

1. 孕妇自觉症状：由于胎先露部进入骨盆入口使宫底位置下降，多数初产妇感到上腹部较前舒适，进食量增加，孕妇呼吸较前轻松，即所谓“轻松感”。此时盆腔内器官受下降的胎先露压迫，常可引起尿频、腰痛、腿痛、腹胀、下坠及行走不便等症状，而经产妇则不明显。

2. 假临产：子宫收缩力不强，持续时间短（不超过 30s）且不恒定，间歇时间长且不规律，常在夜间出现，清晨消失，宫颈管不短缩，宫口不扩张，给予镇静药物能抑制假临产。

3. 见红：大部分孕妇分娩前 1～3 日常有血性分泌物，这是由于宫缩引起子宫颈扩张，使小血管破裂而随宫颈黏液一起从阴道排出称为“见红”，为分娩即将开始的先兆。

（二）临产

临产开始的标志为有规律性子宫收缩持续 30s 以上，间歇 5～6min 左右，并逐渐加强，同时伴有进行性宫颈口逐渐扩张和胎先露下降。

第二节　影响分娩的因素

影响分娩的四因素是产力、产道、胎儿及精神心理因素。如果四因素都正常且能相互适应，胎儿能顺利经阴道分娩。

一、产力

将胎儿及其附属物由子宫内经产道逼出体外的力量称为产力。包括子宫收缩力、腹肌及膈肌收缩力（统称腹压）和肛提肌收缩力，以子宫收缩力为主要力量。

（一）子宫收缩力（简称宫缩）

宫缩是在临产后子宫肌肉产生有节律性的收缩，能使宫颈缩短，子宫颈口扩张，胎先露下降及胎儿、胎盘娩出。子宫肌收缩不受个人主观意志控制。宫缩具有三个特点。

1. 节律性：临产后随着产程进展，子宫收缩的强度由弱到强，宫缩持续时间由 30s 延长至 60s，间歇期由 5～6min 缩短至 2min 左右。当子宫收缩时，子宫肌壁血管受压，胎盘血液循环受到影响，使胎儿血供减少，胎心变慢，当宫缩间歇时，即可恢复正常，宫缩的节律性对胎儿有利。

2. 对称和极性：正常宫缩每次开始于两侧宫角，迅速向子宫底部集中，左右对称，然后再向下扩展，约 15s 均匀达到整个子宫，引起协调一致的宫缩。子宫底部收缩力最强、最持久，向下则逐渐减弱，因此在观察临产时的子宫收缩时主要观察子宫底部。

3. 缩复作用：每次宫缩时，子宫肌纤维虽又重新松弛，但不能完全恢复到原来长度。随着产程进展，子宫收缩频率加快，缩复作用使子宫肌纤维变得厚而短，宫腔容积逐渐缩小，迫使胎先露逐渐下降及宫颈逐渐展平、扩张。

（二）腹肌及膈肌收缩力

腹肌及膈肌收缩力是第二产程时娩出胎儿的主要辅助力量。宫口开全后，胎先露或前羊水囊在每次宫缩时压迫盆底组织及直肠，反射性地引起产妇的排便感，此时孕妇主动屏气向下用力，腹肌及膈肌收缩使腹压增高，辅助胎儿娩出。如孕妇正确使用腹压，可顺利娩出胎儿及胎盘，宫颈口未开全时，如产妇用力过早，易使孕妇疲劳，宫颈水肿。

（三）肛提肌收缩力

第二产程中，宫缩时肛提肌的收缩可协助先露在骨盆腔内完成内旋转及仰伸等动作，有利于胎儿娩出；第三产程时协助胎盘娩出。

此外，孕妇紧张焦虑的情绪可抑制垂体催产素的释放，影响子宫收缩，而导致难产发生。

二、产道

产道是胎儿娩出的通道，分骨产道及软产道两部分。骨产道通常指真骨盆，是固定不变的部分，骨产道的大小、形状对分娩有直接影响。软产道是由子宫下段、子宫颈、阴道及盆底等软组织所组成的弯曲的管道。妊娠期间软产道由于血运充足而变软，能高度扩张，胎儿易于通过。

（一）子宫下段

子宫峡部在非孕时长约 1cm，妊娠后期被拉长可伸展为 7～10cm 形成子宫下段。临产后由于子宫肌纤维的缩复作用，子宫上段的肌层越来越厚，子宫下段被牵拉而伸展变薄，由于子宫上、下段的肌肉厚薄不同，形成一环状隆起处，称为生理缩复环。

（二）子宫颈

妊娠期宫颈变软，初产妇由于宫缩的牵拉及宫缩时前羊水囊对宫颈的压力，内口先扩张，随后宫颈管道逐渐变短消失展平，宫颈外口开始扩张达 10cm 时称宫口开全，此时妊娠足月的胎头方能通过。经产妇的宫颈管消失与宫颈口扩张同时进行。

（三）骨盆底、阴道及会阴

胎先露下降直接压迫骨盆底和扩张阴道，使软产道下段形成一个向前弯曲的筒状，前壁短后壁长。会阴被胎先露扩张，肛提肌向下及两侧扩展而变薄，以利胎儿娩出。分娩时如保护会阴不当，容易引起裂伤。

三、胎儿

正常分娩，胎儿以纵产式、枕先露为主。胎头是最难通过产道的部分。若胎儿过大或过熟，胎位不正或胎儿畸形如脑积水等均能引起难产。

（一）胎头颅骨

由顶骨、额骨、颞骨各两块及枕骨一块构成。颅骨间的缝隙称为颅缝。两颅缝交界处空隙较大称为囟门。颅缝与囟门均有软组织覆盖，骨板有一定活动余地，使胎头具有一定的可塑性，以适应分娩的需要。在临产过程中，通过产道受到压力时，颅缝轻度的重叠，使头颅变形，缩小头颅体积，有利于胎头的娩出。

（二）胎头径线

1. 双顶径：为两顶骨隆突间的距离。临床以B超测此值判断胎儿大小。

2. 枕额径：又称前后径。为鼻根至枕骨隆突的距离。枕先露以此径衔接。

3. 枕下前囟径：又称小斜径。为前囟中央至枕骨隆突下方的距离。枕先露分娩时胎头以此径通过产道。

4. 枕颏径：又称大斜径。为颏骨下方中央至后囟顶部的距离。

四、精神心理因素

分娩虽然是生理现象，但分娩对于孕妇是一种持久而强烈的应激源。分娩应激既可以产生生理上的应激，也可以产生精神心理上的应激。当孕妇对分娩产生焦虑或恐惧的心理状态，如怕疼痛、怕出血、怕发生难产、怕胎儿性别不理想或胎儿有畸形等，这种情绪改变会使孕妇机体产生一系列变化，如心率加快、呼吸急促、气体交换不足，致使子宫缺氧收缩乏力、宫口扩张缓慢、产程延长，孕妇体力消耗过多，同时也促使孕妇神经内分泌系统发生变化，交感神经兴奋，释放儿茶酚胺，血压升高，导致胎儿缺血缺氧，出现胎儿窘迫。

孕妇在分娩过程中，护理人员应给予孕妇人性化护理。在鼓励、安慰孕妇的同时，应讲解分娩知识，开展丈夫陪产或有分娩经验的人员陪产。陪伴分娩可降低剖宫产率，减少产科干预，缩短产程，降低围产儿病死率。

第三节　分娩机制

分娩机制是胎儿先露部随骨盆各平面的不同形态，被动地进行一系列适应性转动，以其最小经线通过产道的全过程，以枕先露最常见的方式枕左前位为例，详细说明分娩机制。

一、衔接

胎头双顶径进入骨盆入口平面，胎头颅骨低点接近或达到坐骨棘水平，称为衔接，又称入盆。（图3-1）经产妇多在分娩开始后胎头衔接，部分初产妇在预产期前1～2周内衔接。若初产妇已临产而胎头仍未衔接，应警惕有头盆不称。

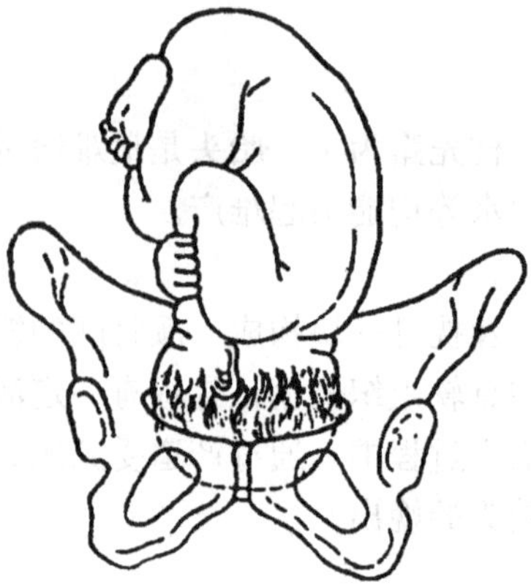

图 3-1　胎头衔接

二、下降

宫缩的压力迫使胎儿下降，贯穿于整个分娩过程中。临床观察产程进展常以胎头下降作为参考，胎头下降程度通过肛门检查或阴道检查，以其与坐骨棘的关系来确定。以坐骨棘连线水平为“0”，棘上 1cm 为“－1”，棘下 1cm 为“＋1”，依此类推。

三、俯屈

胎头继续下降至骨盆底时，处于半俯屈状态的胎头枕骨遇到肛提肌的阻力，胎头进一步俯屈，由胎头衔接时的枕横径变为枕下前囟径，以适应产道的最小经线继续下降。（图 3-2）

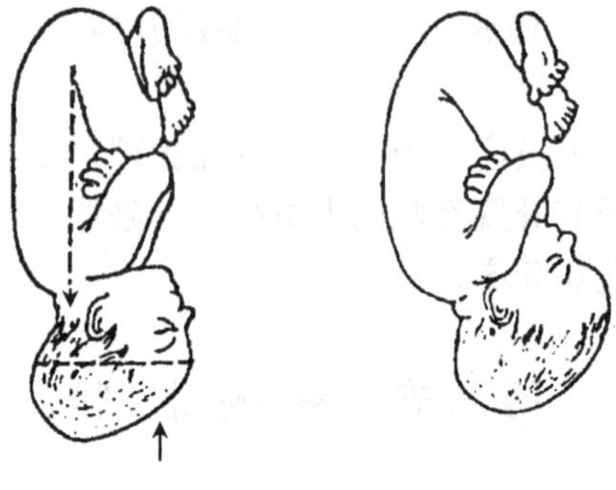

图 3-2　胎头俯屈

四、内旋转

胎头为适应骨盆纵轴而旋转，使其矢壮缝与中骨盆及骨盆出口前后径相一致，称为内旋转。当俯屈下降到达骨盆底时，枕部受肛提肌的收缩力将胎头推向阻力小、部位宽的骨盆前方，使枕左前位的胎头向前旋转 45°。胎头向前向中线旋转 45°时，后囟转到耻骨弓下，此时往往是在第一产程末完成内旋转动作。（图 3-3）

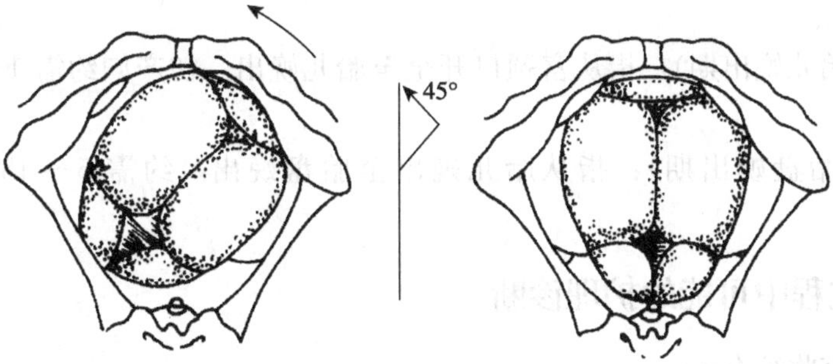

图 3-3　胎头内旋转

五、仰伸

第二产程时，孕妇主动使用腹压向下屏气用力以及子宫收缩力和肛提肌反射性收缩，迫使胎头继续向下向前推进，胎头枕部达耻骨联合下缘时，以耻骨弓为支点胎头仰伸，胎头顶、额、鼻、口、颏相继娩出。（图 3-4）

六、复位及外旋转

胎头娩出后，枕部向左旋转 45°，使胎头与胎肩成正常关系，称复位。胎肩在盆腔内继续下降，前（右）肩向前向中线旋转 45°时，胎儿双肩径转成骨盆出口前后径一致的方向，胎头枕部在外继续向左旋转 45°，以保持胎头与胎肩成垂直关系，称为外旋转。（图 3-5）

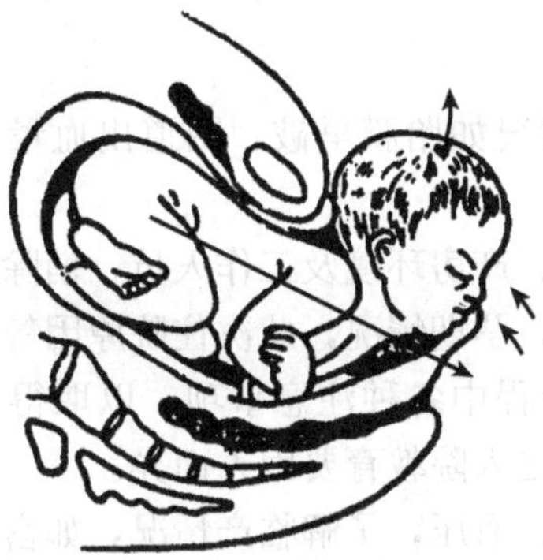

图 3-4　胎头仰伸

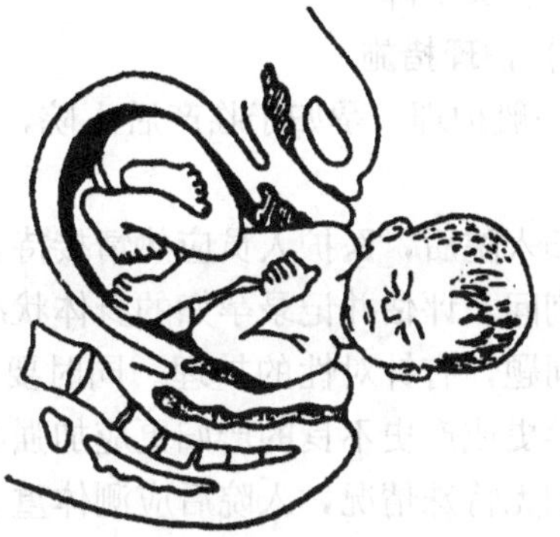

图 3-5　胎头外旋转

七、胎肩及胎儿娩出

胎头完成外旋转后，胎儿前（右）肩在耻骨联合下方娩出，即之后肩，然后胎儿腹部、臀部及下肢全部娩出。

第四节　产程的分期及护理

从规律性宫缩开始至胎盘娩出称为总产程，一般分为三个产程。

第一产程（宫颈扩张期）：指从规律性宫缩开始至宫颈口开全，初产妇约需 12～16h，经产妇约需 6～8h。

第二产程（胎儿娩出期）：指从宫颈口开全至胎儿娩出。初产妇约需 1～2h，经产妇约需几分钟至 1h。

第三产程（胎盘娩出期）：指从胎儿娩出至胎盘娩出。约需 5～15min，一般不超过 30min。

一、分娩过程中可能的护理诊断

疼痛：与子宫收缩有关

有胎儿受伤的危险：与子宫收缩引起胎盘血流量减少，胎儿宫内缺氧有关

有产妇受伤的危险：与软产道损伤或胎盘、胎膜残留有关

恐惧：与担心自身与胎儿健康，害怕分娩疼痛有关

二、预期目标

产程顺利，新生儿顺利娩出，母儿健康。

三、第一产程的临床表现及护理措施

（一）临床表现

（1）规律宫缩

（2）宫口扩张

（3）胎头下降

（二）护理措施

1. 一般护理　孕妇于临产后入院，当发生特殊情况如胎膜早破、阴道出血量多等应紧急入院。

孕妇入院后，医护人员应热情接待，介绍待产室、产房环境及工作人员，消除孕妇紧张情绪。询问、评估并记录孕妇的身体状况，既往病史，孕期情况，此次住院原因等，以便及时发现问题，有针对性的护理。同时要向孕妇讲解产程中各种注意事项，以取得孕妇的配合，对孕史或产史不良的产妇更应加强心理护理。总之入院教育要因人而异。

孕妇无特殊情况，入院后应测体重、体温、脉搏、血压，了解临产情况，如宫缩、胎膜有无破裂、阴道出血量等，发现异常及时通知医生进行处理。

（1）临产后体温一般变化不大，脉搏、呼吸可稍有增加。如体温＞37.5℃，脉搏＞100次/分，应通知医生进行治疗。血压应每 2 小时测一次，若血压≥140/90mmHg，应警惕产妇发生抽搐的可能。

（2）观察合并症的征象，如有头晕、眼花、头痛、呕吐、上腹部痛、子宫收缩异常、产妇烦躁不安、呼吸困难等应引起高度重视。

（3）注意阴道流血量，若阴道流血为鲜红色，且量多大于月经，应及时与医生联系以除外前置胎盘或胎盘早剥等情况发生。

（4）有些医院对产妇常规行外阴备皮，有利于皮肤的消毒及会阴切开术的缝合。

（5）灌肠：初产妇临产后，宫口开大 3cm 以下且无特殊情况，可给予肥皂水灌肠。其目的是通过反射作用刺激子宫收缩，同时清洁直肠，避免分娩时粪便溢出污染消毒区域。若

有胎膜破裂、阴道异常流血、心肌病、胎头高浮或胎头下降很低压迫直肠达不到目的时，应禁止灌肠。灌肠后要观察子宫收缩，勤听胎心。

（6）活动：一般无并发症的孕妇均可自由活动，因适度活动有助于宫口扩张及先露部下降。但如有合并症的孕妇，如阴道流血多、胎膜已破裂或孕妇有头晕、眼花的自觉症状，或产妇宫口开大 3～4cm，使用镇静剂和止痛剂，均应卧床休息，采取左侧卧位为宜。应向孕妇解释卧床的必要性，以防发生意外。同时要加强基础护理。

待产过程中如发生胎膜破裂，医务人员应听胎心音，检查有无脐带脱垂，记录破膜时间、羊水性状，下床活动的产妇应立即卧床。破膜时间＞12h 尚未分娩者，保持外阴清洁，并遵医嘱给予抗生素，预防感染。

（7）饮食：临产后，产妇的消化能力减弱，食物在胃内存留时间较长，产妇不愿进食。个别产妇有恶心呕吐。应鼓励产妇在宫缩间歇时，摄入一些清淡具有丰富营养的半流饮食，既可增加营养及液体的需要量，又可为分娩储存足够的能量。对呕吐产妇应给予静脉输液补充能量。

（8）预防尿潴留：临产后每 2～3h 排尿一次，防止膀胱过胀影响胎先露下降及子宫收缩，延长产程。

（9）清洁卫生：临产后，由于子宫收缩频繁，除全身出汗外，外阴部的分泌物及羊水外溢常使产妇感到不舒适。应协助产妇做好生活护理，如洗脸、洗手、梳头，换干净衣裤及床垫，清洁外阴，出汗多者应注意保持皮肤清洁，使产妇感到舒适并能解除疲劳。

2. 产程护理　严密观察产程进展，以及产妇、胎儿对临产的反应，及时发现影响健康的早期征象并进行处理。目前多采用产程图（图 3－6），产程图以临产时间（h）为横坐标，以宫颈扩张度（cm）为纵坐标在左侧，胎头下降程度在右侧，划出宫颈扩张和胎头下降的曲线。

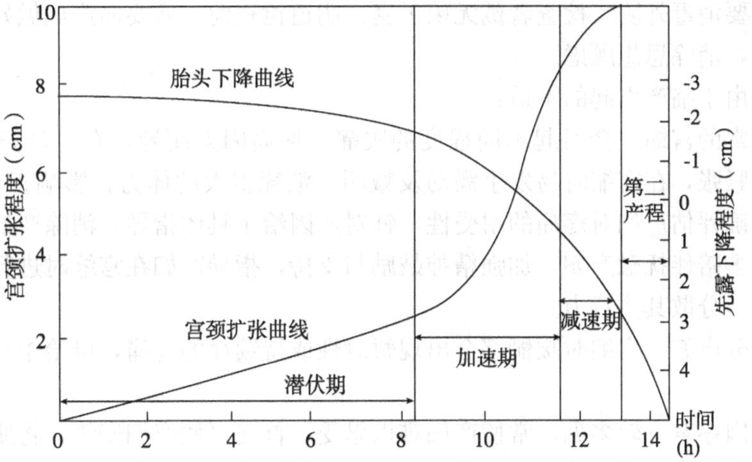

图 3－6　产程图

（1）听胎心音：正常胎心率为 120～160 次/min，可用胎心听诊器或胎心音监护仪。胎心监护仪不仅可描记胎心曲线，还可观察胎心率的变异及其与宫缩、胎动之间的关系，从而判断胎儿在宫内状态。但不主张长时间使用胎心监护仪，以免影响产妇休息。

临产后，应每隔 1h 在宫缩间歇时听取胎心音一次，每次听 1min 并记录。宫缩紧时应每 30min 听取一次。当宫缩停止后，胎心率如出现下列情况之一：① 胎心率久不恢复、② ＞160 次/min、③ ＜120 次/min、④ 不规律、⑤ 胎心监护显示有晚减速，表示有胎儿窘迫，应即刻给产妇吸氧，左侧卧位，通知医生寻找原因。

枕先露的胎心音在产妇脐下听到，如胎头已衔接，则在接近骨盆的边缘处可听到。臀位一般在脐上和平脐处听到。听取胎心音时要注意与产妇主动脉搏动或子宫杂音区别开，如有怀疑时，可同时测产妇的桡动脉予以鉴别。

(2) 观察子宫收缩：产程开始时，宫缩弱，间歇期较长（约 5～6min)，持续时间短（约 30s)。随着产程进展，间歇期渐短（约 2～3min)，持续时间延长（约 60s)，且强度加强。可用手摸或胎儿监护仪观察宫缩的强弱、频率及持续时间。良好的宫缩应伴有相应的宫颈扩张。宫缩的强弱以宫缩时子宫体是否变硬及软的程度为依据。每次观察宫缩要看三次以上，并做好记录，观察子宫收缩要注意以下几点：

- 子宫收缩持续的时间：指子宫开始收缩到开始放松所需时间。
- 子宫收缩的频率：指本次子宫收缩开始到下一次子宫收缩开始所需时间。
- 子宫收缩的强度：估计子宫肌肉的坚硬程度。
- 子宫收缩持续的时间、频率及强弱是影响产程进展的主要因素。

(3) 宫颈扩张：第一产程又可分为潜伏期和活跃期。潜伏期是指从规律宫缩开始至宫颈口扩张 3cm，此期约需 8h，最大时限为 16h，＞16h 为潜伏期延长。活跃期从宫颈口扩张 3cm 至宫口开全。约需 4h，最大时限为 8h，＞8h 称为活跃期延长。通过肛门检查或阴道检查可确定宫颈扩张程度。

肛门检查要在宫缩时进行，其次数需要根据胎产次、宫缩强弱、产程进展等情况而定，次数不宜过多。肛门检查主要了解子宫颈扩张程度，此外，还可了解胎膜是否破裂，骨盆腔大小，胎儿先露部及先露部下降的程度。

阴道检查要消毒外阴，检查者戴无菌手套。阴道检查前、后要向产妇做好解释工作，取得产妇的配合，消除思想顾虑。

(4) 减轻由于临产引起的不适：

腹痛：正常的宫缩也会引起不同程度的腹痛。疼痛因人而异，有些产妇对疼痛特别敏感，加之精神紧张，在宫缩时易发生躁动及喊叫，消耗很大的体力，影响正常产程的进展。因此护士要正确评估产妇对疼痛的耐受性，针对原因给予具体指导，消除产妇不正确的认识和不良情绪，多陪伴抚触产妇，加强精神鼓励与支持，指导产妇在宫缩时进行腹式呼吸，同时与产妇交流，分散其注意力。

腰痛：部分产妇在宫缩时腰骶部会出现暂时性或持续性的疼痛，可给予产妇按摩腰骶部可以减轻。

小腿部肌肉痉挛：较多见，常使产妇难以忍受。首先要使产妇安静，将肌肉痉挛的腿放平伸直，一手压膝盖，另一手使脚背屈，痉挛可立即解除，然后再按摩腓肠肌。

排便感：胎先露压迫直肠时产妇有排便感，提示宫颈口近开全，应进行肛门检查或阴道检查，以确定宫颈口扩张的程度。排便感也可能是由于枕后位所引起，应向产妇解释，不能向下用力以免造成宫颈水肿，影响宫口扩张，必要时纠正胎位。

初产妇宫口开全 10cm，经产妇宫口开大 3～4cm 且宫缩好，可护送产房准备接生。

四、第二产程的临床表现及护理措施

（一）临床表现

第二产程宫缩持续时间长，间歇时间短，产力最强。会阴组织突起，肛门松弛。胎头于宫缩时暴露于阴道口，当宫缩间歇时又缩回阴道内，称为胎头拨露。进一步发展，宫缩间歇时，胎头不再回缩，称为胎头着冠。

（二）护理措施

1. 产妇护理　第二产程虽然时间短，但发生异常情况的可能性相对较多。应严密观察产妇的一般情况，测血压，听胎心音，指导产妇在宫缩时屏气用力，增加腹压协助胎儿娩出。产妇采取半卧位，双脚屈曲，双手握住产床边把手，当宫缩开始时，先深吸气屏住然后如解大便样向下用力以增加腹压，在宫缩间歇时，全身肌肉放松，安静休息。宫缩再出现时，重复使用腹压。如果产妇用力不当，易疲劳，造成宫缩乏力，影响产程进展，导致第二产程延长。应及时检查原因，尽快采取措施结束分娩，避免胎头过度受压。

2. 胎儿改变　第二产程中，宫缩频而强，影响胎盘血循环，易造成胎儿宫内缺氧，应每5～6min听胎心音一次，或使用胎心监护仪，若发现胎心异常，应立即检查处理，尽快结束分娩。

3. 接产准备

（1）消毒外阴：不同医疗单位消毒外阴的方法有所不同，现介绍一种。产妇采取仰卧位或半坐卧位，双腿屈曲分开，臀下置一冲洗盆。先用温水洗去外阴部的血迹、黏液，然后用无菌钳夹取消毒的纱布球或海绵块放入无菌圆碗内，倒入10%消毒肥皂水或络合碘浸泡后，进行两遍外阴消毒。顺序是大小阴唇、阴阜、大腿内上1/3、会阴及肛门周围（图3-7），第一遍用无菌清水冲洗，第二遍用无菌生理盐水冲洗。为了防止冲洗液流入阴道，可用消毒纱布球盖住阴道口，冲洗后取下，然后撤去冲洗盆，垫以消毒巾。

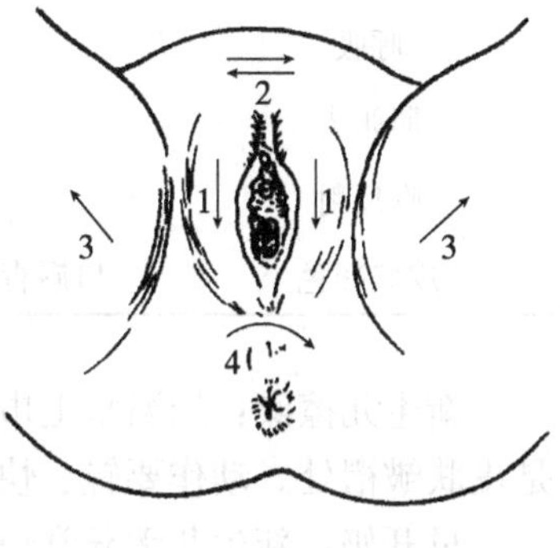

图3-7　外阴消毒的顺序

（2）接生者的准备：按手术要求刷手，穿隔离衣，戴手套，开启产包，铺消毒巾及接生单。备好新生儿衣物，预热辐射开放暖箱，备好无菌生理盐水、新生儿吸痰器和新生儿复苏物品等。如为初产妇应准备会阴侧切包及局麻药品。

4. 接产

（1）胎头娩出：接生者要掌握好胎头娩出的时机，保护会阴的同时协助胎头俯屈，最好在宫缩间歇时，让产妇稍向下屏气，胎头缓慢娩出，可预防会阴撕裂。当会阴过紧、会阴水肿、胎儿过大、耻骨弓过低或母儿有病理情况急需结束分娩者，应行会阴侧切或正中切开。胎头娩出后，接生者应用手自鼻向下颏将羊水、黏液等挤出。

（2）脐带绕颈的处理：如绕颈松，可用手将脐带顺肩推下或从头部脱出，如绕颈紧或缠绕两周以上，可用两把止血钳将其一段夹住并从中剪断，注意勿伤皮肤，待松解脐带后再协助胎肩娩出。

（3）胎肩及躯干娩出：胎头娩出后协助胎头复位和外旋转。左手将胎颈部向下轻压，使前肩娩出，然后再托胎颈向上，娩出后肩，用力要适当，不能过于牵拉，防止损伤臂丛神经。双肩娩出后，保护会阴的右手方可放松，双手协助胎体及下肢相继娩出。胎儿娩出后，及时用新生儿吸痰器吸出口鼻腔内的羊水及粘液，以防发生吸入性肺炎。

（4）脐带处理：用无菌纱布擦净脐根周围后，在距脐根 0.5～1.0cm 处用气门芯或脐带夹结扎脐带，或用粗丝线分别在距脐根 0.5cm、1.0cm 处结扎二遍，注意用力适当，必须扎紧，以防脐带出血。于线上 0.5cm 处剪断脐带，挤净断面上的脐血，用 20%高锰酸钾溶液消毒脐带断面，高锰酸钾溶液不可触及新生儿皮肤，以免皮肤灼伤。以脐纱包好，脐带卷固定。

（5）新生儿即时护理：胎儿娩出后，采用 Apgar 评分法对新生儿进行全面评估。以出生后 1min 时的心率、呼吸、肌张力、喉反射及皮肤颜色五项体征为依据，每项 0～2 分（表 3－1），满分 10 分。一般于生后 1min、5min 各进行一次评分。Apgar 评分不是作为新生儿窒息复苏的指标，因为窒息复苏要早于评分前，但在新生儿窒息复苏过程中，应每 30s 评估一次新生儿的心率、呼吸及皮肤颜色，以决定下一步的复苏步骤。

表 3－1　新生儿 Apgar 评分法

体　征	应得分数		
	0 分	1 分	2 分
心率	0	少于 100 次/分	100 次/分及以上
呼吸	0	浅慢且不规则	佳
肌张力	松弛	四肢稍屈	四肢活动
喉反射	无反射	有些动作	咳嗽、恶心
皮肤颜色	口唇青紫、全身苍白	躯干红、四肢紫	全身红润

新生儿擦澡：用温水毛巾将血迹、黏液洗掉，胎脂部位可用消毒花生油棉球拭去，尤其是皮肤皱褶处。动作要轻、快，注意保暖，可在新生儿辐射暖台上进行操作。

早开奶：新生儿无异常情况，应裸体与母亲进行皮肤接触，将新生儿放置于母亲的胸部吸吮母亲乳头 30min。通过婴儿的吸吮，可刺激母亲垂体前、后叶释放催乳素及催产素，促使乳汁分泌并可减少产妇出血，同时也建立了母婴情感的交流。早开奶应在娩出后尽早进行。

护士要为新生儿量体重、测身长，手腕系上写有母亲姓名、病历号和婴儿性别的手腕条，将婴儿脚底纹印在婴儿病历上，然后放新生儿床内，在产房观察 2 小时后，随母亲一同进入母婴同室。

五、第三产程的临床表现及护理措施

（一）胎盘剥离及娩出

胎儿娩出后，产妇顿感轻松，子宫底降至平脐，宫缩暂停几分钟后重又出现。因胎儿娩出后子宫腔容积突然明显缩小，胎盘与子宫壁发生错位而剥离。

胎盘剥离征象是子宫体变硬呈球形；宫底升高达脐上；阴道有少量流血；外露于阴道口的脐带在按压产妇耻骨联合后，下移不再回缩。

胎盘剥离及排出方式有两种：(1) 胎儿面先娩出，胎盘从中央开始向周围剥离，胎盘娩出后有少许出血，此方式多见。(2) 母体面先娩出，胎盘从边缘开始剥离，其特点是先有较多出血后再排出胎盘，此方式较少见。

当确定胎盘完整剥离时，应在宫缩时用左手在耻骨联合上轻压子宫下段，产妇稍向下用力，同时右手轻轻牵拉脐带，协助胎盘娩出。胎盘娩出后，用双手捧住胎盘向一个方向旋转变换并缓慢向外牵拉，使胎膜完整排出。若胎膜断裂，可用血管钳夹住胎膜，继续向原方向旋转，将其余胎膜娩出。胎盘娩出后，按摩子宫刺激宫缩，如有松弛应及时处理。为预防出血，一般在胎儿娩出后给产妇肌肉注射或静脉滴注缩宫素以加强宫缩。

如胎儿娩出后 15～30min，排除膀胱充盈及给宫缩剂后胎盘仍不排出，可经脐静脉注入 40℃生理盐水 200～500ml，利用膨胀绒毛和温热的刺激，促使胎盘剥离。如经上述处理仍无效者，应在严格执行无菌技术操作下行手取胎盘术。

（二）检查胎盘胎膜

将胎盘铺平，仔细检查胎盘、胎膜是否完整，注意有无胎盘小叶缺损，血管有无断裂，及时发现副胎盘。若发现有残留胎盘和胎膜，应予清除。

（三）检查软产道

胎盘娩出后应仔细检查会阴、小阴唇内侧、阴道及宫颈有无裂伤。如有阴道裂伤和会阴切开，应给以缝合。缝合前应用无菌生理盐水冲洗伤口。

（四）产后即时护理

是指产后继续在产房内观察 2h。产程结束后，给产妇擦浴，更换衣服，垫好消毒会阴垫，注意保暖，使产妇安静休息。同时应观察子宫收缩、宫底高度、膀胱充盈度、阴道流血量、会阴阴道内有无血肿，测量血压、脉搏等情况。

阴道流血不多，但宫缩欠佳，子宫底上升表示子宫腔内有积血，应挤压子宫排出积血，同时按摩子宫，给予宫缩剂。

注意膀胱是否过胀，必要时导尿。

产妇自觉肛门坠胀感，应警惕有会阴阴道血肿，行肛门检查以便确诊。若血肿较小时，可严密观察其发展趋势，若血肿较大或持续增大时，须切开止血重新缝合。

产妇分娩后易感口渴饥饿，应给予易消化、富含营养的食物及饮料，以恢复体力。

观察 2h 后，子宫收缩好，阴道流血不多，生命体征正常时，更换会阴垫，同新生儿一起送至母婴同室。

第四章　产褥期妇女的护理

从胎盘娩出至产妇全身各器官除乳腺外恢复至非孕期状态的一段时期称为产褥期，一般为 6 周。

第一节　产褥期母体变化

一、生殖系统及乳房的变化

（一）子宫

产后子宫变化最大，胎盘娩出后的子宫逐渐恢复至非孕状态的过程，称为子宫复旧。

1. 子宫体：足月产子宫重约 1000g，产后子宫肌纤维的缩复使子宫体逐渐缩小。产后第一天宫底平脐，以后每日下降 1～2cm，产后 1 周，在耻骨联合上可扪到宫底，重约 500g，产后 2 周，子宫缩小入盆腔，产后 6 周恢复到未孕大小，重约 50g。

2. 子宫内膜：胎盘附着部蜕膜海绵层随胎盘排出，剩余的部分蜕膜变性脱落随恶露自阴道排出。当胎盘娩出后，子宫胎盘附着面立即缩小到仅为原来面积的一半，导致开放的螺旋动脉及静脉窦形成栓塞。子宫内膜残留的基底层再生新的功能层。约产后 3 周除胎盘附着面外，宫腔内膜基本完成修复，胎盘附着处的子宫内膜修复需 6 周。若在此期间胎盘附着面修复欠佳，血栓脱落可引起晚期产后出血。

3. 子宫颈：产后宫颈松软、壁薄皱起，宫颈外口如袖口状。产后 2～3 日，宫口仍能通过二指，产后 1 周宫颈外口及内口外形完全恢复至非孕状态，产后 4 周时宫颈完全恢复正常状态。由于宫颈外口分娩时常有轻度损伤，故由未产型的圆形变为已产型的横裂。

（二）阴道

分娩后阴道壁肌肉松弛，肌张力低，黏膜较光滑，约产后 3 周左右黏膜皱襞开始复现，产褥期内阴道壁肌张力可逐渐恢复，但不能完全恢复至妊娠前水平。

（三）外阴及盆底组织

分娩时会阴因受压产生充血、水肿或不同程度的裂伤，可数天内消失或愈合。处女膜在分娩时撕裂仅留残痕，称处女膜痕。

盆底肌肉及筋膜常因过度扩张而失去弹力，也可出现部分肌纤维断裂，严重时可导致产后阴道前后壁膨出或子宫脱垂。

（四）乳房的变化

乳房的变化主要是泌乳。妊娠期乳腺腺管受雌激素的影响而发育，乳腺腺泡受孕激素的影响而发育，同时垂体生乳激素、胎盘生乳素、甲状腺素、皮质醇和胰岛素亦参与促进乳腺的生长发育。但在妊娠期雌激素、孕激素及胎盘生乳素水平均高，有抑制垂体生乳激素的泌乳作用，使乳腺发育但不分泌乳汁。分娩后，雌、孕激素和胎盘生乳素水平急剧下降解除了对垂体生乳激素的功能抑制而开始泌乳。

垂体生乳素是泌乳的基础，但乳汁分泌在很大程度上取决于哺乳时的吸吮刺激。每次婴儿吸吮乳头时，通过神经冲动可刺激产妇垂体前叶泌乳素阵发性释放而促进乳汁分泌，吸吮动作还可反射性引起垂体后叶释放催乳素，刺激乳腺肌细胞和乳腺管收缩而促使乳汁排出。由此可见，婴儿频繁吸吮是保持乳腺不断泌乳素的关键。此外，产妇的营养、睡眠、健康情况和情绪状态都将影响乳汁的分泌。

产后 2～3 日，乳房充血形成硬结，局部有压痛及发热的感觉，有时腋下淋巴结和副乳也会肿大，仅有少量初乳。初乳是指产后 7 日内分泌的乳汁，呈浑浊淡黄色液体，含有丰富的蛋白质，尤其是球蛋白较多，使婴儿在出生后的一定时期具有防御感染的能力。初乳中的脂肪及糖类含量少，易于消化吸收，并有排泄胎粪的作用。产后 7～14 日分泌的乳汁为过渡乳，蛋白质含量逐渐减少，脂肪和乳糖含量逐渐增多。产后 14 日以后分泌的乳汁为成熟乳，呈白色。母乳是婴儿理想的天然食品。

二、内分泌系统的变化

分娩后雌激素、孕激素水平急剧下降。至产后 1 周时已降至未孕时水平。胎盘生乳素因半衰期短，于产后 6h 不能测出。垂体催乳激素水平因是否哺乳而异，哺乳产妇于产后下降，但仍高于非孕水平，吸吮乳汁时催乳激素明显增高；不哺乳产妇催乳激素于产后 2 周降至非孕水平。

月经复潮及排卵时间受哺乳影响。不哺乳产妇一般于产后 6～10 周恢复月经，哺乳产妇因泌乳素的分泌可抑制排卵，月经复潮延迟，甚至在哺乳期间月经一直不来潮，平均在产后 4～6 个月恢复排卵。产后较晚恢复月经者，首次月经来潮前常有排卵，故哺乳妇女在月经恢复前也有受孕的可能。

三、血液循环系统的变化

妊娠期血容量增加，于分娩后 4～6 周可恢复至未孕状态。产后 3 日内，由于子宫收缩，胎盘循环停止，大量血液从子宫进入体循环，以及组织间液的回吸收，使回心血量增加，血容量增加 15%～25%，心脏负担再次加重。因此，心脏病的产妇易发生心力衰竭。血容量于产后 2～3 周恢复至未孕状态。产褥早期血液仍处于高凝状态，有利于胎盘剥离面形成血栓，减少产后出血。纤维蛋白原、凝血酶、凝血酶原于产后 2～4 周内降至正常。红细胞计数及血红蛋白值逐渐增多。白细胞总数于产褥早期较高，中性粒细胞增多，淋巴细胞稍减少。血小板数增多。

四、泌尿系统的变化

妊娠期潴留在体内的大量水分，于分娩后的最初几天经由肾脏排出，故产后尿量明显增加。在临产期分娩过程中，膀胱过分受压，导致黏膜充血、水肿，肌张力降低，加之产后外阴伤口疼痛，不习惯卧床排尿等原因，容易发生尿潴留。膀胱充盈可影响子宫收缩而导致产后出血，因此要及时处理。孕期发生的肾盂输尿管生理性扩张，约需 4～6 周恢复正常。

五、消化系统的变化

产后 1～2 天内产妇常感口渴，喜进汤食，但食欲欠佳，以后逐渐好转。胃肠肌张力蠕动减弱，约需 2 周恢复正常。产后因卧床时间长，缺乏运动，腹直肌及盆底肌肉松弛，加之肠蠕动减弱，易发生便秘。

六、腹壁的变化

腹壁皮肤受妊娠子宫膨胀的影响，弹力纤维断裂，腹直肌呈不同程度分离，产后明显松弛，张力低，需至产后 6 周或更长的时间方能恢复。妊娠期出现的下腹正中线色素沉着，于产褥期逐渐消退，原有的紫红色妊娠纹变为白色，成为永久性的白色妊娠纹。

七、产褥期产妇的心理变化

分娩后的产妇可以有各种心态。当分娩顺利、新生儿健壮活泼、性别理想时，产妇会感到满足、兴奋和愉快，产后疲劳但因兴奋而不能入眠。如遇分娩过程出现异常，或出现新生儿畸形、产伤以及新生儿窒息等，对产妇将是一个沉重的打击，而致悲痛、忧伤、焦虑，从而影响身体健康的恢复和乳汁分泌。此外，随着新生儿的出生，产妇又增添了新的社会角色——母亲，面对哭闹的婴儿，作为初为人母的产妇由于育儿知识的缺乏，常不知如何应对，加之其他因素的影响，使产妇感到精神压力较大。医护人员应细心观察、评估产妇的心理变化，给予具体的帮助与指导，使产妇身心健康的渡过产褥期。

第二节　产褥期护理

一、可能的护理诊断及合作性问题

疼痛：与会阴侧切伤口、乳房胀痛、产后宫缩痛等因素有关。

尿潴留：与会阴伤口疼痛、不习惯于床上排尿、膀胱肌麻痹等因素有关。

便秘：与产后活动少、饮食不合理、肠蠕动减少、腹压降低等因素有关。

母乳喂养无效：与缺乏母乳喂养知识，母亲产后疲劳及缺乏自信心有关。

潜在的并发症：出血。

二、预期目标

产妇在产褥期身心舒适。

产妇在产褥期有适当休息与活动。

产妇在住院或母婴访视期间能获得正确的产褥期知识及技能指导。

三、护理措施

（一）一般护理

1. 环境：产后应有温湿度适宜、安静舒适的休养环境。保持室内空气新鲜，经常通风换气，保证有充足的光线。通风时避免对流风直吹产妇，夏季要注意防暑。

2. 个人卫生：产褥期应每天梳头刷牙，保持整洁及口腔卫生。产褥期早期，皮肤排泄功能旺盛，排出大量汗液，尤以睡眠和初醒时最明显，这是正常生理现象，称为产褥期汗。一般产后 1 周左右自行好转。因此，产后衣着薄厚要适当，要勤用热水擦身或淋浴，可以洗发，但须注意保暖勿受凉，勤换衣裤及床单等。

3. 生命体征：产后24h内应密切观察血压、脉搏、体温、呼吸的变化，以便及时发现产后出血及其他变化。产后应每日测量体温、脉搏、血压及呼吸两次，由于分娩的疲劳可使体温在产后24h内略有升高，如≥38℃应及时通知医生。

4. 活动：产后24h内以卧床休息为主，以后逐渐增加活动量。第一次下床活动要在床边适应片刻再活动，且身边有护士陪伴，以防发生意外。产后要鼓励产妇早期下床活动，以增强血液循环，促进子宫收缩，恶露排出，会阴伤口愈合，促进大小便排泄通畅，并可预防盆腔或下肢静脉血栓形成。产后睡眠要充足，2周后可从事少量家务活动。避免重体力劳动或蹲、站立太久，预防子宫脱垂。

5. 营养：正常分娩后稍事休息，孕产妇可进食易消化的半流质饮食，以后可根据产妇具体情况进普食。产后的饮食应营养丰富，易于消化，少食多餐，汤汁类可促进乳汁分泌。

乳母较正常妇女每日应增加热能800cal，增加蛋白25g，注意多食优质蛋白，如蛋、奶、鱼、瘦肉及大豆制品，脂肪量略高于正常人，但过高会使乳汁中高脂肪而导致婴儿腹泻。乳母应限制辛辣、刺激食品及酒类。乳母不可随意用药，需经医生准许，因药物可通过乳汁在婴儿体内发挥作用。

（二）生殖器官的观察与护理

1. 子宫收缩：胎盘娩出后，子宫收缩呈硬球形，宫底约低于脐部居中或偏右侧。回休养室后，严密观察宫缩及恶露情况，每30min至1h检查一次，共4次。如宫底上升，宫体变软，可能有宫腔积血，应按摩子宫排除血块，促使收缩。每日应在同一时间测量子宫底高度，观察子宫复旧情况。检查前先排空膀胱，仰卧床上，测量脐部至宫底的距离并记录。产后第一天，宫底平脐或脐下1cm，以后每日下降1～2cm，产后1周缩小为如孕12周大小，仅在耻骨联合上方触及，产后10天左右经腹部检查已触不到子宫底，检查宫底高度的同时注意子宫及双侧附件有无压痛。

2. 恶露：恶露是产后随子宫蜕膜（特别是胎盘附着处蜕膜）的脱落，含有血液、坏死蜕膜组织及黏液。因其颜色、内容物及时间不同，分为三个阶段：

（1）血性恶露：含有大量血液，量多，色鲜红，有时有小血块，镜下可见红细胞、坏死蜕膜及少量胎膜。持续3～4天，子宫出血量逐渐减少，浆液增加，转变为浆液恶露。

（2）浆液恶露：色淡红似浆液。镜下见较多的坏死蜕膜组织、宫颈黏液、宫腔渗出液，少量红细胞、白细胞，且有细菌。浆液恶露持续10天左右，浆液逐渐减少，白细胞增多，变为白色恶露。

（3）白色恶露：黏稠、色泽较白。镜下见大量白细胞、坏死蜕膜组织、表皮细胞及细菌。一般持续约3周。

正常恶露有血腥味，但无臭味，持续4～6周，总量250～500ml，个体差异较大。当子宫复旧欠佳时，血性恶露可增多，持续时间长。若有臭味，可能有残留胎盘、胎膜或合并有感染，应仔细观察及时处理。阴道有组织物掉出时，应保留送病理检查。疑有感染时，应查白细胞及分类计数，做阴道拭子细菌培养及药物敏感试验，同时应注意体温和脉搏的变化。

3. 会阴护理：外阴是生殖道的门户，肠道细菌可经肛门感染阴道。分娩后，外阴及阴道可能有伤口，加之宫颈尚未闭合，子宫腔内有较大创面，均可因细菌逆行而造成感染，因此必须做好外阴的清洁卫生。

每日用温水或1∶40络合碘溶液或1∶5000高锰酸钾溶液冲洗外阴两次，大便后亦应冲洗，掌握由上至下的清洗原则，最后洗到肛门的镊子和纱球（或海绵块）不可再用，勿使冲洗水流进阴道。产妇能自理或会阴无伤口者，护士应指导自我护理会阴部。冲洗会阴时，应观察伤口愈合情况，水肿严重者局部可用红外线照射，或用50％硫酸镁湿热敷，95％乙醇湿敷，每日2～3次，每次20min，可退肿消炎促进伤口愈合。伤口疼痛时可适当服止痛剂，若疼痛剧烈或肛门坠涨感应通知医生检查，以便发现外阴及阴道壁深部血肿并及时处理。平时应尽量保持会阴部清洁干燥。如有侧切伤口，应嘱产妇健侧卧位，勤换会阴垫，以减少会阴伤口的感染机会。会阴侧切伤口一般于产后3～4天拆线，拆线后一周内避免下蹲，以防伤口裂开。若伤口感染，应提前拆线引流或行扩创处理。伤口局部有硬结或分泌物，于分娩后7～10天可温水坐浴。每次会阴护理时，应观察恶露的量、性质和气味。

（三）尿潴留和便秘的处理

产后产妇尿量增多，充盈的膀胱可影响子宫收缩。护士应于产后4～6h内主动送便器并协助排尿，但产妇常因产后会阴伤口疼痛，卧床小便不习惯，产后疲乏，以及分娩过程中膀胱受压、肌张力减低等原因影响顺利排尿。此时护士应讲明排尿的意义，解除思想顾虑并采取以下方法协助排尿：如协助产妇坐起或下床小便；用温开水冲洗外阴；听流水声音诱导排尿反射。若有尿潴留发生时，可按摩膀胱或针刺三阴交、关元、气海等穴位刺激膀胱肌收缩排尿。上述方法无效时，应在严格无菌操作下留置导尿管，开放引流24～48h，使膀胱肌休息并逐渐恢复其张力。

产后产妇因卧床时间长，运动减少，肠蠕动减弱，腹肌松弛等因素均易发生便秘。产后应鼓励产妇多饮水，多食蔬菜类及水果，尽早下床运动，以防便秘发生。必要时给缓泻剂。

（四）乳房护理

产妇应穿大小适宜的胸罩，以支持增大的乳房，减轻不适感，每次哺乳前，产妇应洗净双手，用湿毛巾擦净乳房。哺乳时护士应进行喂养方面知识和技能的指导，预防乳房肿胀或乳头皲裂（详见第三节“母乳喂养”）。哺乳后，应将婴儿竖直抱起，轻拍背1～2min，排出胃内空气以防溢奶。

产妇因病或其他原因不能哺乳者，应及时退奶。分娩第二天肌注己烯雌酚4mg，每日2次，共3日，已泌乳者可外敷皮硝，将皮硝碾碎放薄布袋中敷于乳房，每乳200g，用乳罩托住，皮硝结块时应更换，直至无乳汁分泌。焦麦芽60g水煎当茶饮效果亦好。

（五）产后锻炼

产后第二天开始可进行产后锻炼，以恢复腹肌及盆底肌肉张力，保持健美体型。产后运动量应逐渐加强。主要的运动方法包括：腹式深呼吸、缩肛动作、抬腿动作、膝胸卧位、抬臀动作等。

（六）性生活指导

产褥期生殖器官尚未完全复原，不宜性生活，以免引起感染。产后6周复查生殖器官正常后，可恢复性生活。排卵可在月经未复潮前即先恢复，故应采取避孕措施。正常分娩者产后3个月，剖宫产者产后6个月可放宫内节育环。此前应选用其他方法避孕，但哺乳期母亲不宜口服避孕药。

（七）产后复查

分娩后6周进行产后复查，以了解产妇全身及生殖器官恢复的情况、乳房情况；对婴儿进行全身检查，了解喂养及发育状况，进行保健咨询。对有并发症的产妇应及时给予治疗处理，有合并内外科疾患者，督促去内外科随诊，继续治疗。

（八）产后健康指导

产妇住院期间，护理人员应根据产后母体生理、心理变化，适时的在日常护理工作中随时进行健康指导，以使产妇能顺利的渡过产褥期并适应角色的转变，承担起母亲的重任。产后健康教育的形式应多样化，如个体指导、小组指导等。组织产妇讲课、看录像、听录音、阅读书刊等方式进行讲解及示范。健康教育的内容包括：母乳喂养指导，新生儿护理知识及技能，新生儿常见症状及处理，预防接种，产褥期护理的注意事项等，指导产妇要讲科学，摒陋习，以保障母婴的健康。

第三节　母乳喂养

一、可能的护理诊断

母乳喂养无效：与母亲缺乏哺喂的技巧，自信心不足，母亲疲劳等因素有关。

知识缺乏：缺乏母乳喂养的有关知识及技能。

乳胀：与婴儿含接姿势不正确，未做到按需哺乳有关。

疼痛：与婴儿含接姿势不正确有关。

二、预期目标

母亲掌握母乳喂养的知识和技巧。

新生儿体重增长满意。

三、护理措施

（一）母乳的优点

母乳含有婴儿所需的全部营养。母乳中含乳清蛋白较多，约占蛋白质总量的 2/3，可在胃内形成较细小的凝块，容易消化。脂肪中亚油酸含量较高，并含有较多的脂肪酸，脂肪颗粒较小，易于消化、吸收。乳糖完全溶于乳汁中，乳糖分解产酸，使新生儿粪便 pH 值较低，不利于大肠杆菌等病菌生存，而使不致病的双歧杆菌大量繁殖，从而减少新生儿患腹泻及被大肠杆菌感染的机会。母乳中钙磷比例合适，含铁量甚微，但易吸收，各种维生素含量与乳母所进食物有密切关系。

母乳中大部分乳清蛋白是由抗感染蛋白组成，主要为分泌性 IgA。此外母乳中含有乳铁蛋白、转铁蛋白、溶菌酶、补体和巨噬细胞以及其他酶类，故母乳有较强抗感染作用。在初乳中免疫物质更丰富，含蛋白较高，脂肪及糖较少，能满足初生婴儿的需要。初乳具有轻泻的作用，能促进胎粪的排出，减轻新生儿黄疸的发生。

母乳喂养可增进母子感情，有利于婴儿的生长发育，促进子宫收缩，预防产后出血，并可减低母亲患乳腺癌、卵巢癌的发病率，推迟排卵时间，减少家庭经济上的开支。

（二）纯母乳喂养

纯母乳喂养指婴儿从出生至产后 4～6 个月，除给母乳外不给婴儿其他食品及饮料，包括水（除药品、维生素、矿物质滴剂外），称为纯母乳喂养。

（三）乳母的心理准备

1. 消除母亲紧张心理。应告之母亲产后头几天少量初乳完全能满足婴儿需要。只要让婴儿勤吸吮，注意饮食及休息，母乳会很快大量分泌。

2. 出生最初几天婴儿体重呈生理性下降的趋势，只要坚持频繁吸吮，婴儿体重会很快恢复。但婴儿体重下降不应超过出生体重的10％。

3. 坚持按需哺乳，早期频繁吸吮，有助于尽早下奶，并让婴儿吸吮到营养和免疫价值极高的初乳，以促进胎粪排出。

4. 注意休息，母婴同室打乱了产妇以往的睡眠习惯，常感到疲劳，产妇应与婴儿同步休息，以保证充足的体力和精力。

（四）母乳喂养的技巧

1. 母亲的体位：母亲可采取坐位或卧位，全身肌肉放松抱好婴儿。母亲的手指贴靠在乳房下的胸壁上，拇指轻压乳房上部，这可改善乳房形态，使婴儿容易含接。注意托乳房的手不要太靠近乳头处，示指支撑着乳房基底部。婴儿的头与身体呈一直线，脸对着乳房，鼻子对着乳头，婴儿身体紧贴母亲，若是新生儿，应托着臀部。

2. 婴儿含接姿势：婴儿的下颏接触到乳房，嘴张得够大，下唇外翻，婴儿嘴下方露的乳晕比上方少。

（五）乳头皲裂的护理

由于婴儿含接姿势不良可造成乳头皲裂，母亲常感到乳头疼痛。发生皲裂后，若症状较轻，可先喂健侧乳房，再喂患侧。如果母亲因疼痛拒绝哺乳时，应将乳汁挤出在一消毒容器内，用小勺喂哺婴儿，每3小时一次，直至好转。每次哺乳后，再挤出数滴后奶涂于皲裂的乳头、乳晕上，并将乳房暴露在新鲜的空气中，有利于伤口愈合。

（六）乳房肿胀的护理

1. 原因：开奶晚，婴儿含接不良，限定喂奶时间，不能经常排空乳房。

2. 预防：首先于分娩后马上开奶，确保正确的含接姿势，做到充分有效的吸吮，鼓励按需哺乳（只要婴儿想吃或母亲乳胀时）。

3. 处理：如果婴儿能吸吮应采取正确的含接姿势频繁喂养，若因乳房过度肿胀，婴儿无法吸吮时应将乳汁挤出喂哺婴儿，挤奶前先刺激射乳反射。可采用热敷、按摩、拍打等方法，母亲应精神放松，然后再用手或吸奶器将乳汁挤出，每次挤奶时间一般为20～30min。

第五章　正常新生儿护理

第一节　正常新生儿生理特点

一、呼吸系统

胎儿期可有微弱的呼吸运动，出生时由于本体感受器及温度感受器受到刺激等多种因素，反射性的使呼吸中枢兴奋，从而引起呼吸运动。由于新生儿呼吸中枢调节功能不全，呼吸肌发育不完善，呼吸主要依靠膈肌运动，以腹式呼吸为主。所以新生儿呼吸表浅，效能较低，频率较快，每分钟 30～40 次，有时节律不规则。

二、循环系统

胎儿出生后，胎盘循环停止，肺循环建立，卵圆孔和动脉导管关闭，血液循环发生了重要的动力学改变。新生儿心脏呈横位。肺循环建立后，动脉导管应马上关闭，也有暂时未闭现象，所以部分新生儿出生后几天内可闻及心脏杂音，几天后消失。

三、消化系统

新生儿胃容量较小，肠道容量相对较大，蠕动较快，能适应较大量流质食物。出生时吞咽功能虽基本完善，但因食管无蠕动，胃贲门括约肌不发达，所以哺乳后容易发生溢乳。新生儿对淀粉消化能力较弱，对蛋白质、糖类、脂肪的消化较好，可吸收 85%～95%的人乳脂肪，牛乳脂肪因颗粒较大吸收率较低。肠壁有较大的通透性而易于初乳中免疫球蛋白的吸收，故母乳喂养是哺育新生儿的最佳选择。新生儿出生后第一日排出的墨绿色黏稠的胎便称为胎粪。若出生后 24h 后仍未有胎粪排出，应检查有无先天消化道畸形。

四、泌尿系统

新生儿肾脏滤过功能、调节功能及浓缩功能均较低，易发生水电解质紊乱。新生儿多在出生后 24h 排尿。每天十余次，如生后 48h 仍未排尿，应检查原因。

五、神经系统

新生儿脑相对较大，脊髓相对较长，但脑沟回仍未完全形成。新生儿具有如下非条件反射：觅食、吸吮、吞咽、拥抱、握持等反射。由于大脑皮层兴奋性较低，新生儿每日睡眠 20h 以上。新生儿味觉发育较好，皮肤感觉以口唇最敏感，嗅觉较弱，触觉及温度觉敏感，痛觉迟钝。

六、免疫系统

新生儿对多种疾病有特异性免疫，主要是胎儿从母体获得 IgG，可在出生后 6 个月内对麻疹、风疹、白喉等具有免疫力，但本身的主动免疫力则尚未发育完善。新生儿的巨噬细胞对抗原的识别能力差，免疫反应不及时。由于缺乏 IgA，易患呼吸系统及消化系统疾病。新生儿产生的 IgM 有限，又缺少补体和备解素等，因而粒细胞对细菌，特别是革兰阴性细菌的杀灭能力差，容易发生败血症。血中的溶菌酶和粒细胞对真菌的杀灭力也较差。应注意预防感染。

七、其他

（一）代谢

新生儿代谢水平较成人高，但糖原储备不足，故血糖较低。新生儿体液占体重的 65%～70%，出生数天内可因丢失较多水分而发生生理性体重下降，一般不超过 10%，4 天后开始回升，可于生后 7～10 天左右恢复至出生体重。若下降过多、回升过晚或时间过长，应注意检查原因并处理。新生儿每日不显性失水 21～30ml/kg，尿 25～60ml/kg，粪便 2～5ml/kg，故出生头几天内每日需水约 50～100ml/kg，以后增至每日 120～150ml/kg。

（二）体温

新生儿体温调节中枢发育不完善，皮下脂肪薄，保温能力差，散热快，易受外界温度影响，所以体温不稳定，应注意保暖。初生时，外界温度较低，出生后一小时内体温约下降 1～2℃，以后逐渐回升，出生 12～24 小时稳定在 36.5℃左右。新生儿无颤抖反应，而是增加氧耗提高代谢率增加产热。环境温度过高时则通过皮肤蒸发水分散热，如进水量不足，体温可骤然升高至 39℃以上，发生脱水热。

（三）皮肤黏膜

新生儿出生时，全身皮肤覆盖着一层灰白色的胎脂，有保护皮肤和减少散热的作用。头皮、耳后、腋下及其他皮肤皱褶处的胎脂较厚，可于出生后用消毒植物油或温开水轻轻擦去。新生儿的皮肤薄嫩，易受损伤而发生感染。

新生儿口腔黏膜柔嫩、血管丰富，两颊有厚的脂肪层称颊脂体，可帮助吸吮。上腭中线或两旁常有黄白色小点状物称为上皮珠，齿龈上有黄白色小颗粒称为牙龈粟粒点，俗称“马牙”，两者均系上皮细胞堆积所致，以后会自行消失，勿挑破或以物擦拭口腔，以防损伤黏膜。

（四）生理性黄疸

胎儿期红细胞因含氧量少而代偿性增加，出生后肺呼吸建立，体内过剩的红细胞迅速破坏而产生大量的胆红素，因新生儿肝脏酶系统发育不完善，不能在短期内使胆红素完全排除，致使皮肤、黏膜、巩膜逐渐发黄，称为“生理性黄疸”。足月儿约于出生后 2～3 日出现，第 4～5 日达高峰，持续一周左右可自然消退，如黄疸出现过早，持续不退或逐渐加深。应考虑为病理现象。

（五）乳腺肿大及假月经

新生儿出生后 3～5 日可出现乳房肿大或有乳汁样分泌物，多于 2～3 周后自然消退。女婴出生后 5～7 日可出现少量阴道出血或白色分泌物，1～3 日后自止。以上均系母亲妊娠后期的雌激素进入胎儿体内，出生后突然中断所致，一般不需要处理。

第二节　正常新生儿护理

一、可能的护理诊断及合作性问题

有体温过高/过低的危险：与新生儿体温调节机制不全有关。

有窒息的危险：与误吸、吸吮吞咽反射不协调、呕吐有关。

潜在的并发症：感染。

有皮肤完整性受损的危险：与所用尿布湿润、不透气，物理、化学物质刺激，排泄物刺激，压伤，新生儿皮肤娇嫩、易损伤有关。

二、预期目标

新生儿体温维持正常。

新生儿体重维持正常，喂奶后母婴满意。

新生儿皮肤保持完整，无感染发生。

新生儿发育正常，无异常发生。

三、护理措施

新生儿出生后转入母婴同室，护理人员应详细了解分娩情况。根据新生儿记录核对母亲姓名、床号、婴儿出生日期、时间、性别、手腕带等是否符合。护理人员在为新生儿提供护理时，应将相关的新生儿护理知识教给新生儿的父母，使他们能尽快地担当父母角色，同时父母为新生儿提供护理，也可增强亲子感情，加深对新生儿的了解。

（一）出生后24小时的护理措施

1. 保温：新生儿脱离母体后，因宫内外温度有差异，体温易受外界影响而下降，所以保温是出生后的护理重点之一。出生后所有处理应在保暖的情况下进行，婴儿出生后应立即揩干皮肤，带好帽子，应用保温性好的包被包裹好以免散热。

2. 清理呼吸道：迅速清除口、咽、鼻部的黏液，以保持呼吸道通畅。新生儿应右侧卧位，以利于呼吸道分泌物引流，防止坠积或呕吐物被吸入。

3. 脐带：新生儿一般在娩出后1～2min内结扎脐带。应密切观察有无渗血或出血，如发现出血应根据情况进行缝扎，更换脐带纱布，以防感染。

（二）新生儿居住条件

新生儿应置于阳光充足、空气流通的房间内，室温应保持在24～26℃，相对湿度维持在55%～60%，室内应用湿法进行日常清洁，并定期进行全面清洁和消毒。

（三）新生儿日常护理措施

1. 保暖：正常新生儿在系上尿布，穿好衣服，包在棉被中时，若室温维持在24～26℃，即可达到保温要求。应注意室温不宜过高，或把婴儿包裹得很严，以免引起蒸发增加，体液丧失，甚至引起脱水热。

2. 监测体温、脉搏和体重：新生儿每日应测体温2次，如体温低于36℃或高于

37.5℃，则应每4h测一次，体温过低应注意保暖，体温过高应检查原因，如盖被太厚、室温过高等，并应及时纠正。

正常新生儿脉搏约为120～140次/min。临床上一般不测，如需要测脉搏可触摸颞动脉或用听诊器听心脏。

新生儿体重是衡量生长发育与营养吸收程度的重要指标。因此新生儿出生后即应测体重，以后每天测一次。出生后2～3天出现生理性体重下降，一般4天左右开始回升，7～10天左右可恢复至出生体重。如出现体重下降过多或时间延长，应注意查找原因。

3. 沐浴：每天清晨应给新生儿沐浴一次，以清洁皮肤，同时进行体格检查。注意皮肤是否红润、干燥、有无紫绀、斑点、脓疱或黄疸等，如有异常及时处理。沐浴环境必须舒适、无风无尘，室温应调节在26～28℃，水温40℃左右，或以手腕试温较暖即可。沐浴以流动水为宜，应使用无刺激的婴儿浴液。

沐浴前应作好物品准备，包括：新生儿包被、衣服、尿布、浴巾、无刺激性婴儿浴液、婴儿爽身粉、消毒棉签、棉球、75%乙醇、婴儿护臀霜等，调整好磅秤及沐浴装置。

沐浴方式有：卧式淋浴、盆浴、床上擦浴等。护士应根据新生儿大小和活动能力选择沐浴方式。目前医院内多选用淋浴，其优点是安全、省力、迅速、减少交叉感染。脐带脱落干燥后可用盆浴法。不宜多动的新生儿可在床上擦浴，但水温应提高。

新生儿沐浴时应注意：不可将新生儿单独留在沐浴台上，护士应始终用手触摸和保护新生儿。沐浴时动作应轻柔而敏捷，防止新生儿受凉或损伤。

新生儿住院期间，应向其父母进行沐浴操作示范，并指导产妇亲自实际操作1～2次。也可放映录像进行讲解示范，并推荐简易可行的家庭沐浴法。

4. 眼、口、耳、鼻的护理：每日晨间沐浴前应用温清水棉球从内至外清洁新生儿双眼。如眼睛发红、肿胀、分泌物增多时，应遵医嘱用眼药水治疗。护理人员应注意在治疗前后消毒双手。

新生儿口腔黏膜柔嫩，不应擦洗，以免损伤引起感染。口角处的奶渍及溢奶要及时擦去，以免发生口角炎。每日应检查口腔，如发现口腔黏膜上有白点或雪片样白苔时，应用生理盐水棉签轻轻拭去，如不易擦去或擦后有出血点，则为白色念珠菌感染引起的鹅口疮，应遵医嘱用4%苏打水清洗创面，再涂以制霉菌素软膏，治疗应在哺乳后半小时。患儿用过的奶瓶应先煮沸消毒再清洗，或先用4%苏打水浸泡半小时后再煮沸消毒，以防交叉感染。

晨间沐浴时应擦洗耳廓，经常检查耳道及耳后，以防止泪水、奶水或呕吐物流入耳道、耳后引起炎症或溃烂。新生儿侧卧时应患侧在上，使溃烂面通风干燥。

新生儿鼻部如有污物，可用温开水棉签轻轻擦拭，保持呼吸道通畅。

5. 脐部护理：断脐方法多种多样，因而脐带残端脱落时间迟早不一。护理原则是保持脐部清洁、干燥。每天沐浴后用75%乙醇擦净脐带残端及脐轮周围，如有分泌物，用乙醇消毒后涂1%甲紫。脐带一般于新生儿出生后7～14天脱落，如脐部红肿或分泌物有臭味，提示脐部感染，除局部处理外，可用抗生素预防败血症。新生儿应勤换尿布，避免污染脐部。

6. 皮肤与臀部的护理：新生儿皮肤角质层薄嫩，易受损伤而发生感染。清除胎脂和洗浴时动作要轻柔。衣服、尿布等要柔软、平展无褶，皂液要漂洗干净，减少对皮肤的刺激和磨损。要保持皮肤清洁，及时更换尿布，大便后以温水洗净臀部和外阴，涂护臀霜，可保护皮肤不受排泄物中的氨及酸性物质的刺激，预防尿布疹及臀红。

7. 喂养：在母亲身体条件允许的条件下，新生儿应母乳喂养。如母亲不能母乳喂养，可采用人工喂养，要注意奶的配制和消毒，以及容器的选择和消毒。

8. 预防接种：包括卡介苗和乙型肝炎疫苗接种，应注意两者应在不同手臂接种。

卡介苗接种：卡介苗对预防儿童患结核病有显著效果。新生儿出生 12～24h 即可接种，早产儿、难产儿、发热或皮肤感染的新生儿可暂缓接种。接种方法有皮内注射法和划痕法。

接种注意事项：① 卡介苗应置于4℃左右的环境保存，使用前应严格检查有效期，摇匀菌液随抽随用，不应放置过久，不宜在阳光下接种，以防失效。② 注射部位和注射剂量应准确、严格无菌操作，注射完不宜用酒精棉球擦拭皮肤注射部位。③ 用毕的注射器、棉签、安瓿均应直接丢进锐器回收筒内，防止污染。④ 使用冻干卡介苗时应注意，冻干卡介苗呈粉状，使用时需用专用稀释液稀释，开卡介苗安瓿时，应用纱布包着锯痕处再掰安瓿颈，防止粉末飞出。稀释后，应在半小时内将药液用完或处理掉，以防失效或造成污染。⑤ 皮内注射 1 个月左右在接种部位会出现一个小硬块或小脓包，再过一个时期上面结痂，不久痂会自行脱落。当脓包出脓后，应注意保持干燥、清洁。个别婴儿腋下出现小疙瘩，应及时热敷可促进吸收，并到结核病防治所就医。

乙型肝炎疫苗接种：目前多采用重组（酵母）乙型肝炎疫苗。接种前应向家属交代清楚，并填写知情同意书。① 主动免疫：新生儿出生后 24h 内、1 个月、6 个月各接种一次疫苗。肌肉注射局部除有一过性触痛外，一般无其他副反应，个别人可能有中、低度发热，24 小时内可自行消失，不需特殊处理。② 被动免疫：孕妇在乙型肝炎急性期或恢复期所生的婴儿，应用特异性高效价免疫球蛋白，可使婴儿乙肝病毒携带率大幅度下降。方法是出生后 24h、1 个月、6 个月各肌注一次。

第六章　病理妊娠妇女的护理

第一节　妊娠早期出血性疾病妇女的护理

一、流产

流产是指妊娠在不足28周前，胎儿体重在1000g以下终止者。流产分为自然流产与人工流产。自然流产发生率占全部妊娠的10%～15%。流产根据发生的时间，分为早期流产与晚期流产。妊娠在12周之前终止为早期流产，12周以后则称为晚期流产。此处所讲流产限于自然流产。

（一）病因

导致自然流产的原因很多，主要有：

1. 遗传因素：发生流产的原因较多，以染色体异常最为多见，约占50%～60%，可表现为数目异常和结构异常。染色体异常的胚胎多数会发生流产。

2. 母体因素：① 全身性疾病：如孕妇患急性传染病，可使子宫收缩而流产；或者细菌毒素及病毒感染经过胎盘进入胎儿血循环，使胎儿死亡而发生流产。另外，还有肺炎、伤寒、肾炎、严重心脏病及高血压均可危害胎儿导致流产。② 内分泌疾病：如黄体功能不全、甲亢及甲减、糖尿病等都可影响胎盘、胎儿而导致流产。③ 生殖器疾患：如子宫畸形、盆腔肿瘤及宫颈机能不全，均可影响胎儿生长发育导致流产。④ 不良习惯：孕妇过量吸烟、酗酒、吸食毒品如海洛因等。⑤ 创伤刺激：严重休克、直接撞击、性交过度、过度焦虑和忧伤等。

3. 外界因素：由于妊娠接触有毒物质，如镉、铅、有机汞及放射物质，可直接通过胎盘影响胎儿。

4. 母儿血型不合：父母血型不合即可引起晚期流产，如Rh血型不合及ABO溶血者。

（二）病理

流产的病理变化多数是胚胎及胎儿先死亡，然后底蜕膜出血或者胎盘剥离后血窦出血形成血肿，刺激引起宫缩排出胚胎及胎儿。孕8周前的早期妊娠绒毛发育不成熟，未紧密种植在子宫蜕膜，故流产时妊娠胚胎容易从宫壁完整排出，出血不多；而妊娠8～12周时，绒毛发育良好与蜕膜密切连接，所以发生流产时妊娠物在蜕膜层较深不易剥离排出，影响子宫收缩，致使出血量多；妊娠12周以后胎盘完全形成，流产症状明显，先腹痛然后排出胎儿及胎盘。

（三）临床表现

根据症状及体征流产分为七种类型。

1. 先兆流产：子宫大小与停经时间相符，腹痛轻，少量阴道流血，宫颈口未开，尿HCG阳性，血HCG水平仍较高。

2. 难免流产：阴道出血较先兆流产增加，腹痛加重，宫颈口已扩张或胎膜已破裂，子宫大小与停经月份相符或略小。尿或血 HCG 由阳性转为阴性，流产已不可避免。

3. 不全流产：难免流产继续发展，部分妊娠物已排出子宫，部分残留于宫腔。血窦开放，阴道出血多，严重可发生失血性休克，患者腹痛重，检查时发现宫颈口有组织物堵塞，子宫小于停经周数。

4. 完全流产：全部妊娠胚胎从子宫排出，腹痛好转，阴道出血停止，妇科检查子宫不大，宫颈口已闭。

5. 感染流产：流产过程中宫腔内发生感染，妊娠产物尚未完全排出。查体，宫旁及子宫有压痛，反跳痛。阴道分泌物有臭味，白细胞总数及中性分类增高。

6. 稽留流产：胚胎或胎儿已死亡滞留于宫内尚未排出，为稽留流产，阴道常有小量出血，子宫不再增大反而变小，妊娠试验阴性。

7. 习惯性流产：连续自然流产 3 次或 3 次以上。早期流产可为黄体功能不足，染色体异常。晚期流产可能为宫颈内口机能不全，子宫畸形或母儿血型不合。

（四）辅助检查

1. B 超检查：广泛用于临床，能确定妊娠囊的大小，着床部位，有否胎心搏动，判断胚胎是否存活。宫颈内口机能不全者，B 超检查见宫颈内口直径大于 2cm。

2. 测定血 HCG：进行定量测量，除先兆流产外，其他类型流产时血 HCG 水平明显下降。

（五）处理原则

根据不同类型流产做不同的处理。

1. 先兆流产：定期查血 HCG。做 B 超检查观察胎囊、胎心情况。如胚胎不发育，无胎心应给予清宫终止妊娠。如胚胎发育正常，仅少量阴道流血，可给予保胎。口服维生素 E 50mg，每日三次，黄体酮 20mg 肌注，每日一次，卧床休息，禁性生活。

2. 不完全流产及难免流产：应尽快清除宫腔内残留物，根据患者失血情况、子宫大小决定手术时机。如失血多，应及早输液，配血，必要时输血。吸宫或刮宫有困难时，在静脉点滴缩宫素下行钳刮术。

3. 完全流产：B 超检查宫腔内无残留物，如无感染征象，一般不需特殊处理。

4. 感染流产：如出血不多，可静脉应用广谱抗生素 2～3 天，待感染控制后再刮宫，手术操作轻柔，夹出宫腔内残留组织物，避免子宫穿孔及感染扩散。刮宫后继续应用广谱抗生素，患者置半坐位以利引流，注意体温、脉搏、血压及血象，警惕感染性休克。血象高、发热者做血培养及宫腔残留物培养，根据敏感细菌选择合理抗生素。若感染严重或腹、盆腔有脓肿形成，应行手术引流。

5. 稽留流产：胚胎停育一定时间后，胎盘组织有时机化，与子宫壁紧密相连，造成刮宫困难，稽留时间过长，可能引起母体凝血机制障碍，导致 DIC，造成严重出血。在清宫之前，需做凝血功能的检查，了解有无异常，为了利于死胎排出，术前常规口服已烯雌酚 5mg，每日 3 次，连服 5 天，以提高子宫对缩宫素的敏感性。术前配血，做好子宫穿孔抢救的准备，包括切除子宫的准备。若凝血功能障碍，应术前补充凝血因子，待凝血功能好转后再行引产或清宫。

6. 习惯性流产：首先应认真检查屡次流产的原因。如母儿血型不合、内分泌异常、病毒感染、子宫畸形、子宫内口松弛等，针对不同病因，给予适当处理。妊娠后，及早采取保胎措施。卧床休息，禁性生活。配合保胎药物，治疗期应超过前次发生流产的妊娠期限。如确诊为宫颈内口机能不全，可于妊娠14～18周行宫颈内口环扎术。

二、异位妊娠

受精卵于子宫腔外着床，发育，成为异位妊娠。其中95%以上为输卵管妊娠。此外卵巢妊娠、腹腔妊娠、宫颈妊娠及残角子宫妊娠均少见。现介绍输卵管妊娠。

（一）病因

1. 输卵管病变：炎症破坏输卵管纤毛上皮或形成上皮皱折，造成受精卵运送过程受阻，炎症可使管腔变窄、扭曲，影响孕卵通过。

2. 输卵管功能障碍：由于输卵管逆向蠕动或功能异常使孕卵在输卵管内运行时间过久。

3. 输卵管手术史：输卵管整形术或绝育后再通，个别有宫内节育器者也可发生。

4. 孕卵外移：一侧卵巢排卵，受精后经宫腔或腹腔向对侧移行进入对侧输卵管，由于移行时间过长，孕卵已发育成囊胚，着床于输卵管内。

（二）病理

受精卵可种植于输卵管的任何部位。50%～70%种植于壶腹部，其次为峡部或间质部，伞端少见。受精卵在输卵管内种植过程与宫内相似。但因输卵管薄且细，缺乏蜕膜及粘膜下组织，发育受限。可因滋养细胞的侵蚀，种植后发生出血或破裂，输卵管妊娠，常发生以下几种结局：

1. 输卵管妊娠流产：多见于妊娠8～12周输卵管壶腹部妊娠，整个胚胎及绒毛通过输卵管伞端排到腹腔，若输卵管妊娠完全流产，出血一般不多，若胎囊与输卵管壁剥离不完全，滋养细胞继续侵袭输卵管壁，导致反复出血。

2. 输卵管妊娠破裂：多见于妊娠6周左右的输卵管峡部妊娠，受精卵着床于输卵管粘膜皱襞间，囊胚生长发育穿透输卵管全层，形成输卵管破裂，输卵管肌层血管丰富，出血急剧而量多，刺激腹膜，引起剧烈腹痛并可出现休克。

3. 陈旧性异位妊娠：输卵管妊娠流产或破裂后，胚胎死亡，血块与周围组织粘连，机化，形成陈旧性异位妊娠。

4. 继发腹腔妊娠：输卵管妊娠流产或破裂后，孕卵排入腹腔，多数死亡，偶尔也有从周围组织得到血供，继续存活，形成腹腔妊娠。

（三）临床表现

1. 症状：停经、阴道出血、腹痛为输卵管妊娠的三个主要症状。绝大多数患者有停经史。阴道少量出血，暗红色，90%以上患者均有腹痛。常为一侧下腹胀痛，有内出血时，可有剧烈腹痛伴肛门坠胀，恶心，呕吐，面色苍白，甚至休克。如果是陈旧性异位妊娠常可在下腹摸到包块。

2. 体征：输卵管妊娠未破裂或流产时，症状常不明显，仅下腹一侧有轻压痛，盆检可扪及一侧有囊性包块，一旦破裂症状及体征更加明显，此时患者心慌，面色苍白，血压下降。腹部检查发现下腹压痛及反跳痛，腹肌紧张，内出血多，叩诊可有移动性浊音。盆腔检查阴道后穹隆饱满，宫颈有举痛，子宫正常大小或略大，内出血多，子宫有漂浮感，一侧附件有时可触到边界不清的有压痛包块。

（四）辅助检查

1. B超检查：可见一侧附件有包块，甚至可见胎囊。

2. 后穹隆穿刺：可抽出暗红的不凝血，镜下检查可见有陈旧的红细胞。

3. 血 HCG（绒毛膜促性腺激素）为阳性。

4. 刮宫未见绒毛，仅有少量蜕膜组织。

5. 腹腔镜检查，或见输卵管膨大充血（未破），或破裂腹腔内有程度不等游离血。

（五）处理原则

1. 如明确诊断异位妊娠，内出血，有休克应立即准备手术，并做好自家输血准备。

2. 如未破的输卵管妊娠发生在间质部，也应积极手术。间质部妊娠发生破裂晚，出血重，可导致致命的休克。

3. 目前腹腔镜广泛用于临床，无急性内出血的患者均可做腹腔镜手术。

4. 药物保守治疗：异位妊娠未破或流产时间较长，患者一般情况良好，血 HCG 阴性或阳性血清水平低，可用杀胚活血化瘀中药治疗。近来应用较多的是用甲氨蝶呤（MTX）治疗异位妊娠，分为局部和全身用药，剂量为 1mg/kg。在阴道超声引导下病灶部位注射，或腹腔镜下病灶部位注射 MTX 10～15mg。全身用药，为静脉用药 1mg/kg，1～4 天。用药过程中监测血清 HCG 水平，如有腹痛加重、破裂出血，则须及时手术。

三、护理

（一）可能的护理诊断及合作性问题

体液不足：与流产或异位妊娠破裂出血有关。

疼痛：与流产或异位妊娠有关。

潜在并发症：感染。

（二）预期目标

患者维持体液容量平衡。

患者主诉疼痛减轻或消失。

（三）护理措施

1. 急性出血的护理措施

（1）孕妇应去枕平卧，吸氧，注意保暖，以降低氧的消耗，增加脑供血量。

（2）用粗针头尽快建立静脉通路，确保液体、血液、药物的顺利输入。

（3）密切观察血压、脉搏、体温、面色及尿量，出现体温、脉搏异常，腹痛加剧，阴道出血量增多或有组织排出体外，应急时通知医生。同时进行血红蛋白、血型、血尿 HCG 化验，并配血备用。

（4）协助医生体检及后穹隆穿刺，作好手术或刮宫准备。对稽留流产患者应注意出现凝血功能障碍的迹象，如皮下出血、针眼出血不凝等。

2. 流产保胎或异位妊娠保守治疗的护理措施

（1）绝对卧床休息，对于异位妊娠保守治疗的患者避免突然变换体位，发生破裂和再次出血。密切观察血压、脉搏、呼吸、体温，发现异常及时通知医生，做好抢救准备。

（2）密切观察腹痛及阴道出血情况，有阴道排出物应保留并送病理检验。

（3）保持外阴清洁，及时更换消毒会阴垫。

(4) 观察了解患者的精神状态并给予精神安慰，讲解有关的知识及自我监护和自我护理的方法。

(5) 卧床期间加强巡视，及时发现患者的需求，主动提供生活护理，避免患者劳累和精神紧张。

(6) 饮食应易消化，富含营养。保持大便通畅，防止便秘。避免用力排便。

第二节　妊娠晚期出血性疾病妇女的护理

一、前置胎盘

正常胎盘附着于子宫体部。如胎盘附着于子宫下段，或胎盘边缘达子宫下段，甚至覆盖子宫颈内口为前置胎盘。国内报道其发生率为0.8%～1.8%。国外发生率0.5%。前置胎盘多发生于经产妇。

(一) 病因

目前病因尚不清楚，根据多年临床观察认为可能与下列因素有关：

1. 子宫体部内膜病变：由于产褥感染、多次刮宫、剖宫产等引起子宫内膜炎或子宫内膜损伤。当受精卵植入时，蜕膜血供不足，为获得足够的营养只能扩大胎盘面积，胎盘边缘到达子宫下段或宫颈内口形成前置胎盘。

2. 胎盘面积过大或副胎盘：多胎妊娠者，前置胎盘发生率高于单胎妊娠，与胎盘面积过大有关。副胎盘时胎盘面积增大，可形成前置胎盘。

3. 受精卵发育迟缓：受精卵运行至子宫下段时才发育到植入阶段，故于子宫下段植入，形成前置胎盘。

(二) 分类

根据胎盘边缘与子宫颈内口的关系分类：

1. 边缘性前置胎盘：胎盘附着于子宫下段，边缘到达子宫颈内口处。

2. 部分性前置胎盘：胎盘覆盖子宫颈内口的一部分。

3. 完全性前置胎盘或中央性前置胎盘：子宫颈内口全部被胎盘组织覆盖。

(三) 临床表现

1. 阴道出血：妊娠20周后，尤其妊娠晚期，反复发生无痛性阴道出血，出血常无任何诱因。出血发生的早晚及出血量的多少与前置胎盘的类型有关。完全性前置胎盘出血多，发生早，次数也多。大量出血孕妇可发生休克并因缺氧发生胎儿窘迫或胎死宫内。

2. 腹部检查：胎头常高浮，胎位常为臀位或横位，在耻骨联合上方有时可听到胎盘杂音。子宫松软，无压痛，胎位清晰。

3. 阴道检查：前置胎盘一般不做阴道检查，为明确分娩方式，应在输液、输血及手术准备情况下进行。阴道窥器观察排除宫颈、阴道病变引起的出血。用手触摸穹窿四周，手指和胎头之间有软组织，考虑前置胎盘。如检查时出现大量出血，应立即做剖宫产术。

(四) 辅助检查

B超检查广泛用于临床，可清楚地显示子宫颈、胎盘和胎儿先露的位置。胎盘定位的准确率达95%以上。胎盘位置可随孕周进展、子宫下段逐渐形成而上移。若妊娠中期B超检查为胎盘前置状态，孕 34 周前如无阴道出血，一般不做前置胎盘诊断。

（五）处理原则

根据孕周、出血量多少及胎儿能否存活及孕产次、胎位、是否已临产及宫口开大程度，来决定期待治疗还是终止妊娠。

1. 期待疗法：孕周未满 37 周，出血不多可采用。孕妇应绝对卧床休息，禁做肛门检查，慎做阴道检查。密切注意出血情况，若阴道出血不多，可定期做胎心监护，如有贫血，积极纠正。如胎龄仅在 32～35 周之间，可给予地塞米松 6mg 肌注 每日 2 次，共 2 天，以促胎肺成熟。同时加用抗生素，预防感染。

2. 终止妊娠：妊娠已满 37 周后发生出血，或虽然不满 37 周，但反复多量出血，危及孕妇生命时，不论胎儿是否成熟，为保证母亲安全，应及时剖宫产结束分娩，配血 800ml 以上，术中积极用宫缩剂，做好产后出血的抢救准备。

二、胎盘早剥

妊娠 20 周后或分娩期，正常位置的胎盘在胎儿娩出前，胎盘部分或全部从宫壁剥离，称为胎盘早剥。此病为产科严重并发症。起病急，进展快，处理不及时威胁母儿生命。发生率国内报道不一，为 1∶217～1∶47。

（一）病因

胎盘早剥常与下列因素有关：

1. 血管病变：大约有 1/4 的胎盘早期剥离由妊娠高血压疾病、慢性高血压、肾脏疾患引起。主要由于小动脉痉挛、硬化，引起远端毛细血管缺血坏死，以致破裂出血，血液流入底蜕膜与胎盘之间形成血肿引起胎盘与宫壁发生分离。

2. 创伤：腹部外伤、外倒转矫正胎位、脐带过短或绕颈。分娩过程中胎头下降，过度牵拉脐带，都可使胎盘剥离。腹压骤降，如双胎妊娠第一胎娩出过快，或羊水过多，羊水流出过快，也可使胎盘剥离。

3. 子宫静脉压升高：仰卧时，妊娠子宫压迫下腔静脉，阻碍静脉血回流，使得子宫的静脉压突然升高，引起蜕膜血管破裂而发生胎盘早期剥离。

（二）病理生理及类型

根据病理生理不同表现分为三种类型：

1. 显性胎盘早剥或外出血：胎盘早剥开始于底蜕膜血管破裂，出血后形成胎盘后血肿，较小面积的胎盘早剥出血可自行停止，血液会很快凝固。较大面积的胎盘早剥，出血量多，胎盘后血肿不断增大，撑开胎盘边缘，血可沿胎膜与宫壁间隙自子宫颈口流出，或胎盘边缘从宫壁部分剥离，临床上称为显性早剥。

2. 隐性胎盘早剥或内出血：如果胎盘边缘仍附着于子宫壁上，或胎头已固定于骨盆入口，使胎盘后血液不能外流，积聚于胎盘与子宫壁之间，为隐性胎盘早剥或内出血。由于血液不能外流，胎盘后血肿逐渐增大，子宫底随之升高。胎盘与子宫壁之间血肿压力大，血液渗于子宫肌层，引起肌纤维分离、断裂、变性，血液浸润达浆膜层时，子宫表面出现紫色淤斑。称为子宫胎盘卒中。血肿压力大，穿破羊膜溢入羊水中，使羊水变成血性。

3. 混合性出血：发生隐性胎盘剥离，胎盘后血液冲开胎盘边缘，血液流出宫颈口，称为混合性出血。

（三）临床表现

1. 症状：轻型病例胎盘剥离面积小于1/3，以显性出血为主，伴有腹痛。重型病例以隐性出血为主，胎盘剥离面积多超过1/3，多见于重度子痫前期。内出血多可出现持续性剧烈腹痛或腰酸痛，胎动消失，孕妇有恶心、呕吐、心慌、无力。

2. 体征

轻型：血压、脉搏正常，子宫软与月份相符，胎心清楚，宫体无明显压痛或有局限性压痛。出血多，脉搏快，血压下降，胎心慢。

重型：患者面色苍白，脉搏细弱，血压下降，贫血与外出血量不相符。腹部检查，宫底升高，子宫处于高张状态。硬如板状，压痛明显，胎位不清，胎心不规律或消失，宫缩间隙子宫不能放松。

（四）辅助检查

1. B超检查：如在胎盘与宫壁之间可发现液性暗区表明有血肿存在，同时了解胎儿情况。

2. 化验检查：血常规、尿常规检查了解贫血程度和肾功能。还应检查出凝血时间、血小板计数、纤维蛋白原定量、凝血酶原时间。并做DIC过筛试验。如果血小板进行性减少是DIC的一个重要特征。发生DIC需动态监测血小板计数，并行试管法测定凝血时间，或外周血涂片观察红细胞形态变化，有无变形或破碎细胞。

（五）处理原则

1. 轻型不伴血管病变：胎盘剥离面积不大，胎龄较小，胎心好，产程未发动，可行保守治疗。此期要严密观察胎盘剥离面有无扩大，胎心有无变化。并做好随时终止妊娠准备。如已临产宫口开大，估计可在短期内结束分娩，行人工破膜加缩宫素点滴。产程中严密观察宫底高度、子宫硬度及宫体压痛等，注意胎心变化。如破膜后产程无进展，出血增多，胎儿宫内窘迫均须急行剖宫产术。

2. 患者出现休克，不管胎儿是否存活均须行剖宫产，术中发现子宫卒中，行子宫热敷、按摩，同时宫体注射缩宫素，静脉点滴缩宫素，促进子宫收缩。尽量保留子宫，如出血多且不凝，子宫松弛，收缩不良，需积极输新鲜血，监测凝血功能，纠正DIC。必要时尽早切除子宫。术后常规用抗生素预防感染。术后尿量少，要注意鉴别是血容量不多，还是肾功能衰竭。可用速尿，观察用药后尿量是否增加。检查肾功能，出现肾功能损害时，应控制液体入量。出现氮质血症，需行肾透析。

三、护理

（一）可能的护理诊断与合作性问题

体液不足：与前置胎盘或胎盘早剥出血有关。

疼痛：与胎盘早剥有关。

潜在的并发症：胎儿窘迫。

（二）预期目标

患者维持体液容量平衡。

患者主诉疼痛减轻或消失。

护士密切观察胎儿宫内窘迫征象，及时发现并向医生汇报。

(三) 护理措施

1. 急性出血的护理措施

(1) 孕妇应平卧，吸氧，测血压、脉搏、听胎心，观察阴道出血量及腹痛情况，患者带来的内裤及会阴垫等应保留，以估计出血量并记录。

(2) 当阴道出血量较多或腹痛明显，患者出现头晕、心慌、出冷汗、面色苍白等休克症状时，应吸氧，尽快建立静脉通路，确保液体、血液、药物的顺利输入。同时做血型、血常规化验，并遵医嘱配血备用。

(3) 在孕妇一般健康状况尚好的情况下，如需要移动患者，应使用轮椅或平车。

(4) 做好孕妇及家属的精神安慰与支持。如妊娠不能继续进行，帮助孕妇和家属作好精神调适。

2. 住院患者的护理措施

(1) 绝对卧床休息，密切观察血压、脉搏、呼吸、体温变化，观察子宫底上升、宫缩及胎心变化，以判断出血情况。注意休克的早期症状，重视孕妇主诉，如头晕、腹痛、胎动异常等，发现异常及时通知医生，做好抢救准备。

(2) 抢救患者应置单间，安排专人护理，密切注意生命体征及血压、尿量的变化，警惕失血性休克引起急性肾衰竭，保持静脉输液通畅，吸氧，认真做好各项记录。

(3) 前置胎盘患者禁止肛门检查及灌肠，以防止刺激引起大出血。

(4) 对失血过多引起贫血者，因其机体抵抗力低，应予保护性隔离。严格无菌操作，防止交叉感染。纠正贫血，除需要输血外，还应饮食补充，应给予高蛋白、含铁、易消化的食物，如绿叶菜、鸡蛋、瘦肉等，以增加机体抵抗力。

(5) 保持外阴清洁，每日清洁外阴，用消毒会阴垫，如出血应保留会阴垫，以观察出血情况。

(6) 有手术指征者，应做好手术准备及抢救婴儿的措施准备。

(7) 观察了解患者的精神状态并给予精神安慰，讲解有关的知识及自我监护和自我护理的方法。卧床期间加强巡视，主动提供生活护理，避免患者劳累和精神紧张。

(8) 产后密切观察子宫收缩及出血情况，遵医嘱使用宫缩剂。

(9) 胎盘早剥容易引发凝血机制障碍，应密切观察全身出血倾向，如皮下、注射部位渗血不凝、阴道出血不止等，应准备充足的抢救用物及药品和新鲜血液。

(10) 注意患者情绪变化，及时提供帮助和疏导。

第三节 妊娠高血压疾病妇女的护理

妊娠高血压疾病是产科特有的常见疾病，是妊娠20周后发生高血压、水肿、蛋白尿的一组症候群。严重可发生头痛、眼花、胸闷，甚至出现抽搐、昏迷。

一、分类

(一) 妊娠期高血压

血压≥140/90mmHg，妊娠期首次出现，产后12周恢复正常；尿蛋白 (-)，可伴有上腹部不适或血小板减少，产后方可确诊。

（二）子痫前期

1. 轻度：血压≥140/90 mmHg，妊娠 20 周后出现；尿蛋白≥300mg/24h 或（＋）；可伴有上腹不适、头痛等症状。

2. 重度：血压≥160/110 mmHg；蛋白尿≥2.0g/24h 或（＋＋）；血肌酐＞106 μmol/L；血小板＜100×10^9/L；微血管病性溶血（血 LDH 升高）；血清 ALT 或 AST 升高；伴持续性头痛或其他脑神经或视觉障碍，以及持续性上腹不适。

（三）子痫

子痫前期孕妇发生抽搐而不能用其他原因解释。

（四）慢性高血压并发子痫前期

高血压孕妇妊娠 20 周前无蛋白尿，若出现蛋白尿≥300mg/24h，或高血压孕妇孕 20 周前突然尿蛋白增加，血压进一步升高或血小板＜100×10^9/L，则属于该期。

（五）妊娠合并慢性高血压

血压≥140/90 mmHg，孕前或孕 20 周以前或 20 周以后首次诊断高血压并持续到产后 12 周后。

二、病生理变化

妊娠高血压疾病最主要的病生理变化为全身小动脉痉挛，血液浓缩，血容量减少。全身小动脉痉挛可造成各重要器官如脑、心、肝、肾、胎盘等缺血，缺氧产生一系列病理变化。

1. 脑：血管痉挛时间延长，可有点状和局限性斑状出血，脑血栓形成，脑组织软化或血管破裂，脑出血。

2. 心脏：冠状动脉痉挛，心内膜点状出血，心间质水肿，毛细血管血栓形成。心肌局灶性坏死，可致心功衰竭。

3. 肝脏：小动脉痉挛，血栓形成，肝组织梗死或坏死，也可发生肝小血管破裂出血。

4. 肾脏：肾小动脉痉挛，肾血管缺氧缺血，血管内皮细胞肿胀，体积增大，血受阻，血栓形成，肾小球梗死。

5. 胎盘：血管痉挛，子宫肌层、蜕膜层血管硬化，血栓形成，蜕膜坏死，或出现胎盘早剥。

三、临床表现

1. 症状：轻度子痫前期可无症状或伴有上腹不适、头痛等症状，重度子痫前期可出现头痛、眼花、恶心、胃区疼痛、呕吐、胸闷、心慌等，在子痫前期的基础上发生抽搐，或伴有昏迷。

2. 体征：孕妇血压达 140/90 mmHg，或较基础血压升高 30～15mmHg，水肿＋～＋＋＋＋或无水肿，偶可有胸腔积液、腹水征。尿蛋白≥“＋”或 24h 尿蛋白定量≥300mg。

四、辅助检查

1. 眼底检查：对于估计病情的轻重程度有参考价值，眼底动静脉管径比例可由正常的 2∶3 变为 1∶2 或 1∶4。视网膜水肿，视网膜剥离或有絮状渗出，出血。均是终止妊娠的指征。

2. 肝肾功能检查：测定 ALT、ALP、Cr、BUN、尿酸等。

3. 血液学检查：测红细胞压积、血色素、血小板计数、血液黏度、出凝血时间，观察动态变化。

4. 胎儿监护：做无应激试验（NST），每周 1～2 次。有条件可在 B 超下行胎儿生物物理评分监测胎动、胎儿呼吸运动，羊水量，胎儿肌张力，了解胎儿宫内缺氧情况。羊水量的动态变化是监测胎盘功能的敏感指标。

五、处理原则

（一）妊娠高血压

可住院也可在家治疗；应加强产前检查，密切观察病情变化，注意休息、饮食调节，多采取左侧卧位。必要时可予镇静药物，如地西泮等。

（二）子痫前期

需住院治疗，处理原则为解痉、降压、镇静、合理扩容及必要时利尿，并适时终止妊娠，以防止子痫及并发症的发生。常用的治疗药物主要有以下几类：

1. 解痉药物：以硫酸镁为首选药，因其对宫缩和胎儿均无不良影响。用药时注意观察药物的毒性反应。

2. 镇静药物：适用于对硫酸镁有禁忌或疗效不明显时，但临近分娩时应慎用，以免药物通过胎盘导致对胎儿的抑制作用。如冬眠合剂、地西泮等。

3. 降压药物：适用于血压过高时，特别是舒张压高的患者，如肼屈嗪、拉贝洛尔、苄胺唑啉、硝苯地平等。

4. 利尿药物：如甘露醇、呋塞米，仅限于有全身水肿、肺水肿、脑水肿、血容量过高或有心力衰竭者。用药过程中应严密监测药物所致的副作用，发现异常及时与医师联系，并予以纠正。

5. 扩容药物：当血液浓缩、血容量下降、脏器灌流量不足时使用，应与解痉剂同时使用，并严密观察脉搏、血压、呼吸和尿量，防止肺水肿和心力衰竭的发生。常用的扩容剂有人血白蛋白、血浆、全血、平衡液和低分子右旋糖酐等。

（三）子痫

子痫是妊娠期高血压疾病最严重的阶段，是该病导致母儿死亡的最主要原因；处理原则为控制抽搐、纠正缺氧和酸中毒、控制血压、抽搐控制后终止妊娠。

六、护理

（一）可能的护理诊断及合作性问题

组织灌注量异常：与全身小动脉痉挛导致肾脏及脑组织缺血、缺氧有关

潜在的并发症：胎儿窘迫

有受伤的危险：与硫酸镁副作用，头晕、头痛、视力障碍有关

（二）预期目标

患者维持组织灌注量平衡。

护士密切观察胎儿宫内窘迫征象，及时发现汇报医生。

患者不出现受伤。

（三）护理措施

1. 预防

（1）认真产前检查，及时发现异常。为孕妇讲解有关妊娠、分娩、产褥期的有关知识，指导孕妇生活规律，适当安排工作生活，保证足够睡眠。

（2）加强产前检查，注意诱发因素，及时发现异常表现。详细测量、记录孕妇的血压、体重、血、尿常规、宫高、腹围等。重视孕妇主诉，对某些异常变化如头痛、失眠等及时处理，减少妊娠高血压疾病的发生。

2. 妊娠高血压疾病患者（门诊治疗）的护理：为孕妇讲解有关妊娠高血压疾病的症状、异常情况的表现、预防及紧急处理措施。嘱患者保持愉快情绪，调整饮食，避免过咸食物。注意休息，保持左侧卧位。督促按时产前检查。如有异常情况及时到医院就诊。

3. 子痫前期患者的护理：

（1）保持病室环境安静，空气清新，床单位整洁，以利于孕妇睡眠。

（2）定时测量体温、脉搏、呼吸、血压、体重，听胎心，并详细记录。记录出入量，如需要孕妇自行记录，应详细讲解并指导留尿方法，开始和结束时间。

（3）关心孕妇的心理，了解并尽量满足其各种生理及心理需求。注意孕妇自我感觉，嘱孕妇如出现胎动异常、腹痛、阴道出血、头痛、头晕、眼花等症状应及时通知医生，并立即听胎心，给予氧气吸入，以防胎盘早剥或胎儿发生意外。

（4）护士应掌握常用解痉、降压、利尿、镇静药物的作用、剂量、用药方法、副作用及中毒表现和抢救措施。

① 硫酸镁的应用：除应做到三查七对以外，还应注意其使用方法和使用的注意事项。

硫酸镁的使用方法包括肌肉注射和静脉给药。

肌肉注射　深部肌肉注射，如注射过浅局部会出现硬结不易吸收，而且容易感染。注意正确选择注射部位以免伤及坐骨神经。注射时应将1～2%普鲁卡因加入硫酸镁中，以减轻注射时引起的疼痛。如出现红、肿、痛等局部反应时，可采用物理疗法，如热水袋敷患处。

静脉给药　首次负荷剂量（3～4g硫酸镁经稀释后）缓慢推注，时间应在15～20分钟，维持量以每小时1～2g为宜。给药过程中应注意无菌操作，固定好针头以免滑脱或药液漏出血管引起局部疼痛，经常检查输液速度，确保按计划给药。

注射硫酸镁时应注意每次给药前和用药期间必须了解：呼吸每分钟不少于16次、尿量每小时不少于25ml或每4小时不少于100ml、膝腱反射存在时才可使用。中毒反应的最初表现是膝腱反射消失，然后呼吸抑制，最终因缺氧而心搏骤停。准备好10%葡萄糖酸钙或氯化钙10ml，出现中毒现象时，立即静脉推注，以对抗毒性作用。

② 其他药物的使用：严格遵医嘱给药，执行三查七对，注意孕妇用药后的反应及副作用。

4. 子痫的护理：孕妇出现抽搐，是妊娠高血压疾病最严重的阶段。

（1）任何刺激都可能引起抽搐，所以孕妇置于单间暗室中，注意空气流通，避免声、光的刺激。医护人员动作应轻柔，各种治疗、护理操作应相对集中，以减少对孕妇的刺激。

（2）应有专人护理，详细记录病情。密切观察血压、脉搏、呼吸和体温，抽搐时立即给予氧气吸入，将开口器置于口腔，以防止舌咬伤。必要时用舌钳将舌拉住，避免舌后倒阻塞呼吸道。加床挡防止坠地。抽搐时勿用强力按压患者以免造成损伤。

(3) 昏迷时的护理，应禁食。取下义齿，以免脱落引起窒息，加强口腔护理。患者应取侧卧位，便于呕吐物的排出，注意及时吸出鼻腔和口腔的排泄物，以防发生吸入性肺炎。

(4) 注意无菌操作，保持输液管通畅，滴速不宜过快，以防发生肺水肿。

置保留尿管，仔细观察尿量及尿的性状并详细记录。加强导尿管的护理，每日清洁外阴，以防发生感染。保持床单整洁、干燥，加强皮肤护理，防止褥疮的发生。

(5) 密切观察胎盘早剥、脑水肿、肺水肿、心衰、肾衰等的临床表现，以便及时抢救。注意监测胎心变化，作好抢救胎儿的准备。

5. 临产及分娩时护理：密切观察产程进展情况，注意血压、脉搏，防止产程中发生抽搐，随时给产妇安慰和鼓励。作好阴道手术助产或剖宫产的准备及术中配合。注意胎心变化，作好胎儿宫内窘迫、新生儿窒息的抢救准备并配合抢救工作。

6. 产褥期护理：除按正常产褥期护理外，产后，特别是产后 24 小时内，仍需密切观察血压、脉搏、尿量，重视产妇主诉，以防子痫的发生。如发现先兆，应立即报告医生。应根据产妇血压和体力情况决定哺乳，重症患者不宜哺乳，待病情好转稳定后再开始喂哺。产后遵医嘱使用缩宫素，以促进子宫收缩，防止产后出血。同时应注意抗感染。血压稳定后方可出院。

第四节　高危妊娠的监护

在妊娠期有某种并发症或致病因素可能危害孕妇、胎儿与新生儿或导致难产者，称为高危妊娠。

一、高危妊娠的范畴

高危妊娠几乎包括了所有病理产科。

1. 孕妇年龄＜18 岁或＞35 岁。

2. 有异常妊娠病史者，如自然流产、异位妊娠、早产、死产、死胎、难产（包括剖宫产史）、新生儿死亡、新生儿溶血性黄疸、新生儿畸形或有先天性或遗传性疾病。

3. 各种妊娠合并症：如糖尿病、心脏病、高血压、肾脏病、肝炎、甲亢、血液病（包括贫血）、病毒感染。

4. 各种妊娠常见产发症：如妊娠高血压疾病、前置胎盘、胎盘早期剥离、羊水过多或过少、胎儿宫内发育迟缓、母儿血型不合、过期妊娠。

5. 可能发生分娩异常者，如胎位异常、巨大儿、多胎妊娠、骨盆异常、软产道异常。

6. 胎盘功能不全。

7. 盆腔肿瘤或有盆腔手术史。

8. 妊娠期间接触大量放射线、化学性毒物或服用过对胎儿有影响的药物。

凡是属于以上范畴的孕妇都可诊断为高危妊娠，从临床病史检查及各种特殊检查的结果来找出病因诊断。

二、高危妊娠的评估内容

（一）病史

年龄＜18岁及＞35岁分娩的危险因素增加，而且35岁以上妇女分娩的新生儿遗传缺陷发生率高。

1. 凡是孕妇生育史有下列情况要特别重视：

（1）2次或2次以上自然流产史，本次妊娠前双亲应做细胞遗传学检查。

（2）不明原因死产或新生儿死亡史。

（3）前次分娩早产儿或低体重儿（＜2500g）。

（4）前次分娩巨大胎儿（≥4000g）。

（5）有子痫前期或子痫病史。

（6）以往病史已证实有家族性疾病或畸形。

（7）手术产史（产钳或吸引器，剖宫产）。

（8）因生殖道畸形造成早产。子宫纵隔，双角子宫，宫颈内口松弛。

（9）妊娠合并子宫肌瘤或卵巢囊肿。

（10）原发不育多年经治疗后妊娠者。

2. 凡有下列疾病要详细询问病史：

（1）原发性高血压。

（2）心脏病，特别有青紫型心脏病，有心衰史。

（3）甲状腺疾病。

（4）糖尿病。

（5）慢性肾炎。

（6）贫血，肝炎。

（7）各种内分泌疾病。

3. 孕妇早期妊娠是否曾用过某些对胎儿有害的药物，是否有过病毒感染。是否接触过放射线。应做详细了解。

4. 孕妇幼年及青少年期是否患过结核病、佝偻病及影响骨骼发育的疾病。

（二）体格检查

1. 体重＜40kg或＞85kg者，危险性增加。身高在140cm以下者易发生头盆不称、中骨盆及出口易狭窄。

2. 测量骨盆各径线异常者。

3. 子宫大小与停经周数是否相符，过大者应注意有无羊水过多或双胎。过小注意胎儿宫内生长受限。

4. 胎位有无异常，足月妊娠估计胎儿体重≥4000g或＜2500g均应注意。

5. 血压≥140/90mmHg或与基础血压相比升高超过30/15mmHg为异常。

6. 血尿常规，肝肾功能，必要时做眼底检查。

7. 心脏听诊有无异常杂音及其性质。

8. 妊娠期注意胎动的变化，有无突然胎动减少。

9. 有无胎膜早破，羊水中有无胎粪，羊水量及性状。

10. 胎心有无心动过速、过缓，监护有无各种异常减速表现。

（三）孕龄及胎儿发育情况的估计

确定孕龄对高危妊娠的处理有重要意义。根据末次月经推算，如月经不规则，应按早孕反应及胎动出现的时间及早孕子宫大小加以推算。确定胎龄，再根据孕妇宫高、腹围及体重增长情况，了解胎儿在宫内发育情况。

（四）胎盘功能检查

1. 胎动计数：是孕妇自我对胎儿的监测，妊娠28周后每日早、中、晚各数1小时胎动，将3次胎动数相加乘4即得12小时胎动数。如＞30次，为正常。

2. 胎心率：胎心持续＜120次/分或不规则或＞160次/分，是胎儿缺氧的表现，可能因为胎盘功能不全所致。

3. 测定孕妇血清胎盘泌乳素（HPL）值，妊娠5～6周开始在母血中测出。随妊娠而逐渐增高，妊娠晚期＜4μg/L或突然下降50％，提示胎盘功能减退。

4. 缩宫素激惹试验（OCT）：无应激试验（NST）无反应（阴性），需做OCT。OCT（＋）是指晚期减速在10分钟内连续出现3次以上。胎心率基线变异在5次以下，提示胎盘功能减退。

（五）胎儿成熟度检查

1. 超声检查：测量胎头双顶径（BPD）、腹围（AC）和股骨长（FL）来估计胎龄和预产期，间接判断胎儿成熟度。

2. 检测羊水中卵磷脂/鞘磷脂比值（L/S）：妊娠35周以后，卵磷脂迅速合成，若该值＞2提示胎肺成熟。近年来多用泡沫振荡试验，测定羊水中的表面活性物质，若两管液面均有完整泡沫环，表示胎儿肺成熟。

3. 羊水中肌酐测定：肌酐≥2mg％，提示胎儿肾成熟。

4. 羊水中胆红素测定：用分光光度计测定，若＜0.02提示胎儿肝脏成熟。

（六）胎心监测

1. 胎儿心率基线变化：正常每分钟120～160次/分。如每分钟胎心率＞160次/分或＜120次/分，提示胎儿宫内窘迫。

2. 无负荷试验（NST）：在无宫缩的条件下，观察胎动时伴有胎心率加速的变化。了解胎儿的储备能力，有反应型：20分钟内至少有3次胎动，胎心率加速≥15bpm，持续15秒。无反应型：记录40分钟无胎动或胎动后不伴有加速反应。

3. 胎心率周期性变化与宫缩关系

（1）加速：每次宫缩后，胎心率增加≥15bpm，持续≥15秒。

（2）减速：子宫收缩后，胎心率减慢，分为三种。

早期减速：发生与子宫收缩同时出现，收缩过后胎心率正常，胎心变异在10～20次之间，不超过40次。一般为胎头受压，脑血流量一时性减少的表现。

可变减速：胎心减慢与宫缩无关，下降幅度大，持续时间长，恢复快，多与脐带受压，兴奋迷走神经有关。

晚期减速：子宫收缩开始后一段时间，多在高峰后，出现胎心音减慢，但下降慢，持续时间长，恢复慢，表示胎儿在宫内缺氧。

4. 如NST无反应型可做缩宫素激惹试验（OCT），以缩宫素诱导宫缩，并用胎心监护仪记录胎心率。阳性为每次宫缩后重复出现晚减速，胎动后胎心率无加速。阴性：宫缩后无减速，胎动后胎心有加速。

三、高危妊娠的处理原则

凡是孕妇在高危妊娠的范畴内，应按程序首先询问病史，找出可能的高危因素；详细做体格检查，找出确切的病因加以诊断。妊娠期，密切观察，必要做高危妊娠特殊检查。了解胎龄、胎盘功能、胎儿成熟度，进行胎心监测。如高危妊娠可维持到足月，根据母儿情况进行阴道分娩或剖宫产结束分娩；如未足月有终止妊娠的指征，胎肺未成熟，在条件允许的情况下促进胎肺成熟后再终止妊娠。

第七章　妊娠合并症妇女的护理

第一节　妊娠合并心脏病妇女的护理

妊娠期由于心血管系统发生一系列变化，心脏负担加重，加之分娩繁重的体力劳动，使产妇发生心力衰竭。妊娠合并心脏病的发生率为1%～2%。目前，在妊娠合并心脏病中先天性心脏病占35%～50%，跃居第一位，其他如风湿性心脏病、妊娠高血压疾病性心脏病、围生期心肌病也占一定比例。

一、妊娠期、分娩期、产褥期对心脏病的影响

妊娠期：妊娠期循环总量增加约30%～45%，孕32～34周达到高峰，与此同时心脏排出量也增加30%～40%。心脏加快工作，心率较非妊娠期平均增加10次/分，由于妊娠增大子宫的压迫，加之妊娠期体重的增加，导致水钠潴留，因而妊娠期的心脏负担加重，对于妊娠前已患有心脏病的孕妇，以上这些变化可引起心力衰竭，在循环血量增加高峰的孕32～34周更应注意。

分娩期：由于强有力的宫缩及耗氧量的增加，加重心脏负荷，主要增加外周阻力和回心血量，同时也必然增加心排出量。心脏前、后负荷不断加重，产程延长，加重心脏病产妇的危险。胎儿娩出后，胎盘循环停止，子宫内血液迅速进入周围血液循环，加重心脏负担，增加前负荷，腹压骤降，回心血量减少，发生周围循环衰竭。

产褥期：由于体内组织中大量水分回到血循环，心脏负担再次加重，所以心脏病产妇产后72小时仍是发生心力衰竭的危险时期。

二、心脏病对妊娠的影响

由于心脏病，母亲长期缺氧，活动受限，发生早产、胎儿生长受限、胎儿窘迫、先天性心脏病、胎死宫内、新生儿窒息的概率比正常孕妇高。

三、临床表现及诊断

(一) 症状

大多数心脏病产妇在妊娠前已确诊，重要的是需要了解心脏功能及用药情况和手术治疗情况。临床主要症状包括劳累后心悸、呼吸困难、易乏力、头晕、眼花、胸骨痛，根据症状的轻重将心功能分为四级，这种分级适用于各种类型心脏病：

Ⅰ级：一般体力活动不受限制，做一般日常劳动无心悸、气短，与正常人无明显差别。

Ⅱ级：一般体力活动略受限制，活动后有疲劳、心悸、气急等症状，休息后好转。

Ⅲ级：一般体力活动显著受限，休息时虽无明显不适，但轻微活动即感疲劳、心跳、气短或既往有心衰史。

Ⅳ级：不能胜任任何轻微活动，甚至休息时也有心力衰竭表现。

（二）体征

水肿，颈静脉可见怒张，心脏扩大，心脏杂音如舒张期杂音、震颤的杂音或严重二联律、三联率，杵状指，口唇发绀，肝脾肿大，肺底有啰音。妊娠期凡轻微活动即感胸闷气短，夜间不能平卧，睡眠中憋醒，端坐呼吸；或休息时心率＞120 次/分，呼吸＞20 次/分，均考虑有早期心衰，如有明显心慌、气急、咳嗽、泡沫痰或痰中带血；呼吸困难或肺底啰音持续存在，颈静脉充盈，上肢中心静脉压升高，伴有明显肝脾肿大，肝区疼痛，均应诊断为心力衰竭。

四、辅助检查

1. 心电图：确诊心律失常和心肌损害。

2. 超声心动图：准确诊断心脏功能、心脏血分流情况、心肌肥厚、各腔室的大小及各种心脏的畸形情况。

3. 血气检查：了解氧饱和度情况。

4. Holter：利用计算机技术，连续动态监测 24 小时内心率变化和心电图改变。

五、妊娠期、分娩期、产褥期的临床处理

（一）未妊娠或妊娠早期

凡是患各种类型心脏病的妇女，在准备妊娠前，均应常规请内科医生会诊，了解心功能分级，估计能否承受妊娠，再决定是否妊娠。凡青紫型先天性心脏病、有心衰史或亚急性心内膜炎、心肌炎等暂时不能或不宜妊娠的妇女，一旦妊娠应劝其尽早进行人工流产。

（二）妊娠期

1. 注意休息，避免劳累，进高蛋白饮食，补充铁剂，避免贫血，28 周后每周体重增加不超过 0.5kg，控制钠的摄入，避免上呼吸道感染。

2. 妊娠 24～26 周血容量增加迅速，妊娠 32～34 周心脏负担最重，应注意心衰的发生。

3. 监测胎儿生长情况，妊娠 28 周前做胎儿超声心动图，除外先天性心脏病，妊晚期缺氧严重，导致胎儿发育迟缓，注意及时治疗。

4. 有条件者提前 1～2 周住院待产。

（三）分娩期

近年来越来越多的心脏病产妇以剖宫产术结束分娩。由于手术技术提高及术中监护手段进展，使得心功能Ⅲ级以上的心脏病产妇能安全度过手术，主要采用连续硬膜外麻醉，对血液动力学改变最小，手术操作轻快，尽量不用或少用宫缩剂，术中内科医生在场监测心脏。心功能Ⅰ～Ⅱ级产妇，骨盆正常、无头盆不称，可考虑阴道分娩。产程中，宫口开大 3cm，给予哌替啶（度冷丁）100mg 镇静，临产后即开始用抗生素，减少产程中阴道操作，放宽阴道助产指征以缩短第二产程。为减少回心血量，第二产程后腹部置沙袋，产后皮下注射吗啡或安定。密切监测产妇心率、血压、呼吸及血氧饱和度变化。产后在产房观察至少 2 小时，置床旁监护仪。

（四）产褥期

产后 3 日内尤其产后 24 小时因组织间水分回血循环，仍有可能发生心衰，产后最初2～

3天宜卧床，注意在床上适当活动上下肢，促进血循环，避免栓塞，保持大便通畅。产后继续用抗生素7～10天，注意体温、心率、血象变化，避免亚急性细菌性心内膜炎。心功能Ⅰ～Ⅱ级可哺乳，Ⅲ级以上不宜哺乳，给予雌激素回奶。产后心脏情况应在内科医生监测下妥善处理。

六、护理

（一）可能的护理诊断及合作性问题

组织灌注量异常：与妊娠合并心脏病心脏负荷增加有关。

潜在的并发症：胎儿窘迫。

焦虑：与担心自身和胎儿健康，妊娠能否顺利进行有关。

（二）预期目标

患者维持正常组织灌注量。

护士密切观察胎儿窘迫的征象，及时发现并向医生汇报。

患者主诉焦虑感减轻或消失。

（三）护理措施

加强妇女保健工作，为患心脏病的妇女及家属讲解有关妊娠与心脏病的相互关系，不宜妊娠的患者提供计划生育指导。为可以妊娠的患者提供健康教育，督促其定期到医院就诊。

1. 妊娠期护理

（1）维持足够的休息，以减轻心脏压力。孕妇应合理安排休息和工作，保证足够的睡眠，有条件可提前1～2周入院待产。

（2）协助患者适应活动限制。孕妇应避免劳累，减少活动可以减轻疲倦，以促进适当的换气和保留心储备量。如果孕妇居家治疗，需要有良好的支持系统，协助她处理家务，避免粗重的工作。

（3）帮助患者获得合理的营养。孕妇应摄取高铁、高蛋白、低钠饮食，并应保证足够的热量。进食不宜过饱，以免增加心脏负担。多进食蔬菜、水果以预防便秘。孕妇体重增加应适当，以确保胎儿的健康，但增加不宜超过12.5kg，以免增加心脏负担。

（4）预防感染。感染会增加心脏的负荷，如果心脏负荷过重会导致心衰，所以孕妇应注意口腔卫生，预防感冒，特别要注意避免上呼吸道感染。如有感染症状应尽早就医治疗，遵医嘱使用抗生素。

（5）监测心功能。孕妇在妊娠期应由高危门诊管理，妊娠28周前每二周评估一次心功能，28周后每周一次，尤其是妊娠32～34周，循环血量达高峰时，一旦发生心功能代偿不全症状，应立即纠正。

（6）为孕妇及其家庭成员提供知识，指导孕妇自我护理。孕妇应了解自身状况并学习如何满足自己身体的需要，避免劳累、紧张和情绪波动。与孕妇及其家人讨论各种顾虑和担心，耐心指导，减轻恐惧心理，主动配合治疗和护理。

2. 分娩期护理：孕妇和胎儿在分娩过程中都会遇到极大的压力，可能会导致缺氧及血供减少而危及孕妇和胎儿，所以应注意减少孕妇体力消耗。

（1）待产过程中产妇应尽量采取左侧卧位，以增加子宫、胎盘的血流量。给予适当的止痛，以减轻心脏负担。

（2）监测产妇和胎儿情况。密切观察生命体征，以观察产妇对分娩的反应，并判断是否有心功能代偿不全的症状。检测胎心变化及对宫缩的反应，以判断是否有胎儿宫内窘迫发生。

（3）减少产妇体力消耗，加强休息。指导产妇在两次宫缩间期放松和休息，耐心安慰产妇以帮助其适应宫缩引起的不适。应尽量缩短产程。

（4）陪伴产妇，提供心理支持，并告知产妇及其家人产程进展情况，以降低他们的焦虑。

3. 产褥期护理：产妇在产后仍会发生心衰，产后腹部应压砂袋 6 小时以减少回心血量。产后应至少住院一周，直到心功能恢复。

（1）密切观察生命体征，以尽早发现心功能代偿不全的症状。产后应取半卧位，或侧卧位，以维持良好的心脏与呼吸功能。

（2）根据评估结果，在心功能允许的情况下，鼓励产妇早下床活动，以减少血栓形成。并允许哺乳，应注意避免过累。不宜哺乳的产妇应退奶。

（3）摄取合理饮食，预防便秘。

（4）帮助产妇护理新生儿，为产妇提供心理支持，协助减轻不良情绪。提供母亲和新生儿接触的机会，以建立母亲和新生儿的亲子互动。

（5）出院时为产妇提供出院指导，包括：产妇的自我护理、活动与休息的安排、合理饮食、新生儿护理、避孕方法等。

第二节　妊娠合并糖尿病妇女的护理

糖尿病属于一种全身慢性代谢性疾病。糖、脂肪和蛋白质代谢紊乱，是由于胰岛素分泌不足引起。此病发展严重常并发心、血管、肾、眼底及神经的改变。妊娠合并糖尿病包括两种情况，即妊娠前已有糖尿病和妊娠后才发生或首次发现的糖尿病，后者又称妊娠期糖尿病。妊娠合并糖尿病如处理不当，并发症较多，母、儿死亡率高。糖尿病合并妊娠发病率国外报道 1‰～6‰，国内报道其发生率在 1‰～3‰，近几年有增高趋势。主要由于生活水平的提高和饮食结构的变化，加之对本病的敏感性及诊断率的增加。

一、病理变化

妊娠期肾糖阈降低，血糖正常者也会有尿糖，主要是由于肾小球对葡萄糖滤过率的增加大于肾小管对葡萄糖的再吸收所致。血糖水平随时间的变化有高低波动，清晨血糖处于较低水平，午餐后血糖升高，所以下午尿糖常阳性。妊娠早期由于妊娠反应，进食受影响，加之胎儿生长发育能量的消耗，孕妇空腹血糖偏低；妊娠中期，胎盘产生的人类胎盘生乳素、雌激素和孕激素，在不同程度上都有对抗胰岛素的作用，虽然妊娠期代谢的增加，胰岛素的产生也增加，但仍满足不了妊娠的需要，妊娠中晚期血糖比正常情况高，糖尿病孕妇餐后血糖高峰也较非妊娠妇女高，所以妊娠后期做糖耐量试验测定与非妊娠妇女标准不同是有意义的。用胰岛素治疗的糖尿病孕妇，胰岛素用量随孕周增加而增加。胰岛素为多肽分子，不通过胎盘，而葡萄糖可进入绒毛血管被吸收，当母亲患糖尿病，血糖升高，透过胎盘，使得胎儿血糖升高，同时也刺激胎儿胰岛细胞产生较多的胰岛素，胎儿出生后脱离母体高血糖环境，自身分泌胰岛素过多，所以有时新生儿出现低血糖。

二、临床表现

1. 三多症状：多饮、多食、多尿。

2. 巨大儿、早产、多次流产、畸胎史、死胎、死产及不明原因的新生儿死亡史，本次妊娠胎儿过大，羊水过多。

3. 体重增长快，或体重>90kg。

4. 反复发生霉菌性阴道炎，皮肤易生疖、痈。

三、辅助检查

1. 筛选检查：除妊娠前已明确诊断糖尿病外，其他孕妇在妊娠24～28周行50g葡萄糖筛查试验，口服50g葡萄糖后1小时测定血糖，如≥7.8mmol/L，则行口服75g葡萄糖耐量试验（OGTT）以明确诊断。

2. 妊娠期糖尿病诊断标准：

OGTT：空腹口服75g葡萄糖，测空腹及服糖后1、2、3小时4次血糖，正常值为5.6 mmol/L、10.3mmol/L、8.6 mmol/L、6.7 mmol/L，有2次或2次以上达到或超过上述标准，诊断为妊娠期糖尿病（GDM），如仅一项血糖异常，诊断为妊娠糖耐量低减（IGT）。

四、处理原则

1. 妊娠前已有糖尿病者根据病情决定是否适合妊娠。首先进行心、肾、眼底情况全面检查，结合病史，全面考虑，如病情稳定，在内分泌医生监测下妊娠，如已妊娠，病情较重，耐心解释，劝其终止妊娠。

2. 控制血糖：在营养科会诊下算出合适饮食定量，由于胎儿生长的需要，不应过分控制热量，一般以每日1900～2000cal左右为宜，主食为每日250～300g，蛋白质每日每公斤体重1.5～2.0g，同时应适当补充铁剂及维生素，加之蔬菜、豆制品及含糖少的水果。如经饮食控制，血糖仍高的孕妇，采用胰岛素治疗，胰岛素的用量根据血糖水平进行调整。

3. 预防感染：糖尿病孕妇抗病能力低，血糖、尿糖浓度升高，有利于细菌生长。妊娠期上呼吸道、泌尿生殖系、皮肤的感染常见，所以应做到预防为主。加强卫生宣教，增加机体抵抗力，一旦发生感染，积极治疗，防止感染扩散。

4. 定期检查：妊娠合并糖尿病孕妇，要定期在产科高危门诊检查，监测血压、体重、尿蛋白及尿糖。注意宫高、腹围及体重的增长情况。及早发现常见的妊娠高血压疾病及羊水过多等并发症。妊娠20周做胎心超声，除外胎儿畸形，妊娠30周再次超声，预测胎儿是否有巨大儿可能。有条件者要提前2周住院，监测血糖，复查眼底，了解胎儿大小、羊水量、胎盘功能及胎儿成熟度来决定分娩方式及时间。如糖尿病孕妇接近足月，伴有其他合并症，需终止妊娠，在此之前应用地塞米松，促胎肺成熟，做羊水穿刺，看胎肺是否成熟，L/S比值≥2再终止妊娠，避免发生RDS。

5. 糖尿病孕妇原则不超过预产期分娩，如骨盆正常、胎儿不大，在预产期之前应结束分娩，未自然临产者可引产，避免过期妊娠发生胎死宫内。产程中注意补充热量，必要时输液。如产程进展不顺利，估计阴道分娩困难，应重新估计胎儿体重，再决定剖宫产分娩。胎儿巨大，骨盆正常，考虑存在头盆不称者，应择期剖宫产。术中、术后输液注意加用胰岛素，及时检查血糖，预防性使用抗生素 3～5 天，腹部伤口延迟拆线一天。

6. 糖尿病产妇的婴儿出生后易发生：①低血糖，出生后应行血糖监测，及时补充葡萄糖；②红细胞增多症，PCV＞65％应考虑换血；③由于红细胞增多，未及时处理可发生高胆红素血症；④呼吸窘迫综合征（RDS），出生后注意给氧，保暖。

五、护理

（一）可能的护理诊断

营养失调——高于/低于机体需要量：与妊娠合并糖尿病胰岛素治疗有关

有感染的危险：与患糖尿病抵抗力下降有关

焦虑：与担心疾病对自身和胎儿/新生儿健康的影响，妊娠能否顺利进行有关

（二）预期目标

患者维持适宜的休息与活动。

患者不发生感染。

患者主诉焦虑感减轻或消失。

（三）护理措施

加强妇女保健工作，根据疾病史、孕产史、家族史及身体评估的资料，判断能否妊娠，不宜妊娠的患者提供计划生育指导。为可以妊娠的患者提供健康教育，讲解糖尿病与妊娠的相互影响，督促其定期到医院就诊。

1. 妊娠期护理

（1）指导孕妇认识饮食治疗的重要意义，与孕妇及其家属共同讨论制定合理的膳食计划，以维持妊娠期的理想体重及控制血糖，必要时请营养师协助。

（2）指导患者认识控制血糖的重要性，正确合理地使用胰岛素控制血糖。

妊娠期血糖过高会造成液体流失，从而导致低血压，威胁母亲及胎儿的健康及生命，且易引起羊水过多。还会因葡萄糖代谢不良，产生酮酸过多，使胎儿在酸性环境中生长发育受阻。低血糖会造成孕妇及胎儿脑组织受损，所以妊娠期血糖的监测和控制非常重要。

血糖的控制除饮食控制外，还可药物控制，但妊娠期很少口服降糖药，以免药物通过胎盘影响胎儿。胰岛素治疗是妊娠期控制血糖最安全的办法。

指导孕妇了解胰岛素使用的类型、剂量、药物作用的高峰时间，配合饮食控制，以维持血糖在正常范围，胰岛素注射时间应在餐前 30 分钟，注射部位应注意更换使用，以免局部发生硬结影响药物的吸收或发生感染。为孕妇讲解低血糖和高血糖的症状，以便孕妇自己能及时发现异常情况并处理或就医。鼓励孕妇外出时带糖尿病识别卡，以便能及时得到适当的紧急处理。

（3）指导孕妇自测血糖，并判断结果。

（4）注意监测孕妇和胎儿的健康状况。监测孕妇的生命体征，预防和监测感染的发生。孕 30～32 周后开始做胎心监护，以评估胎盘功能和胎儿的健康状况。

（5）孕妇维持适当的活动与休息。适当的活动可以消耗葡萄糖，维持血糖平衡。但应避免长途旅行，以免发生意外。

（6）为孕妇及其家庭成员提供支持。与孕妇及其家人讨论各种顾虑和担心，耐心指导，

减轻恐惧心理，主动配合治疗和护理。

2. 分娩期护理：分娩时因宫缩引起的疼痛和不适会使产妇食物的摄取量减少，应密切观察血糖变化。同时应监测胎心，并为产妇提供心理支持。如果选择剖宫产，应了解产妇及其家人的恐惧和担心，提供相应的健康指导，减低其焦虑感。

3. 产褥期护理

（1）产后仍应注意监测血糖，调整胰岛素的用量，预防低血糖的发生。

（2）帮助产妇护理新生儿。新生儿应注意保暖，预防感染。出生后1～2小时开始喂葡萄糖水，每3小时一次，以预防低血糖的发生。护理过程中应密切观察新生儿的健康状况，注意面色苍白、出冷汗等低血糖症状和呼吸急促、面色青紫等呼吸窘迫等症状，并及时处理，必要时请儿科医生处理，同时注意观察新生儿有无畸形。

（3）提供机会，促进母子感情。帮助产妇母乳喂养。

（4）出院时为产妇提供出院指导，包括：产妇的自我护理、活动与休息的安排、合理饮食、新生儿护理、避孕方法等。

第三节　妊娠合并急性病毒性肝炎妇女的护理

病毒性肝炎是严重危害人类健康的一种病毒感染引起的传染病，肝炎病毒至今已分为甲、乙、丙、丁、戊五型，孕妇在妊娠期易患肝炎，且易发生肝坏死。各种类型肝炎均可发生于妊娠期，其中乙型肝炎病毒感染最常见。肝炎病毒存在于患者的粪便、唾液、乳汁、血液、阴道分泌物及精液中，经过手、食物等媒介，经消化道而传染给健康人，也可通过输血、注射、性生活的接触方式传染。在妊娠、分娩、哺乳过程中可通过母体传染给婴儿。

一、病理变化

肝脏是人体重要器官，具有代谢、转化、解毒、防御等主要功能，在妊娠期，体内代谢产物增加，新陈代谢旺盛，以及胎儿代谢产物的排泄，加重肝脏的负担，特别是妊娠晚期，肝脏血流量降低，功能相对减弱，因此妊娠合并病毒性肝炎患者病情加重，此时若合并妊娠高血压疾病，肝脏小动脉痉挛，肝脏缺血、受损，可发生急性肝坏死。妊娠早期的剧吐，孕妇不能进食，严重营养不良，肝脏可发生严重损害，发生急性肝萎缩。肝细胞损害，也影响了维生素K的吸收及凝血因子的合成，肝内纤维蛋白原产量减少，血液中缺乏凝血酶原及纤维蛋白原，导致出血倾向，妊娠后发生流产、早产、胎死宫内、胎盘早剥、产后出血及弥散性血管内凝血。肝炎合并妊娠后，因进食不好，加之恶心、呕吐，维生素缺乏，伴有营养不良，可造成胎儿宫内发育迟缓。

二、临床表现

各种类型肝炎急性期临床表现不同。有肝炎密切接触史、输血或注射生物制品都有患肝炎的可能，甲性肝炎起病急，常有高热，消化道症状明显，恶心、呕吐、腹胀、右上腹痛、腹泻、乏力或有低热、黄疸、肝脏肿大且有叩痛。乙型肝炎急性期比甲型肝炎轻，轻度恶心、呕吐，乏力，也可无症状，无黄疸出现，乙型肝炎消化道症状轻，但预后差，易转为慢性。丙型肝炎多无急性期，而丁型肝炎是在乙型肝炎的基础上感染的，一旦乙型肝炎和丁型肝炎同时感染，患者症状重，预后差，死亡率达10%，戊型肝炎与甲型肝炎相似，也是消化道症状为主，对妊娠的影响是易引起流产、早产，如妊娠后期发病，母亲死亡率高。

三、辅助检查

1. 肝功能各项检查，转氨酶，胆红素，蛋白电泳，白蛋白和球蛋白测定。

2. 甲型肝炎查血清 HAV－IgM 抗体阳性，或 HAV－IgG 抗体近期明显升高4倍以上。

3. 乙型肝炎抗原抗体检查：乙型肝炎表面抗原、表面抗体、e抗原、e抗体及核心抗体等。

4. 诊断丙型肝炎可查 HCV 抗体，特异性检查 HCV 抗原最好的方法是应用 PCR 法。

四、处理原则

1. 原则上急性病毒性肝炎患者不宜妊娠。妊娠期发现慢性肝炎，注意一般营养，休息，应用保肝药物及葡萄糖、各类维生素类药物。

2. 应在高危门诊、肝炎门诊就诊，定期复查肝功能，产科与内科共同监测。

3. 接近预产期补充维生素 K_1，临产后加大剂量，并同时补充维生素 C，有防止出血的功效。

4. 检查出、凝血时间，凝血酶原时间，纤维蛋白原量，血小板计数，以了解凝血功能状态。

5. 临产后常规备好新鲜血。

6. 分娩过程中要妥善处理，如骨盆正常，尽量争取阴道分娩；产程中减少产妇体力消耗，缩短产程；尽可能避免产道损伤，减少出血量，如有裂伤缝合止血；有剖宫产指征需做剖宫产者，做好充分准备预防出血。

7. 分娩时开放静脉，胎儿娩出后，立即给予子宫收缩剂缩宫素静点，如无妊高征，可加用麦角新碱0.2mg。按摩宫底促进宫缩减少出血。

8. 分娩时应在隔离产房，注意娩出新生儿的隔离。肝炎患者不宜哺乳，因劳累及乳汁营养需要量增加肝脏负担；乙型肝炎表面抗原及e抗原阳性产妇的乳汁及阴道分泌物均有较高滴度的病毒，易传染给婴儿，故产后应退奶。

9. 分娩时留脐血查新生儿肝功能及乙肝五项，胎盘不能留做生物制品。

第四节　妊娠合并贫血妇女的护理

贫血是妊娠的常见合并症，引起贫血的原因不同，常见的是缺铁性贫血，其次为巨幼细胞贫血，少见的是再生障碍性贫血。由于妊娠期血容量增加，而且血浆的增加多于红细胞的增加，致使血液稀释，所以贫血的标准相对降低。即红细胞计数 $<3.5\times10^{12}/L$ 或血红蛋白 $<110g/L$ 或红细胞压积 $<30\%$ 以下，诊断为妊娠期贫血。

一、缺铁性贫血

（一）病因

贫血的原因是因为妊娠后血容量的增加，加上胎儿生长发育的需要，前者需铁500～

600mg，后者需铁 200～300mg。而胎盘的发育需铁 70～75mg，每天食物中的铁含量较低，约 10～15mg，仅有 10%～40%吸收，个别孕妇饮食习惯不好，营养不良，慢性腹泻等。尽管妊娠期间补充铁剂，但还满足不了妊娠的需要，所以妊娠期缺铁性贫血较多见。

（二）临床表现

孕妇面色略显苍白，由于红细胞中血红蛋白低，携氧能力差，使得孕妇感心悸、心肌缺血，心脏负担加重，重者可发生贫血性心脏病。贫血时易疲劳，无力，头晕，浮肿。机体抵抗能力低，易发生感染。母体过度缺铁，影响了骨髓的造血功能，发生重度贫血，则可发生胎儿发育迟缓，早产，胎儿窘迫，胎死宫内。

（三）辅助检查

外周血涂片检查呈现小细胞、低色素的特点，Hb 低于 110g/L，红细胞比容小于 0.33，红细胞计数低于 3.5×10^{12}/L，血清铁低于 6.5μmol/L。

（四）治疗及护理原则

轻、中度贫血，采用口服补铁及饮食指导，目前常用琥珀酸亚铁（速力菲）0.1g，2 次/日，或硫酸亚铁 0.3g，3 次/日，同时加用维生素 C 0.1g，3 次/日，以利铁剂吸收。重度贫血，Hb＜60g/L，需多次小量输血治疗，产后应用宫缩剂防止产后出血，服用抗生素预防感染。

二、巨幼细胞贫血

巨幼细胞贫血是因为缺乏叶酸或维生素 B_{12}而引起的贫血。妊娠期本病 95%是由于叶酸缺乏，单纯因维生素 B_{12}缺乏而发病者较少。叶酸的缺乏引起脱氧核糖核酸合成障碍，细胞核成熟缓慢，核分裂受阻而成巨幼细胞，由于巨幼细胞寿命短而发生贫血。引起叶酸缺乏的原因是妊娠期叶酸需要量增加，而妊娠期胃酸分泌减少，肠蠕动能力减弱都影响了叶酸的吸收，加之肾小管重吸收减少，叶酸排出量增多，此种情况增加了巨幼红细胞贫血的机会。维生素 B_{12}体内储量较多，患胃肠疾病时才影响吸收，引起巨幼红细胞贫血少见。

（一）临床表现

症状同缺铁性贫血，面色苍白，气短，心悸，消化道不适，恶心，呕吐，偶有低热，水肿，叶酸缺乏无神经系统症状，维生素 B_{12}缺乏可有神经系统症状，如肢端麻木、针刺、冰冷等感觉异常和行走困难。本病多见于妊娠后半期，病情可进展迅速，重者影响胎儿，导致流产、早产、胎死宫内及宫内发育迟缓。

（二）辅助检查

红细胞计数、血红蛋白均减少，外周血涂片可见大而深染的红细胞，偶见中幼和晚幼红细胞。若能检测血清四氢叶酸及维生素 B_{12}含量，可以明确贫血的性质。

（三）处理原则

1. 加强孕期营养指导：多吃新鲜蔬菜、水果、瓜豆类、肉类、动物肝脏及肾脏等食物，对有高危因素的孕妇，应从妊娠 3 个月开始每日口服叶酸 0.5～1mg，连续 8～10 周。

2. 补充叶酸：叶酸 5mg 口服，3 次/日，或每日肌注叶酸 15mg，直到症状消失、贫血纠正为止。如同时缺铁，可同时服用铁剂。有神经系统症状者，单独用叶酸症状会加重，应及时补充维生素 B_{12}。肌注维生素 B_{12} 100μg，每日 1 次，连续用 2 周后改为每周 2 次，直到血红蛋白恢复正常。

3. 血红蛋白低于60g/L时，可少量间断输新鲜血或浓缩红细胞。

4. 分娩时避免产程延长，预防产后出血，预防感染。

三、再生障碍性贫血

再生障碍性贫血简称再障，是因骨髓造血干细胞数量减少和缺陷导致造血障碍，引起外周全血细胞减少为主要表现的一组综合征，国内报道再障合并妊娠的发生率为0.03％～0.08％。

（一）病理变化

再障贫血主要病理特点是：红骨髓容量不足，造血功能减退或衰竭。表现为全血（红细胞，白细胞，血小板）减少，其主要危险是出血和感染。妊娠后血液稀释，使贫血加重，易发生贫血性心脏病，甚至造成心力衰竭。再障孕妇易发生妊娠高血压疾病，使病情进一步加重。分娩后胎盘剥离的巨大创面也是容易引起感染和出血的原因，所以妊娠合并再障比非孕时危险。若在孕期能维持血红蛋白值＞60g/L，对胎儿影响不大，分娩后能存活的新生儿，一般血象正常，很少发生再障。如血红蛋白≤60g/L，则易发生流产、早产、死产及死胎。

（二）临床表现

患者面色苍白，贫血貌明显，心悸、气短，有全身出血表现，皮肤可见出血点及淤斑，牙龈出血，由于白细胞低，易于感染，尤其产后常有阴道持续出血，增加感染机会。再障患者可死于颅内出血、心力衰竭及感染引起的败血症。

（三）辅助检查

周围血见红细胞、白细胞、血小板、血红蛋白及网织红细胞计数均低。

（四）处理原则

1. 再障患者应避孕，若妊娠，早期应行人工流产，若就诊时妊娠4个月以上，终止妊娠已有较大危险，可考虑继续妊娠。采取少量输血，高蛋白饮食及足够的维生素等支持疗法，使血红蛋白值维持在60g/L以上。

2. 有严重出血倾向者，给予肾上腺皮质激素达到抑制免疫反应和暂时止血作用。但肾上腺皮质激素易致感染，不可久用，可给予强的松，有刺激红细胞生成作用。

3. 分娩方式尽量经阴道分娩，缩短第二产程，产后给予缩宫素加强宫缩。若有产科手术指征，行剖宫产术时将子宫一起切除为宜，以免引起产后出血及感染。

4. 产褥期继续支持疗法，应用宫缩剂加强宫缩，预防产后出血，并使用广谱抗生素预防感染。

第八章　异常分娩妇女的护理

产力、产道、胎儿、精神心理因素是影响分娩是否顺利的四个因素。其中一个或一个以上因素不正常，常可发生产程停滞，分娩受阻，造成异常分娩，或称难产。四个因素之间关系密切，相互转换。处理不当，顺产可变难产，难产处理及时又可变为顺产。因此，严密观察产程是非常重要的。异常分娩分为产力、产道、胎位及胎儿异常。

第一节　产力异常

子宫收缩力异常就是产力异常，子宫收缩力贯穿于分娩全过程。常见产力异常分为子宫收缩乏力和子宫收缩过强两种。

一、子宫收缩乏力

（一）病因

确切的原因尚不清楚，临床观察以下情况与宫缩乏力有关。

1. 精神因素：尤其初产妇，对分娩恐惧和过度紧张，搅乱了中枢神经系统的正常功能，引起宫缩乏力。

2. 子宫因素：双胎、羊水过多、巨大胎儿，使得子宫张力大，弹性差，失去正常宫缩；或因子宫畸形、双子宫、双角子宫，失去正常极性、对称性，引起不协调宫缩，造成收缩乏力。

3. 头盆不称：胎儿过大、胎位异常、头浮，使胎头不能很好压迫宫颈，不能引起反射性宫缩。

4. 内分泌异常：孕酮过多，体内雌激素、催产素、前列腺素、乙酰胆碱相对不足，影响子宫肌肉兴奋性。

5. 产程处理不当：过早使用镇静剂、镇痛剂，如哌替啶、硫酸镁、苯巴比妥钠等可抑制子宫收缩。产妇进食少，尿潴留，未及时处理均可影响宫缩。

（二）临床表现

宫缩乏力根据发生时间可分为以下两种类型。

1. 原发性子宫收缩乏力：产程开始就宫缩无力，规律不强，宫口不能进行性扩张，胎头不下降，产程延长。原发宫缩乏力往往是头盆不称或胎位异常造成。产妇有时极度疲乏无力，常出现尿潴留、肠胀气、脉快、脱水等。

2. 继发性子宫收缩乏力：产程已发动，开始进展好，转而进展缓慢或停滞，常见于中骨盆与骨盆出口平面狭窄，持续性枕横位或枕后位。

3. 产程曲线异常

（1）潜伏期延长：宫口开大 3cm 以前为潜伏期，规律宫缩开始超过 16 小时未达到宫口开大 3cm 为潜伏期延长，正常初产妇需 8 小时。

(2) 活跃期延长：宫口开大 3cm 到 10cm 为活跃期，正常初产妇约需 4 小时，超过 8 小时为活跃期延长。

(3) 产程停滞：持续 2 小时以上宫口不开大，先露不下降，无效宫缩。如第二产程超过 2 小时为第二产程延长。总产程超过 24 小时为滞产。

（三）处理原则

确定为原发性宫缩乏力还是继发性宫缩乏力，并选择处理措施。

1. 原发性宫缩乏力：产程不进展，宫口不扩张，先露不下降，宫缩无力。经用缩宫素点滴加强，仍无进展，只能以剖宫产结束分娩。

2. 继发性宫缩乏力：先寻找原因，针对原因及时处理才能使产程进展。

(1) 如产程较长，产妇乏力可先给予哌替啶 100mg 肌肉注射，休息约 4 小时再诱发宫缩。

(2) 宫口开大 4cm 以上可行人工破水，无头盆不称及胎位异常情况时，可给予缩宫素静脉点滴加强宫缩。

(3) 宫口开全，先露于坐骨棘下 3cm 以上，可用吸引器或产钳助产。第三产程仍要静脉点滴缩宫素，加强宫缩，预防产后出血，尿潴留产妇产后置尿管，24 小时拔除。

（四）可能的护理诊断及合作性问题

疼痛：与产程延长有关。

疲乏：与产程延长过度消耗，进食困难有关。

潜在的并发症：胎儿受损。

（五）预期目标

分娩过程顺利，产妇及胎儿/新生儿健康。

（六）护理措施

1. 第一产程加强饮食，注意休息，给予精神安慰。

2. 第三产程后注意观察子宫收缩情况，预防产后出血。督促产妇解小便，预防尿潴留。

二、子宫收缩过强

（一）协调性子宫收缩过强

子宫收缩的节律性、对称性和极性均正常，强度过强，间隔短。如无头盆不称情况，有时产程很快，宫口迅速开大，造成急产。总产程不超过 3 小时。

临床表现：产妇往往痛苦面容，大声喊叫，由于宫缩过强，可出现胎儿窘迫，胎儿娩出过快，可导致新生儿颅内出血。产程短，产道未扩张，可伴有产道损伤，产后子宫收缩无力，容易发生产后出血。生产过程迅速，有时来不及消毒接生，容易发生感染。

（二）不协调性子宫收缩过强

1. 强直性子宫收缩：临产后分娩发生梗阻，缩宫素使用不当，引起子宫颈内口以上部分的子宫肌层出现强直性、痉挛性收缩，宫缩间歇期缩短或无间歇。

产妇烦躁不安，持续腹痛，拒按。胎位触摸不清，胎心听不清。

2. 子宫痉挛性狭窄环：往往由于子宫畸形造成，失去了正常的节律性、对称性和极性，宫缩不能很好地传导至子宫下段使宫口扩张，子宫下段肌肉变薄、拉长，子宫上段肌肉变厚，常常出现子宫痉挛性狭窄环，此环出现在子宫上、下段交界处胎体的较细部位，如胎儿颈部或腹部。

（三）处理原则

1. 协调性宫缩过强

（1）如有急产史者，可适当提前住院，临产后不宜灌肠。

（2）吸氧以减少胎儿宫内缺氧，做好新生儿抢救准备。

（3）注意观察，预防产后出血，予缩宫素静脉点滴。

（4）如分娩迅速，未消毒接生，产后给予抗生素预防感染。新生儿应肌注维生素 K_1 预防颅内出血，并尽早肌注精制破伤风抗毒素。

（5）产后仔细检查软产道，包括宫颈、阴道、外阴，如有撕裂，及时修补。

2. 强直性宫缩

（1）一旦确诊为强直性宫缩，应及时予 25％$MgSO_4$ 20ml＋5％葡萄糖 20ml 静脉推注以抑制宫缩。

（2）若为产道梗阻，应立即实施剖宫产术。

3. 子宫痉挛性狭窄环

（1）如不伴有胎儿窘迫，可给予镇静剂，哌替啶 100mg 常可奏效。

（2）经治疗不缓解，或胎儿出现宫内窘迫，可考虑及时剖宫产。

第二节　产 道 异 常

产道分为骨产道和软产道。产道异常以骨产道为多见。

一、骨产道异常

骨盆的大小及形态直接影响胎儿是否能通过产道顺利分娩。骨盆异常可引起产程延长，先露不下降，甚至不能经阴道分娩。胎头的大小决定了能否通过一定大小的骨盆，骨盆与胎儿大小的相对关系也是决定能否阴道分娩的重要因素。骨盆异常通常分为入口、中骨盆及出口的狭窄。有时同时存在。以下分述各个平面异常。

（一）骨盆入口狭窄

1. 骨盆特点：骨盆入口前后径缩短，横径正常，对角径＜11.5cm，诊断为扁平骨盆，中等大小胎儿通过困难。

2. 临床表现：胎头浮，于临产后不能入盆或胎头骑跨在耻骨联合上方。

3. 处理原则：如骨盆入口为边缘性狭窄，胎儿不大。可短期试产，有可能发生胎头矢状缝衔接于入口横径上，使双顶径先后入盆，矢状缝偏后，造成前倾不均。相反为后倾不均。有可能进一步发展造成入盆困难。如双顶径能通过入口平面，基本可经阴道分娩。由于佝偻病造成扁平骨盆，使骨盆入口前后径明显缩短，骶骨岬明显突出，髂骨外翻坐骨结节间径宽大，阴道分娩困难，应选择剖宫产。

（二）中骨盆狭窄

中骨盆重要的径线为坐骨棘间径。骨盆测量，双侧坐骨棘明显突出，侧壁内聚，坐骨棘间径＜10cm。中骨盆狭窄通常表现产程延长，胎头内旋转困难，造成持续性枕横位、枕后位。如果轻度中骨盆狭窄，胎儿不大，常能通过中骨盆平面，可经阴道分娩。

（三）骨盆出口狭窄

骨盆出口横径（坐骨结节间径）<7.5cm为出口狭窄，入口正常，中骨盆狭窄，中骨盆以下呈漏斗状，耻骨弓<90°诊断为漏斗骨盆。出口狭窄可测量骨盆出口后矢状径，骨盆出口横径与骨盆出口后矢状径二者之和<15cm，中等以上胎儿通过有困难，一般出口狭窄不宜试产，所以应充分估计胎儿，如胎儿>3500g，阴道分娩可能困难，密切观察产程进展，放宽剖宫产指征。

（四）均小骨盆

各径线均小于正常值2cm或以上，如胎儿小，产力正常，胎位正常，有可能经阴道分娩，胎儿3500g以上经阴道分娩有困难。

（五）骨产道的特殊情况

各种畸形骨盆、倾斜骨盆、骨软化骨盆、髋关节病变造成的骨盆畸形，尾骨与骨盆骨折后使骨盆变形，常需剖宫产。

二、软产道异常

在产科初诊时，应仔细检查外阴、阴道、宫颈及盆腔内软组织。有时软产道异常也会影响经阴道分娩。

（一）外阴

外阴病变造成弹性差，如外阴硬化性萎缩性苔藓，外阴水肿，严重外阴静脉曲张，外阴手术后狭窄，均不宜经阴道分娩。

（二）阴道

外伤造成的阴道疤痕，失去弹性；阴道囊肿，阻碍产道；阴道横隔、纵隔阻碍胎先露下降。

（三）宫颈

宫颈锥切后、宫颈瘢痕、产程中出现宫颈水肿等，均可造成难产，少见宫颈癌及宫颈肌瘤，需行剖宫产。

（四）妊娠合并子宫肌瘤

会阻碍产道，多需剖宫产。

第三节 胎儿异常

胎儿异常分为胎位异常和胎儿发育异常。除了枕前位为正常胎位外，其余各种胎位均为异常胎位。临产常见异常胎位有：持续性枕后位、枕横位，由于胎头旋转受阻所致。胎儿发育异常有巨大儿及胎儿畸形。

一、持续性枕后位、枕横位

（一）原因

1. 骨盆狭窄：多见于中骨盆狭窄、漏斗骨盆，由于中骨盆横径较小影响胎头的俯屈和内旋转。

2. 胎头俯屈不良：若以枕后位衔接，胎背与母体脊柱接近，影响胎头俯屈，大囟门是胎头的最低点，当宫缩时，遇到宫底阻力而转向骨盆的前方或侧方，枕部转向后方或侧方，形成持续性枕后位或枕横位。

3. 子宫收缩乏力：胎儿过大、发育异常、子宫前壁肌瘤、前置胎盘、产程中尿潴留均可影响胎头俯屈及内旋转，而成持续性枕后位或枕横位。

（二）临产表现

1. 往往易发生胎膜早破。

2. 产程中过早有大便感，由于胎儿枕部压迫直肠所致。

3. 先露部下降不满意，胎心不易听到，胎背在孕妇侧腹壁，腹部检查能摸到胎儿肢体。

4. 肛门检查或阴道检查宫口开全或近开全，感到盆腔后部空虚，胎头明显塑形。

（三）处理原则

1. 产程中及时发现产妇过早有排便感的主诉。

2. 产妇朝胎背的对侧方向侧卧，以利胎头向前转。

3. 宫口开大 5cm 后，可手转胎头后固定，有时可见效，指导孕妇不要过早屏气以免宫颈水肿。

4. 严密观察产程，注意宫口扩张及胎头下降的情况。

5. 协助产妇及时进食，注意休息，避免膀胱充盈，影响宫缩。

6. 宫口开全 1 小时未分娩者，做好阴道助产的准备，胎头在坐骨棘以下 3cm 方可助产，如先露不下降，仅宫口开全，则需剖宫产，以免助产困难，造成胎儿损伤。

7. 第三产程注意产后出血，检查阴道有否裂伤。

二、巨大胎儿

胎儿出生体重≥4000g 为巨大胎儿，占分娩总数 5%左右，近年有逐渐上升趋势。

（一）原因

1. 母亲糖尿病。

2. 父母身材高大。

3. 过期产。

4. 孕妇摄入热量过多，活动少。

产前可根据宫高、腹围或 B 超胎儿双顶径与腹围，计算胎儿体重，做出巨大胎儿的诊断。

（二）处理原则

如产前诊断胎儿为 4000g 左右，产妇骨盆宽大可考虑阴道试产，一旦产程停滞或宫口开全后胎头不下降，尽早行剖宫产结束分娩。经阴道分娩巨大胎儿，常发生头盆不称，产程延长，发生持续性枕后、枕横位，常需产钳助产。易发生肩难产，造成胎儿损伤、窒息，产后易发生低血糖、红细胞增多症。产后需密切观察新生儿，如产前诊断巨大儿，骨盆偏小，应考虑剖宫产分娩相对安全。

第九章　分娩期并发症妇女的护理

第一节　胎儿窘迫的护理

胎儿窘迫是指胎儿在子宫内因缺氧和酸中毒危及其健康和生命的综合症状。表现为胎心异常与羊水异常两种类型。根据出现时期、原因及变化程度，又分为急性与慢性。临床上常忽视慢性胎儿窘迫，实际上急性胎儿窘迫不少是在慢性胎儿窘迫的基础上发生的，故对慢性胎儿窘迫应予重视。

一、病因

（一）急性胎儿窘迫常见原因

1. 子宫收缩过频过强：引起绒毛间隙血流减少，造成胎儿缺氧。

2. 脐带因素：脐带过短、绕颈、缠身、受压时，在胎先露下降过程中牵拉紧，影响血供。

3. 胎盘早期剥离使胎儿获氧减少，前置胎盘出血过多影响胎儿血供。

4. 孕妇合并某些疾病：如心肺疾病、贫血、妊娠期高血压疾病等，使得母体血氧饱合度低，胎儿供氧不足。

（二）慢性胎儿窘迫常见原因

常由于胎盘功能不全引起。如妊娠期高血压疾病、肾脏疾病、糖尿病等使得绒毛间隙血流减少，胎儿处在慢性缺氧状态。

二、病生理变化

胎儿轻度缺氧时出现呼吸性酸中毒，兴奋交感神经，肾上腺儿茶酚胺及皮质醇分泌增多，血压上升、心率加快加以代偿。继续缺氧，则转为兴奋迷走神经，胎心率减慢，无氧糖酵解增加，此时乳酸等有机酸增加，胎儿血 pH 下降，转为混合性酸中毒。细胞膜通透性破坏，胎儿血中钾及氮素增加。缺氧使肠蠕动亢进，肛门括约肌松弛，胎粪排出污染羊水，呼吸运动加深，吸入混有胎粪的羊水，对胎儿有一定危险，出生后极易发生新生儿肺炎，导致新生儿窒息、死亡。

三、临床表现

1. 胎心率异常：是胎儿窘迫最明显的临床征象，早期缺氧，胎心率加快，达 160 次/分以上。持续缺氧，胎心率变慢，降至 120 次/分以下。胎心监护表现为晚期减速，延长减速，重度可变减速和基线平直。

2. 羊水胎粪污染：羊水量减少，羊水中有胎粪。羊水污染分为 3 度。Ⅰ度浅绿色，常见于胎儿慢性缺氧。Ⅱ度深绿色或黄绿色，提示胎儿急性缺氧。Ⅲ度呈棕黄色，粘稠，提示胎儿缺氧严重。

3. 胎动异常：胎动次数减少进而消失。而在缺氧早期脐带受压时，可表现胎动频繁、躁动，继而转弱。

4. 胎儿酸中毒：胎儿头皮血气分析 pH<7.20，氧分压下降，二氧化碳分压升高，提示胎儿危险。

四、辅助检查

胎盘功能检查、胎心音监测、胎儿头皮血气分析。

五、治疗原则

严密监护，及时发现，及时处理。避免新生儿窒息。

六、可能的护理诊断

焦虑：与预感到胎儿健康受到威胁有关。

预感性悲哀：与胎儿可能夭折有关。

气体交换受损：与胎盘子宫血流改变，血流中断（脐带受压有关）或血流减慢有关。

七、预期目标

孕产妇焦虑减轻，生理和心理上舒适感增加。

如果胎儿不能存活，产妇将能接受现实。

分娩顺利，新生儿得救，生命体征在正常范围。

八、护理措施

1. 改善胎盘血流灌注，指导孕产妇左侧卧位。

2. 吸氧提高母体血氧饱和度，提高胎儿血氧浓度。

3. 如发现胎儿窘迫，在短期不能阴道分娩，立即抑制宫缩，改善胎盘循环，尽早剖宫产结束分娩。

4. 严密监测胎心变化，如连续出现晚期减速，胎粪样羊水，宫口开全，尽快阴道助产，做好抢救新生儿准备。

5. 慢性缺氧疾病造成宫内生长受限的胎儿，对宫缩时缺氧耐受性差，在产程中严密监测胎心，尽早选择安全分娩方式，减少新生儿窒息的发生。

第二节　产后出血的护理

胎儿娩出后 24 小时内出血量超过 500ml 者为产后出血。

一、病因

1. 宫缩乏力：是产后出血的重要原因。常见引起宫缩乏力的原因有以下几方面。

（1）局部因素：由于双胎、巨大儿、羊水过多引起子宫张力过大，子宫肌纤维过度牵拉失去弹性。子宫畸形或肿瘤影响子宫收缩。胎盘早剥发生子宫胎盘卒中，急产、多产等均可导致宫缩乏力，引起出血。

(2) 全身因素：产程延长，产妇过度消耗，滞产引起宫缩乏力；使用全身麻醉剂，过多镇静剂，使子宫肌肉松弛而出血。

2. 胎盘滞留：胎儿娩出后30分钟，胎盘尚未娩出者；胎盘剥离不全可能由于过早牵拉脐带及揉挤子宫，使得部分胎盘剥离，影响子宫收缩，剥离面血窦开放出血；胎盘嵌顿由于膀胱充盈引起宫缩不良，胎盘已剥离未及时排出宫腔，嵌顿在内口，使子宫收缩不协调引起出血。

3. 软产道损伤：由于胎儿过大，胎儿娩出过快（急产），阴道助产，都会造成软产道损伤。尤其宫颈撕裂上延，累及子宫动脉时可引起大出血。

4. 凝血功能障碍：有以下两种情况

(1) 死胎，胎盘早剥，羊水栓塞等引起凝血机制障碍的出血。

(2) 产妇本身有出血性疾病，如血友病、血小板减少性紫癜、白血病、再生障碍性贫血等。

二、临床表现

出血原因不同，故临床表现也各有差异。

1. 宫缩乏力导致出血：胎盘娩出前后，急性大量出血，色暗红，按摩子宫底不清，质软。间歇性阴道出血，宫缩差时出血量增多，宫缩改善时出血量减少。

2. 胎盘因素导致出血：胎盘娩出前，阴道出血量多，宫缩乏力。胎盘娩出、宫缩改善后出血停止。

3. 软产道损伤导致出血：胎儿娩出后，立即出现阴道出血，色鲜红能自凝，子宫收缩良好，检查软产道可发现裂伤及出血部位。

4. 凝血功能障碍导致出血：往往孕前或妊娠期就有出血倾向，如牙龈出血。胎盘剥离或软产道损伤时，表现为全身不同部位的出血，血液不凝，不易止血。

三、辅助检查

1. 测血压、脉搏、中心静脉压、体温等，有出血的表现。

2. 检查血型、血常规、血小板计数，出凝血时间、凝血酶原时间、纤维蛋白原测定等凝血功能检测。

四、治疗原则

寻找出血原因，迅速止血，加强宫缩，补充血容量，防止休克，预防感染。

1. 宫缩乏力导致出血

(1) 按摩子宫。

(2) 应用缩宫素。

(3) 纱布填塞宫腔；结扎盆腔血管；髂内动脉栓塞或子宫动脉介入治疗。

(4) 切除子宫。

2. 胎盘因素导致出血

（1）如胎盘已剥离但未排出，应挤压宫底，牵引脐带娩出胎盘，注意排空膀胱。如胎盘部分剥离致出血，则应立即手取胎盘。

（2）部分胎盘残留，可行刮宫术。

（3）如系胎盘嵌顿出血，应在乙醚全麻下手取胎盘，如系胎盘植入而引起的出血，应立即切除子宫。

3. 软产道损伤导致出血：及时缝合、修补可有效止血。

4. 凝血功能障碍导致出血：针对病因治疗，积极止血，补充血容量，输新鲜血，纠正休克。

五、可能的护理诊断

组织灌流改变：与产后出血有关。

有感染的危险：与产后出血造成抵抗力降低，侵入性临床操作有关。

自我照顾能力缺失：与产后出血使产妇活动受限需卧床时间延长，产后失血性贫血及体质极度虚弱有关。

六、预期目标

产妇能维持体液及电解质平衡，改善组织灌流量。

住院期间，产妇无感染和合并症发生。

产妇的日常生活需要得到满足。

七、护理措施

1. 根据出血原因配合医生进行必要处理。
2. 产妇休克时置头低位，吸氧，建立静脉输液通路。
3. 监测产妇生命体征。
4. 协助按摩子宫，严密观察子宫收缩情况，了解出血情况及时汇报。
5. 产后注意观察会阴、腹部伤口愈合情况，有否渗血。
6. 鼓励产妇进食营养丰富食物，以利早日恢复。

第十章　异常产褥妇女的护理

第一节　产褥感染妇女的护理

产褥感染系分娩与产褥期因生殖道创面受致病菌的感染所引起的局部或全身炎症的变化。

产褥病率是指产后 24 小时至 10 天内，口表测量体温，每日至少测 4 次，2 次体温达到或高于 38℃者。

二者有区别又有关联。因为产褥病率的大部分病例均由于产褥感染引起，但部分病例的发热可因生殖道以外部位（乳腺，泌尿道，呼吸道等）的炎症引起。

一、病因

（一）诱因

1. 女性生殖器官是有防御能力的器官，妊娠和分娩后此能力下降。

2. 胎膜早破，滞产，阴道操作过多，产道损伤，程度越重，越易发生产褥感染。

3. 产后出血，胎盘胎膜残留；妊娠后期性生活，不注意卫生；营养不良，贫血，产妇一般情况差等各种因素均能引起产褥感染。

（二）病原体

引起产褥感染的细菌种类较多，其中以大肠杆菌、厌氧性链球菌为最常见。而溶血性链球菌及金黄色葡萄球菌较为严重。常发生几种细菌的混合感染。

二、临床表现

1. 感染症状：一般出现在产后 3～7 天，血栓静脉炎症状出现在产后 7～14 天左右。

2. 外阴、宫颈发炎：表现局部红肿、疼痛，触痛明显，体温＜38℃。如会阴伤口化脓未切开者，可出现高热、寒战。

3. 子宫内膜炎：可有轻度腹痛，体温不高，恶露增加，子宫复旧慢；炎症侵入肌层，体温较高，在 38℃以上，下腹疼痛明显，压痛重。

三、处理原则

1. 有感染迹象时做阴道细菌培养＋药物敏感试验，根据药敏选择合适抗生素。

2. 外阴伤口局部处理。

3. 加强营养，增强身体抵抗力。纠正水电解质失衡。贫血及抵抗力差者，还应多次少量输新鲜血。

4. 血栓静脉炎，不仅静脉内有栓子，且周围组织也有炎症，故不宜用肝素治疗。但疑有肺栓塞时，则应在内科血液组指导下，适当用肝素，以免栓子继续形成进入肺部。

四、辅助检查

(一) 实验室检查

血常规检查；阴道拭子及宫腔拭子培养＋药物敏感试验。

(二) B型超声检查

检查子宫及盆腔组织，了解感染部位及病变情况。

五、可能的护理诊断

体温过高：与产褥感染有关。

营养失调——低于机体需要量：与发热消耗增多、摄入量降低有关。

体液不足：与发热消耗、摄入量降低有关。

六、预期目标

体温及各项生命体征恢复至正常水平。

营养摄入量保持正常水平。

七、护理措施

1. 严格无菌操作，注意经常洗手，减少不必要的阴道操作，以免感染的播散。对有感染的高危人群注意预防。

2. 指导产妇采取自我护理措施预防感染，如注意保持会阴清洁，使用消毒会阴垫，勤更换会阴垫，便后清洁会阴等。注意观察子宫收缩及伤口情况。

3. 对已发生感染的产妇，应提供舒适的环境，保证产妇休息和睡眠。取半坐卧位抬高床头，促进恶露排出。密切观察生命体征，发现异常及时通知医生。

4. 饮食应易消化、高营养。注意水分的补充，每天不应低于2000ml。注意保持水电解质平衡。

5. 协助医生采取措施，遵医嘱使用抗生素，注意定期检查血常规及白细胞总数、分类，了解治疗效果。

6. 观察了解产妇及其家人的精神状态并给予精神安慰，讲解有关的知识及自我监护和自我护理的方法。加强婴儿护理，促进母婴情感交流。主动为产妇提供生活护理，避免患者劳累和精神紧张。

第二节 晚期产后出血妇女的护理

分娩24小时后，在产褥期内阴道发生大量出血称晚期产后出血。多发生在产后5～6天或更长时间。

一、原因

1. 胎盘附着面复旧不全：分娩后，胎盘附着面的蜕膜血管内血栓形成，为子宫复原的生理过程。一般3周左右栓塞逐渐纤维化，完全阻塞管腔。如发生感染，局部不能如期复原，血栓溶解脱落。血窦重新开放，阴道大量出血。

2. 部分胎盘、胎膜残留：由于第三产程处理不当，致使部分胎盘小叶、被忽略的副叶胎盘及胎膜残留在宫腔内。经过一定时期后，坏死脱落，使附着面的血管裸露而致大量出血，残留的胎膜影响子宫复旧，引起产后晚期出血，多数发生在产后10～20日后。

3. 蜕膜残留：正常蜕膜多在产后一周随恶露排出，至产后3周整个宫腔除胎盘附着处外，均为再生的内膜所修复。如原来胎盘附着面的蜕膜长期残留，子宫复旧不良，可发生晚期产后出血。

4. 其他原因：如剖宫产切口裂开、子宫黏膜下肌瘤、产后子宫滋养细胞疾病等均可引起晚期产后出血。

二、临床表现

1. 胎膜残留者：产后即有持续性血性恶露多，伴有子宫复旧差，宫底压痛，低热等感染迹象。出血多发生在分娩数日至10余日。

2. 剖宫产后出血者：可发生于产后20余日至产褥末期，表现为急性大量出血，且可反复出现，出血过多可发生休克。

3. 胎盘附着面复旧不全：常于产后10余日发生阴道出血。

4. 胎盘息肉、滋养细胞疾病、黏膜下肌瘤：可为不规则出血。

三、处理原则

1. 明确原因，如：监测血HCG，盆腔超声确定有无宫腔胎盘、胎膜残留。

2. 应用抗生素、宫缩剂及止血药物。

3. 如有宫腔胎盘、胎膜残留，阴道分娩者多能自行排出。若出血多，可行刮宫术。刮出物不论是胎盘组织、坏死蜕膜，均应送病理检查。

四、护理措施

1. 注意卧床休息，密切观察生命体征，发现异常及时通知医生，做好抢救准备。

2. 密切观察阴道出血情况，有阴道排除物应保留并送病理检查。

3. 加强会阴护理，保持外阴清洁，使用消毒会阴垫。注意观察子宫收缩及伤口情况。

4. 协助医生采取止血措施，如按摩子宫、使用宫缩剂、缝合产道损伤处等。遵医嘱使用抗生素，预防感染发生。注意定期检查血色素及白细胞总数、分类，了解治疗效果。

5. 饮食应易消化，富含营养。

6. 观察了解产妇及其家人的精神状态并给予精神安慰，讲解有关的知识及自我监护和自我护理的方法。加强婴儿护理，促进母婴情感交流。主动为产妇提供生活护理，避免患者劳累和精神紧张。

第十一章　产科手术的护理

第一节　会阴切开缝合术

会阴切开缝合术是产科常用的手术之一，其目的是避免严重会阴裂伤，常用的方式有会阴左中侧切与正中切开。

一、适应证

1. 初产妇，准备阴道助产术或臀位分娩。
2. 早产儿预防颅内出血。
3. 第二产程过长，如宫缩乏力、轻度头盆不称、会阴坚韧。

二、术后护理

1. 保持会阴清洁，每日用1∶40络合碘冲洗外阴2次。
2. 每日检查伤口，以便及早发现感染征象，给予及时处理。
3. 外阴伤口水肿严重者，用95%乙醇或50%硫酸镁湿热敷，每日2次。
4. 无特殊情况产后3天（72小时）拆线，拆线前应冲洗外阴，并消毒切口周围皮肤。
5. 有内科合并症的产妇，如糖尿病、免疫系统疾病、贫血者应考虑延迟拆线。
6. 如有拆线后伤口裂开，创面新鲜应立即缝合，5天后再拆线。

第二节　阴道助产术

包括胎头吸引器助产术与产钳助产术。

一、胎头吸引器助产术

是将胎头吸引器置于胎头上，形成一定负压吸住胎头，通过牵引协助胎儿娩出的手术。

（一）适应证

1. 孕妇有合并症，如心脏病、妊娠期高血压疾病等，不宜在分娩时用力者，胎儿窘迫需缩短第二产程者。
2. 第二产程延长者。
3. 有剖宫产史或子宫有疤痕者。

（二）适用条件

1. 宫口已开全或接近开全。
2. 胎头骨质部分达坐骨棘下3cm以上。
3. 胎膜已破。

4. 不适用于颜面部、额部、高直位、臀位等异常胎位。

（三）注意事项

1. 吸引器放置位置正确，避开囟门，抽吸负压前应检查是否避开宫颈，以免造成宫颈损伤。抽吸负压后稍等待，必须使胎头在缓慢负压下形成产瘤再牵引。

2. 牵引时注意避免滑脱，如有漏气或滑脱，可能是负压不够，牵引方向与胎头位置不一致，或吸引器放置部位不妥，部分为于阴道壁或子宫颈部位。负压不够及开口端未与胎头紧密附着，或胎头枕部未能转至正前方而滑脱应重新放置吸引器。一般不宜超过二次。如牵引困难，胎头不向下移动，使用吸引器超过 15 分钟，应停止操作。改用产钳或剖宫产结束分娩，以免影响胎儿。

3. 术后检查产道，宫颈与阴道黏膜如有裂伤，应立即缝合。对于牵引困难者，密切观察新生儿有无头皮血肿、头皮损伤，是否存在颅内出血征象，并及时予以处理。

二、产钳助产术

产钳助产术是应用产钳牵引胎头以娩出胎儿的手术。

（一）产钳的种类

根据放置产钳时，胎头在盆腔内位置的高低分为：

1. 低位产钳：胎头骨质部分已达坐骨棘下 3cm 以上，矢状缝位于骨盆出口前后径上，胎头已拨露时使用。

2. 中位产钳：胎头双顶径已过骨盆入口，但未达盆底坐骨棘水平时使用。

3. 高位产钳：胎头尚未衔接，即双项径尚未过骨盆入口时使用。由于位置高，对母儿危害大，故高位产钳现已不用，被剖宫产术代替，常用低位产钳。

4. 后出头产钳：当胎儿为臀位，胎体娩出后，用产钳协助娩出胎头。产钳细长，弯曲度小，钳柄上弯。

（二）适应证

1. 同胎头吸引器术。

2. 胎头吸引器因阻力大而失败时。

3. 臀位助产后头娩出困难者。

4. 剖宫产娩出胎头困难者。

（三）适用条件

1. 无明显头盆不称。

2. 胎先露为顶先露，臀位产时用于牵引后出头。

3. 术前未破膜应予破膜，宫口必须完全扩张。

4. 胎儿应存活，如触诊为死胎，应行穿颅术避免产道损伤。

（四）注意事项

1. 操作前查清胎位，正确放置产钳。如产钳放置不正确则可引起胎儿损伤，包括颅内出血，面神经麻痹，甚至眼球压伤等。并可引起母体软组织的损伤，如阴道、宫颈撕裂伤，甚至子宫破裂。操作要十分谨慎，准确。牵引产钳用力要均匀，用力不宜过猛，速度不宜过快，钳柄不能左右摇摆。

2. 当胎头即将牵出时，应立即停止用力，与助手协作，注意保护会阴，再缓慢牵出。

如暴力牵拉，即使有会阴侧切也可造成严重的会阴裂伤。

（五）护理措施

1. 决定产钳分娩，护士应将所需物品准备齐全，如适用的产钳、灯光及新生儿复苏的各项物品。

2. 配合医生产钳操作，为孕妇作局部按摩以减轻麻木及肌肉痉挛。

3. 观察胎心情况，有异常及时告之接生者。为孕妇吸氧、补充能量。护士在孕妇床边守护照料，能减轻孕妇的紧张和烦躁。

4. 如放后出头产钳，应协助按压耻骨上胎头，使之俯屈，助娩。

5. 新生儿有窒息，应先进行抢救。

6. 分娩后常规冲洗会阴伤口；因手术操作可致侧切伤口肿胀，应予以热敷；注意产道损伤、出血、血肿情况。产程长者应置尿管导尿，注意宫缩及出血情况。

第三节　剖宫产术

剖宫产术是经腹部切开子宫取出胎儿的手术，应用适当能起到挽救母儿的作用。否则不仅不能收到预期效果，且可造成近期及远期影响。近年来剖宫产率有不断上升的趋势，一般医院在30%～40%左右，个别医院更高，受到许多社会因素的影响。

一、适应证

（一）产妇方面

1. 头盆不称，如骨盆狭窄或畸形；相对头盆不称，经严密观察，试产失败者。
2. 子宫先兆破裂者。
3. 软产道异常，如：盆腔肿瘤阻碍产道，宫颈水肿、不扩张者。
4. 宫缩乏力，经处理无效，造成产程停滞。
5. 胎位异常，如：初产臀位，持续性枕后位、枕横位等。
6. 产前出血，如：前置胎盘，胎盘早剥。
7. 前次剖宫产史；曾做过子宫肌瘤剔除术者。
8. 引产失败，需要在短期内结束分娩。
9. 35岁以上的高龄初产妇，应适当放宽剖宫指征。
10. 内科合并症不能承受阴道分娩者，如高血压、心脏病、甲亢、糖尿病等，根据病情严重程度决定。

（二）胎儿方面

1. 胎儿窘迫，胎盘功能严重减退。
2. 巨大胎儿体重4000g以上，尤其是4500g以上，有发生肩难产风险者。
3. 产程中发现脐带脱垂，胎心好，估计短时间内不能自阴道分娩者。
4. 胎儿宝贵，以往有新生儿死亡史又无存活儿者。

二、手术种类

按子宫切口部位可分为：

1. 子宫下段横切口：应用广泛。于子宫下段做弧形切口，足月时子宫下段形成，子宫肌壁薄，出血少，对合容易，再次分娩疤痕破裂风险小。

2. 子宫下段纵切口：切口位于子宫体及下段部分，宫体部位组织厚，需缝合三层，出血多，费时间，常用于前置胎盘时。

3. 古典型剖宫产术：切口完全位于宫体。用于下段形成不好，紧急情况下，以往应用较多，目前仅用于中期引产小剖宫，因为此种手术方式，再次妊娠子宫破裂的危险大。

4. 腹膜外剖宫产术：为子宫下段切口，不进腹腔。用于破水时间长，有感染情况。因近年抗生素进展很快，可以有效控制严重的感染，加之腹膜外剖宫产术不能探查双侧附件，且损伤膀胱的风险较高，故目前已很少采用。

剖宫产术前、术后护理请参见第十七章《妇科手术前后护理》。

第十二章　女性生殖系统炎症患者的护理

第一节　概　述

一、女性生殖器的自然防御功能

女性生殖器的解剖和生理特点形成比较完善的自然防御功能，增强了对感染的防御能力。

1. 两侧大阴唇自然合拢，遮掩阴道口、尿道口。

2. 由于盆底肌的作用，阴道口闭合，阴道前、后壁紧贴，可防止外源性感染。经产妇的阴道松弛，这种防御功能较差。

3. 阴道自净作用：阴道上皮在卵巢分泌的雌激素作用下，增生变厚，增强抵抗病原体侵入的能力；同时，上皮细胞中含有丰富的糖原，在阴道杆菌作用下分解为乳酸，维持阴道正常的酸性环境（pH4～5），使适应于弱碱性环境中繁殖的病原体受到抑制。

4. 宫颈阴道部表面覆以复层鳞状上皮，具有较强的抗感染能力。

5. 子宫颈内膜所分泌的黏液形成“黏液栓”，堵塞子宫颈管，且子宫颈内口正常情况下紧闭着，阻止病原体的侵入。另外，子宫颈管的黏液又呈碱性，使适应于酸性环境的病原体繁殖受到抑制。

6. 子宫内膜周期性剥脱，可及时消除宫腔的感染。

7. 输卵管黏膜上皮细胞纤毛向宫腔方向摆动，以及输卵管的蠕动，都有利于阻止病原体的侵入。

二、病原体

虽然女性生殖器具有自然防御功能，但由于其与尿道、肛门比邻，易受到污染，特别是性交、分娩及各种宫腔操作受到病原体感染而发生炎症。

1. 细菌：多数为化脓菌，如链球菌、葡萄球菌、大肠杆菌、厌氧菌、变形杆菌、淋病奈瑟菌、结核杆菌等，这些病菌可以单独感染，也可以混合感染。

2. 原虫：以阴道毛滴虫最为多见，其次是阿米巴原虫。

3. 真菌：以假丝酵母菌（念珠菌）为主。

4. 病毒：以疱疹病毒、人乳头瘤病毒为多见。

5. 螺旋体：主要为苍白密螺旋体。

6. 衣原体：常见的是沙眼衣原体。

三、传播途径

1. 经淋巴系统蔓延：细菌经阴道、子宫颈或子宫体创伤处的淋巴管侵入盆腔结缔组织及内生殖器其他部分，是产褥感染、流产后放置宫内节育器后感染扩散的主要途径。

2. 经血行传播：为结核感染的主要途径，病原菌先侵入身体其他器官，再经血液循环感染生殖器。

3. 沿生殖器黏膜上行蔓延：病原体侵入外阴、阴道后，沿黏膜面经子宫颈、子宫内膜、输卵管内膜而达到盆腔，如淋病奈瑟菌。

4. 直接蔓延：内生殖器邻近脏器的炎症，直接蔓延到内生殖器及盆腔，如阑尾炎引起输卵管炎。

第二节　外阴部炎症

一、外阴炎

（一）病因

阴道分泌物、月经血、产后恶露、尿液、粪便的刺激均可引起外阴不同程度的炎症。穿紧身化纤内裤，月经垫通透性差，局部长时间潮湿等均可引起外阴部的炎症。

（二）临床表现

1. 外阴瘙痒或烧灼痛。于排尿、活动、性生活时加重。

2. 外阴皮肤充血、潮红、肿胀，并可见抓痕或溃疡，炎症长期不消退者局部皮肤可增厚或有皲裂。

（三）处理原则

1. 积极寻找病因，进行对因治疗。

2. 局部治疗：可用 1∶5000 高锰酸钾液坐浴，若有破溃可用抗生素软膏局部涂抹。还可应用中药治疗。

（四）可能的护理诊断

皮肤或黏膜完整性受损：与黏膜由于炎症充血破溃有关

舒适改变：与由于炎症刺激，阴道分泌物多，引起外阴瘙痒灼痛等不适有关

（五）预期目标

患者外阴部皮肤粘膜完整。

患者症状解除或减轻，舒适感增加。

（六）护理措施

1. 保持外阴清洁与干燥：经常换洗内裤，穿透气性好的棉织品内衣。炎症严重者卧床休息，减少局部摩擦。

2. 积极寻找病因，消除刺激源，如检查尿糖及阴道分泌物内病原体。

3. 局部用清洁液坐浴，可用 1∶5000 高锰酸钾溶液坐浴，或在溃疡处涂擦抗炎油膏。

4. 病因治疗：按医嘱局部或全身用药，如口服抗生素。

二、前庭大腺炎

（一）病因

前庭大腺位于两侧大阴唇后 1/3 深部，腺管开口于处女膜与小阴唇之间。由于其解剖部

位上的特点，在性交、流产、分娩或其他情况下，外阴部病原菌易从腺体开口处侵入而引起炎症。主要病原体为葡萄球菌、大肠杆菌、链球菌、肠球菌。

（二）临床表现

炎症多发生于一侧。起初局部肿胀、疼痛、灼热感，行走不便，有时会致大小便困难。检查见局部皮肤红肿、发热、压痛明显。当脓肿形成后，可触及波动感，脓肿直径可达5～6cm，患者出现发热等全身症状。

（三）处理原则

1. 急性发作时，需卧床休息。
2. 根据分泌物培养结果选用抗生素治疗。
3. 可应用清热、解毒的中药治疗。
4. 脓肿形成后可切开引流并作造口术。

（四）可能的护理诊断

同外阴炎。

（五）预期目标

同外阴炎。

（六）护理措施

1. 急性炎症期卧床休息，保持外阴清洁，局部用热敷或热水坐浴使炎症局限和吸收。
2. 指导患者注意外阴清洁，保持干燥，每日更换内裤。炎症期间尽量避免搔抓局部皮肤。
3. 遵医嘱给患者服抗生素。中药选用清热解毒药。
4. 脓肿切开后，局部放置引流条引流，应每日更换。

第三节　阴　道　炎

一、滴虫性阴道炎

（一）病因

滴虫性阴道炎是常见的阴道炎，由阴道毛滴虫引起。滴虫呈梨形，后端尖，大小约为多核白细胞的2～3倍。虫体顶端有鞭毛，体部有波动膜。活的滴虫无色透明呈水滴状，鞭毛随波动膜的波动而摆动。滴虫只有滋养体而无包囊期。滋养体生存能力较强，能在3～5℃的温度下生存21天；在46℃时生存20～60分钟；在半干燥的环境中生存10小时左右；在普通肥皂水中也能生存45～120分钟；最适宜生长繁殖的pH值为5.1～5.4，在pH5以下或7.5以上的环境中则不生长。月经期前后阴道内pH值升高，隐藏在腺体内及阴道皱襞内的滴虫常得以繁殖。滴虫不仅寄生于阴道，也可侵入尿道、膀胱、肾盂，以及男性的包皮褶、尿道或前列腺中。

（二）传播途径

1. 直接性交传播。
2. 间接由公共浴池、浴盆、浴巾、游泳池、厕所、衣物、医疗器械及敷料等传播。

（三）临床表现

1. 潜伏期：4～28天。

2. 典型症状是阴道分泌稀薄泡沫状白带增多、及阴道口和外阴瘙痒，若合并其他细菌混合感染则分泌物呈脓性，可有臭味。

3. 伴尿路感染时有尿频、尿痛、甚至尿血。

4. 妇科检查时阴道黏膜充血，有散在红色斑点，后穹隆有分泌物积聚且明显。

5. 不孕：阴道毛滴虫能吞噬精子，并阻碍乳酸生成，影响精子在阴道内存活，可致不孕。

（四）辅助检查

1. 悬滴法：在玻片上放一滴加温生理盐水，于阴道后穹隆处取出少许分泌物混于生理盐水中，立即在低倍光镜下寻找活动滴虫。

2. 阴道分泌物还可培养检查滴虫。

（五）处理原则

1. 预防：积极治疗患者，消灭传染源。禁止患者进入游泳池。医疗器械及物品应严格进行消毒处理，防止交叉感染。

2. 药物治疗：甲硝唑400mg，每日2～3次，7天为一个疗程；性伴侣同时治疗。孕早期及哺乳期妇女慎用。局部可用酸性溶液冲洗阴道，可用1%乳酸或0.5%醋酸溶液，改善阴道内环境，以提高疗效。

（六）可能的护理诊断

黏膜完整性受损：与黏膜由于炎症充血破溃有关。

舒适改变：与外阴痛痒或灼热感有关。

知识缺乏：缺乏相关的防护知识。

（七）预期目标

患者外阴部皮肤黏膜完整。

患者症状减轻，舒适感增加。

患者掌握相关的防护知识。

（八）护理措施

1. 进行卫生宣传：注意个人卫生，保持外阴部清洁、干燥，勤更换内裤，避免穿化纤材质的内裤。炎症期间尽量避免搔抓，防止外阴皮肤破溃。治疗期间禁止性生活，内裤及坐浴用物应进行煮沸消毒5～10分钟以消灭病原体，防止交叉和重复感染。

2. 指导患者配合治疗：

（1）指导患者进行阴道上药：告知患者阴道上药的方法。阴道用药应在酸性药液冲洗阴道后。月经期间应暂停坐浴、阴道冲洗及阴道用药。

（2）由于甲硝唑抑制乙醇在体内氧化而产生有毒的中间代谢产物，因此，用药期间应禁酒。孕20周以前或哺乳期妇女，由于甲硝唑可透过胎盘到达胎儿体内，亦可从乳汁中排泄，应禁用。

（3）服用甲硝唑的患者偶见胃肠道反应，如食欲减退、恶心、呕吐等，此外，还偶见头痛、皮疹、白细胞减少等。告知患者发现反应应及时就诊。

3. 指导患者及时复查：按医嘱要求，患者应及时复查，复查前24～48小时应避免性生活、坐浴及阴道冲洗和用药。滴虫性阴道炎复查的时间为每次月经干净后，经三次检查滴虫均阴性方可称为治愈。

二、外阴阴道假丝酵母菌病

（一）病因

外阴阴道假丝酵母菌病是一种常见的外阴、阴道炎，也称阴道念珠菌病。主要是由白假丝酵母菌感染所致。假丝酵母菌对热的抵抗力不强，加热至60℃1小时即可死亡，但对于干燥、日光、紫外线及化学制剂的抵抗力较强。

白假丝酵母菌为条件致病菌，正常情况下阴道内菌量极少，不引起症状。当阴道内糖原增加、局部细胞免疫力下降，适合其繁殖引起炎症，故多见于孕妇、糖尿病患者及接受大量雌激素治疗者。此外，长期应用抗生素、皮质类固醇激素，免疫缺陷综合征、肥胖及长期穿着紧身化纤内裤者，易使假丝酵母菌繁殖而引起感染。

（二）传播方式

1. 内源性感染：为主要的感染途径。假丝酵母菌可寄生于人体阴道、口腔、肠道内，这三个部位可相互自身传染。

2. 性交感染：少部分患者可通过性交直接传染。

3. 间接感染：可通过接触感染的衣物等间接感染。

（三）临床表现

1. 外阴瘙痒、灼痛，重者坐卧不安，痛苦异常，亦可伴有尿频、尿痛及性交痛。

2. 阴道分泌物增多，分泌物为白色稠厚呈豆渣样。

3. 妇科检查可见小阴唇内侧及阴道黏膜面附有白色假膜，擦去假膜后露出红色黏膜面或浅表溃疡。

（四）辅助检查

阴道分泌物悬滴法在显微镜下找芽孢和假菌丝，亦可做假丝酵母菌培养。

（五）处理原则

1. 消除诱因：积极治疗糖尿病，及时停用广谱抗生素、雌激素、皮质类固醇激素。

2. 药物治疗：用2%～4%碳酸氢钠溶液坐浴或阴道冲洗，改变阴道内酸碱度。局部可应用咪康唑栓剂、克霉唑栓剂、制霉菌素栓剂等。如局部治疗效果不满意，可口服氟康唑、酮康唑。

（六）可能的护理诊断

同滴虫性阴道炎。

（七）预期目标

同滴虫性阴道炎。

（八）护理措施

1. 用碱性溶液冲洗阴道：用2%～4%碳酸氢钠冲洗后，阴道内放置治假丝酵母菌类制剂，如米可定泡腾片或克霉唑栓剂或片剂，每日晚1粒，7～10天为一个疗程。

2. 积极消除和治疗发病诱因：如防止滥用抗生素、积极治疗糖尿病及肠道假丝酵母菌感染。

3. 其他护理同滴虫性阴道炎。

三、老年性阴道炎

（一）病因

老年性阴道炎常见于绝经后的妇女，因卵巢功能下降，雌激素水平低落，导致阴道粘膜萎缩变薄，上皮细胞内糖原含量减少，阴道 pH 值上升，局部抵抗力下降，致病菌侵入繁殖引起炎症。

（二）临床表现

1. 阴道流出黄水样或淡红色血性分泌物，亦有呈脓性白带。
2. 外阴瘙痒或灼热感。
3. 检查：阴道黏膜萎缩、充血，有散在小出血点或浅表溃疡。

（三）处理原则

1. 增加阴道酸度：用 1%乳酸液或 0.1%～0.5%醋酸液冲洗阴道，抑制细菌生长繁殖。还可用甲硝唑或诺氟沙星药物放入阴道深部，每日 1 次，7～10 天为一个疗程。
2. 增加阴道抵抗力：可局部或全身应用雌激素类药物。

（四）可能的护理诊断

同外阴炎症。

（五）预期目标

同外阴炎症。

（六）护理措施

1. 白带检查排除滴虫和假丝酵母菌，阴道溃疡面及宫颈刮片做细胞学检查，排除恶性病变。若不能排除子宫出血者应行诊断性刮宫，宫腔内刮出组织送病理检查，排除恶性病变后按老年性阴道炎治疗。
2. 用 1%乳酸液冲洗阴道，增加阴道酸度，提高局部抵抗力。并按医嘱给患者服用少量雌激素。
3. 一般护理同其他阴道炎。

第四节　子 宫 颈 炎

子宫颈炎是生育年龄妇女的常见病，可分为急性子宫颈炎与慢性子宫颈炎。临床以慢性子宫颈炎为常见。

一、病因

慢性子宫颈炎多由急性转变而来，是由于分娩、流产或手术损伤宫颈后，病原体由伤口侵入而致急性宫颈炎，因宫颈管内膜皱襞多，腺体分枝复杂，感染不易消除，往往形成慢性宫颈炎。病原体主要为葡萄球菌、链球菌、大肠杆菌及厌氧菌，其次为性传播疾病的病原体，如淋病奈瑟菌、沙眼衣原体等。

二、病理

根据病理组织形态并结合临床，慢性宫颈炎可有以下几种类型：

1. 宫颈糜烂：是慢性宫颈炎最常见的一种病理改变。指宫颈外口处的宫颈阴道部分，外观呈细颗粒状红色区，称为宫颈糜烂。炎症初期，糜烂面仅为单层柱状上皮所覆盖，表面光滑，称单纯型糜烂；以后由于腺上皮及间质增生，糜烂面凹凸不平呈颗粒样，称颗粒型糜烂；如间质明显增生，糜烂面呈乳头型糜烂。

2. 宫颈肥大：由于慢性炎症长期刺激，子宫颈组织充血、水肿，腺体和间质增生，宫颈发生不同程度的肥大。

3. 宫颈息肉：慢性宫颈炎的刺激，使宫颈管局部黏膜增生，并向宫颈外口突出而成息肉。

4. 宫颈腺体囊肿：在宫颈糜烂愈合过程中，新生的鳞状上皮覆盖子宫颈腺管口或伸入腺管，将腺管开口阻塞；或腺管周围结缔组织增生；或疤痕形成压迫腺管，使腺管变窄或闭锁，腺体分泌物引流受阻，潴留而形成囊肿。

5. 子宫颈内膜炎：宫颈的阴道部分光滑，而宫颈口潮红充血，有脓性分泌物堵塞。

三、临床表现

1. 白带增多，呈黏液或黄色脓性。

2. 经常少量不规则阴道流血、性交后出血。宫颈息肉尤为多见。

3. 腰骶部酸痛，下腹部坠胀。

4. 检查：宫颈有糜烂、息肉、肥大、颈管炎的表现。宫颈糜烂最为常见。

5. 宫颈糜烂分度：根据糜烂面积大小可分为三度：

Ⅰ度糜烂：糜烂面占整个宫颈面积的1/3以内。

Ⅱ度糜烂：糜烂面积占整个宫颈面积的1/3～2/3。

Ⅲ度糜烂：糜烂面积占整个宫颈面积的2/3以上。

四、辅助检查

宫颈刮片细胞学检查以除外宫颈上皮内瘤样变。

五、处理原则

1. 宫颈炎进行治疗前应首先进行宫颈刮片检查、碘试验或宫颈组织切片检查，排除早期宫颈癌。

2. 物理治疗：是最常用的有效治疗方法。临床常用激光、冷冻治疗等方法。

3. 药物治疗：局部药物治疗适用于糜烂面积小和炎症浸润较浅的病例。局部可用康妇特栓剂，每日1枚，7～10天为一个疗程。另外，一些中药也有一定疗效。

4. 手术治疗：有宫颈息肉者可行息肉摘除术，对宫颈肥大、糜烂面较深和广且累及宫颈管者，可考虑行宫颈椎切术。

六、可能的护理诊断

黏膜完整性受损：与宫颈上皮糜烂有关。

有感染的危险：与宫颈上皮受损后，阴道细菌侵入导致局部炎症或化脓有关。

知识缺乏：缺乏相关的防护知识。

七、预期目标

患者接受治疗后，症状减轻，局部愈合。

患者掌握相关的防护知识，积极配合治疗。

八、护理措施

1. 告诉患者首先作宫颈刮片的细胞学检查，排除宫颈癌的可能后积极治疗宫颈炎。

2. 教会患者自行冲洗阴道及放置消炎栓剂。

3. 在治疗期间或治疗未愈前应当控制性生活，以减轻宫颈局部的刺激。

4. 物理疗法护理：

(1) 治疗时间应在月经干净后 3～7 天内，无急性生殖道炎症者。

(2) 治疗后应每日清洗外阴，保持外阴清洁干燥。

(3) 治疗后 2 个月内避免盆浴、性生活及阴道冲洗。

(4) 物理治疗后患者均有阴道分泌物多，在宫颈创面痂皮脱落前，阴道有大量黄水流出，脱痂时可有少量出血或少许流血，如出血较多应及时就诊。

(5) 一般于月经干净后 3～7 天复检。

5. 药物治疗：中成药栓剂阴道内放置，适用于糜烂面小而炎症病变浅的病例，如单纯性Ⅰ度糜烂。月经干净后用药，放药前洗净外阴及手，每日或隔日放药一次，至下次月经来潮停止。连用 1～2 个月，门诊复查。

6. 宫颈息肉者应行手术摘除，息肉应做病理检查。

第五节　慢性盆腔炎

女性内生殖器及周围的结缔组织、盆腔腹膜发生炎症，称为盆腔炎。常表现为慢性盆腔炎。

一、病因

慢性盆腔炎常为急性盆腔炎未能彻底治疗，或患者体弱，病程迁延所致。少数患者可无明显急性炎症表现，或因医疗条件差，急性期未治迁延而成为慢性炎症。

二、病生理

慢性盆腔炎的主要病理改变表现为：慢性输卵管炎与输卵管积水、输卵管卵巢炎及输卵管卵巢囊肿、慢性盆腔结缔组织炎。

三、临床表现

1. 经常性下腹隐痛、坠胀、腰骶部酸痛，在劳累、性交后或月经前后加重。

2. 原发或继发性不孕。

3. 月经量增多。

4. 盆腔检查：子宫常为后位，活动受限或固定。子宫一侧或双侧摸到条索状增粗的输卵管，或片状增厚结缔组织，或不活动的囊肿块；有压痛。

5. 辅助检查：B超可见附件部位有液性暗区。腹腔镜检查直视到子宫、输卵管、宫旁组织的炎症性病理改变，必要时作活检，与肿瘤进行鉴别诊断。有生育要求者，同时做输卵管通水实验，观察输卵管是否通畅。

四、处理原则

采用综合性治疗方案，包括中药治疗、物理治疗、药物治疗和手术治疗，同时注意增强局部和全身的抵抗力。

五、可能的护理诊断

疼痛：与炎症引起下腹经常性、长期隐痛有关。

紧张或焦虑：与病程长，易反复发作，症状明显有关。

知识缺乏：缺乏相关预防和配合治疗知识。

六、护理目标

患者诉说舒适感增加。

患者诉说紧张焦虑减轻。

患者接受医务人员指导，掌握相关预防和配合治疗的知识，改变不良卫生习惯。

七、护理措施

1. 嘱患者注意个人卫生，尤其是经期卫生，控制性生活，以防反复感染，加重病情。

2. 指导患者安排好日常生活，避免过度疲劳。督促患者坚持每日参加适合个体的体育锻炼，增强体质和免疫力。

3. 解除患者思想忧虑，增强治疗信心，增加营养。

4. 促进盆腔局部血液循环、改善组织营养状态，有利炎症吸收和消退的措施。如用活血化瘀的中药作下腹部热敷。中药水剂作保留灌肠，中药栓剂放置肛门内等。

5. 需手术者按医嘱作好手术前后的准备和护理。

第六节　淋　　病

一、病因

淋病是由革兰阴性的淋病奈瑟菌引起的一种性传播疾病。主要以侵袭生殖、泌尿系统黏膜的柱状上皮和移行上皮为特点。该病发病率居我国性传播疾病的首位，任何年龄均可发病，以20～30岁多见。淋病奈瑟菌喜潮湿，怕干燥，最适宜生长的温度为35～36℃，在微湿的衣裤、毛巾、被褥中可生存10～17小时，离体后在完全干燥的情况下1～2小时死亡。一般消毒剂或肥皂液均能使其迅速灭活。

二、传播途径

绝大多数淋病是通过性交直接传播。幼女可通过间接接触感染衣物、毛巾、床单、盆浴等物品及消毒不彻底的检查器械等间接感染，但所占比例很小。

三、临床表现

潜伏期3～7天，有60%～70%的患者无症状，易被忽视或致他人感染。感染初期病变局限于下生殖道、泌尿道，随病情发展可累及上生殖道。其临床症状包括：

1. 在性接触后3～7天有尿频、尿急、尿痛等急性尿道炎的症状。

2. 外阴红肿有烧灼痛，大量黄色脓性白带，继而出现前庭大腺炎、急性宫颈炎的表现。

3. 可出现下腹痛或压痛。

4. 检查：外阴、阴道、尿道口充血、红肿，压迫尿道及尿道旁腺有脓液外溢。前庭大腺肿胀，宫颈充血水肿，有脓液自宫颈口外流。病程长未经治疗者子宫旁可扪及炎性包块。

5. 实验室检查

（1）尿道口、宫颈口处分泌物涂片，做革兰染色，在多核白细胞内找到革兰阴性双球菌。

（2）分泌物培养：用特殊培养基，培养36小时后可作出鉴定。

四、处理原则

治疗应以早期彻底为原则，用药应以及时、足量、规范为原则。目前治疗淋病的首选药物为头孢曲松钠，加用红霉素等药物。

五、可能的护理诊断

同本章第二节“滴虫性阴道炎”。

六、护理目标

同本章第二节“滴虫性阴道炎”。

七、护理措施

1. 心理护理：尊重患者，给予关心、帮助，解除患者的焦虑情绪。

2. 做好宣教及指导

（1）治疗期间严禁性交，指导患者按医嘱服药；

（2）教会患者消毒方法：患者的内裤、毛巾等可用煮沸消毒5～10分钟，其他所接触的物品及器具可用1%石炭酸溶液浸泡消毒。

（3）按时随访。一般患者治疗后7日复查阴道分泌物，以后每月查一次，连续3次阴性，方能确定治愈。

3. 患者的配偶应进行检查，如其子女有可疑症状时也应作检查，并同时进行治疗。

第十三章　女性生殖系统肿瘤患者的护理

女性生殖系统的任何部分均可以发生肿瘤，但是以子宫和卵巢的肿瘤最常见，而阴道、外阴以及输卵管的肿瘤则相对少见。在女性生殖系统发生的良性肿瘤中，子宫肌瘤最常见，卵巢的成熟畸胎瘤次之，另外发生于卵巢的上皮性肿瘤也不少见；在女性生殖系统发生的恶性肿瘤中，子宫颈癌最常见，卵巢癌及子宫内膜癌的发病率为第二位，但是，近年来子宫内膜癌的发病率有逐渐上升的趋势，这种现象在城市中更加明显。

由于女性生殖系统大部分通过阴道与外界相通，因此，发生于宫颈、子宫的肿瘤在比较早期时就可以表现出症状，大多数可以得到较及时的治疗，但是，发生于卵巢的肿瘤则很难得到及时的发现，多数在发现时肿瘤已生长得较大或已经属于晚期。

目前对于大多数的肿瘤已经有了比较成熟的治疗方案，但是有些肿瘤的治疗效果并不令人满意，还需要进行大量的工作。目前摆在我们医务工作者面前的主要任务是肿瘤的早期发现、早期诊断、早期治疗问题，只有解决了这个问题，治疗的效果才能得到相应的改善。

第一节　子宫颈癌患者的护理

子宫颈癌是妇女最常见的恶性肿瘤之一。

一、病因

本病发病原因目前尚不清楚，但大量资料表明宫颈癌的发病和早婚、早育、性生活紊乱、包皮垢有关。根据目前的研究材料，宫颈癌的发生、发展和人乳头瘤病毒、单纯疱疹病毒、人类巨细胞病毒等感染有病因关系。

二、病理变化

（一）鳞状细胞癌

子宫颈癌以鳞状上皮细胞癌为主，占 90%～95%，腺癌占 5%～10%。子宫颈原位癌、早期浸润癌和浸润癌系指鳞状上皮细胞癌的不同病变，但鳞癌与腺癌在外观上并无特殊差别，且两者均可发生在宫颈阴道部或颈管内。

1. 目检：在发展为浸润癌前，肉眼观察无特殊异常，或类似一般宫颈糜烂。随着浸润癌的出现，宫颈可表现以下四种不同类型：

（1）糜烂型：环绕宫颈外口有较粗糙的颗粒状糜烂区，或有不规则的溃破面，触之易出血。

（2）外生型：又称增生型或菜花型。癌组织向外生长，最初呈息肉样或乳头状隆起，继而发展为向阴道内突出的大小不等的菜花状赘生物，质脆易出血。

（3）内生型：又称浸润型。癌组织向宫颈深部组织浸润，宫颈肥大而硬，甚至整个宫颈段膨大似桶状，但宫颈表面尚光滑或仅有浅表溃疡。

（4）溃疡型：不论外生型或内生型进一步发展时，肿瘤组织坏死脱落，可形成凹陷性溃疡。有时整个子宫颈为空洞所代替，形如火山口。

2. 镜检

（1）不典型增生：不典型增生表现为底层细胞增生，即从正常即仅1～2层底层细胞增至多层，甚至可占据上皮的大部分，且有细胞排列紊乱及细胞核增大、浓染、染色质分布不均等核异质改变。

（2）原位癌：原位癌又称上皮内癌。上皮全层极性消失，细胞显著异型，核大、深染、染色质分布不均，有核分裂象。但病变仍尚限于上皮层内，但未穿透基底膜，无间质浸润。不典型增生和原位癌统称宫颈上皮内瘤样变（CIN），可分为三级，CINⅠ级指轻度宫颈不典型增生；CINⅡ级指中度宫颈不典型增生；CINⅢ级指重度宫颈不典型增生及宫颈原位癌。

（3）镜下早期浸润癌：在原位癌基础上，如在镜下发现有癌细胞穿透基底膜，且浸润深度不超过5mm，宽度不超过7mm。

（4）鳞状上皮浸润癌：当癌细胞穿透上皮基底膜，侵犯间质深度超过5 mm，称为鳞状上皮浸润癌。在间质内可出现树枝状、条索状、弥漫状或团块状癌巢。

（二）腺癌

腺癌来源于被覆宫颈管表面和颈管内腺体的柱状上皮。

三、扩散途径

子宫颈癌以直接侵犯邻近组织和淋巴转移为主，血行转移极少。

（一）直接蔓延

最常见：① 向下沿阴道黏膜蔓延，最为常见；② 向上至子宫下段肌壁；③ 向两旁至主韧带、阴道旁组织，甚至延伸到骨盆壁，晚期可导致输尿管阻塞；④ 向前、后可侵犯膀胱或直肠，甚至出现膀胱阴道瘘或直肠阴道瘘。

（二）淋巴转移

淋巴转移的发生率与临床期别直接有关。期别越早，淋巴转移率就越低，期别越晚，淋巴转移率就越高。

（三）血行转移

发生在晚期，癌组织破坏小静脉后，可经体循环转移至肺、肾或脊柱等。

四、分期

宫颈癌的临床分期见表13-1。

表13-1　宫颈癌的临床分期

0期	原位癌（浸润前癌）
Ⅰ期	癌灶局限在宫颈（包括累及宫体）
Ⅱ期	癌灶已超出宫颈，但未达盆壁。癌累及阴道，但未达阴道下1/3
Ⅲ期	癌肿扩散盆壁和（或）累及阴道下1/3，导致肾盂积水或无功能肾
Ⅳ期	癌播散超出真骨盆或癌浸润膀胱黏膜或直肠黏膜或发生远处转移

五、临床表现

1. 阴道出血：当癌肿侵及间质内血管时开始出现流血。最早表现为性交后或双合诊后有少量出血，称为接触性出血。以后则可能有经间期或绝经后少量断续不规则出血，晚期流血增多，甚至因较大血管被侵蚀而引起致命的大出血。一般外生型癌出血较早，血量也多；内生型癌出血较晚。

2. 阴道排液：一般多发生在阴道出血之后，最初量不多，无臭。随着癌组织溃破，可产生浆液性分泌物，晚期癌组织坏死，感染则出现大量脓性或米汤样恶臭白带。

3. 疼痛：为晚期癌症状，当宫颈旁组织明显浸润，并已累及盆壁、闭孔神经、腰骶神经等，可以出现严重的腰骶部或坐骨神经痛。盆腔病变严重时，可以导致下肢静脉回流受阻的引起下肢肿胀和疼痛。

六、辅助检查方法

1. 子宫颈刮片细胞学检查：是发现宫颈癌前期病变和早期宫颈癌的主要方法。

2. 碘试验：正常宫颈或阴道鳞状上皮含有丰富糖原，可被碘液染为棕色，而宫颈管柱状上皮、宫颈糜烂及异常鳞状上皮区（包括鳞状上皮化生、不典型增生、原位癌及浸润癌区）均无糖原存在，故不着色。临床上用阴道窥器暴露宫颈后，擦去其表面粘液，以碘液涂抹宫颈及穹隆部，称为碘试验。在碘试验不着色区进行宫颈活组织检查，既可提高宫颈癌前期病变和宫颈癌的诊断准确率，还可了解癌肿蔓延至穹隆部的范围。

3. 阴道镜检查及宫颈搔刮：可协助诊断早期宫颈癌。

4. 宫颈和宫颈管活体组织检查：是确诊宫颈癌前期病变和宫颈癌的最可靠和不可缺少的方法。一般应在宫颈鳞柱交界部的 3、6、9、12 点处取四点活检，或在碘试验不着色区、阴道镜指导下，或肉眼观察到的可疑癌变部位，取多处组织，并进行切片检查。

5. 宫颈锥形切除术：当宫颈刮片细胞学多次检查为阳性，而宫颈活检为阴性；或活检为原位癌，但不能完全排除浸润癌时，均应该做宫颈锥形切除术，并将切除之组织进行连续病理切片检查以明确诊断和范围。

当宫颈癌诊断确立后，根据具体情况，可进行肺 X 光片、静脉肾盂造影、淋巴造影、膀胱镜、直肠镜检查等，以确定宫颈癌临床分期。

七、处理原则

（一）不典型增生

一般认为对于轻、中度不典型增生（或 CINⅠ、Ⅱ级）的患者，一般主张给予激光、电熨、冷冻等治疗，个别的患者可以行宫颈锥切。对于重度不典型增生的患者一般主张行全子宫切除，但是如果患者有生育要求，应该先行宫颈锥切，这种治疗既可以除外浸润癌的可能，本身又是治疗，待完成生育后，根据具体情况再定是否行子宫切除。

（二）原位癌

本期的患者应该行全子宫切除，但是，如果有生育要求，可以在严密随诊的情况下进行宫颈锥切，以除外宫颈浸润癌，如果患者为真正的原位癌，可以在严密观察情况下完成生育，以后再行子宫切除。

（三）浸润癌

目前对于宫颈癌的治疗主要有手术、放射、放射合并手术等治疗方法。

1. 手术治疗：仅适用于Ⅰ期和Ⅱ期患者，对于这类患者采用广泛式全子宫切除术（包括子宫、宫旁3cm、阴道上1/3及盆腔淋巴结切除术），对于年轻的患者可以保留双侧或单侧的卵巢。

2. 放射治疗：一般来讲，放射治疗是宫颈癌的首选治疗方法，它适用于各期。放射治疗的方法主要有两种，即腔内治疗（后装治疗）和体外照射，目前对于宫颈癌的治疗主要采用内、外照射结合的方法，多数患者可以获得较好的疗效，但是对于非常晚期的患者，本疗法应属姑息治疗的范畴。

3. 放射治疗合并化疗：放疗合并化疗是目前世界范围内宫颈癌治疗的主要手段，与单纯放疗相比，生存率明显得到延长，可以使单纯放疗的死亡率减少将近一半。现在较流行的方法是在原有放疗的同时，给予顺铂和5-FU为主的化疗，经过大量的研究这种治疗方法是可以耐受的，预后是良好的。

4. 化疗：主要用于晚期或复发转移患者，近年也采用化疗作为手术或放疗的辅助治疗常用药物有顺铂、卡铂、环磷酰胺、5-FU等。

八、护理

（一）可能的护理诊断

知识缺乏：缺乏关于治疗过程的知识。

疼痛：与手术后组织损伤有关。

有损伤的危险：与放疗副作用有关。

（二）预期目标

患者住院期间口头表达对现患疾病、拟行治疗的理解。

患者能用语言表达疼痛的性质，促成因素并列举缓解疼痛的有效措施。

放疗期间，患者能够尽可能避免或减轻身体损害，保证治疗进行。

（三）护理措施

1. 手术护理：一般护理见第十七章《妇科手术前后护理》，除此以外还有如下护理措施：

（1）晚期患者由于癌组织坏死感染，可能出现大量米汤样或脓性恶臭白带，术前每天冲洗外阴1～2次，保持外阴清洁。

（2）晚期患者可出现下腹、腹股沟、大腿及骶部疼痛，当癌瘤侵及膀胱时可出现泌尿道症状，需对症处理。

（3）对菜花型宫颈癌，应注意预防发生阴道大出血，一旦出血应立即用纱条填塞。

（4）手术范围大，时间长，出血多，故术后12小时内每1/2～1小时测量血压、脉搏、呼吸一次，平稳后每4小时测量一次。

（5）手术创面大，广泛的宫旁组织盆腔淋巴结被切除，术后阴道放置引流管，注意观察引流液的性状及量，并保持会阴部清洁。

（6）术后留置尿管7～10天，加强尿管的护理，拔管前三天开始训练膀胱功能。

2. 放疗护理：放射线治疗（简称放疗）是女性生殖系统恶性肿瘤的主要治疗方法之一。

放射线可直接作用于细胞的蛋白质分子，使之电离，并产生凝结现象，破坏其原有的形态和生理功能，造成细胞死亡，放射线也可使组织产生不正常的氧化过程，破坏细胞的主要生理功能。因此，放射线的作用主要在于使体内蛋白质合成受阻，酶系统受干扰，造成细胞功能障碍，导致其死亡。放射线在抑制和破坏肿瘤细胞的同时，也对正常组织产生不良影响。人体各个器官对放射线的敏感度不一样，卵巢属高度敏感，阴道与子宫颈中度敏感。

常用的放射源有放射性钴^{60}、放射性铱^{192}等。常用的照射方式有体外照射、腔内照射。照射时间随病情变化。

(1) 放疗患者的心理支持：患者对放疗不了解，常误认为放疗是不治之症的姑息治疗。在放疗期间由于局部和全身的反应，往往难以完成疗程。护士在患者放疗期间除耐心细致的做好护理工作外，还要给患者以精神的支持，解除患者的思想顾虑。详细叙述放疗的原理和疗效，使患者明白放疗绝不是癌症晚期的姑息治疗，某些肿瘤经过几个疗程的治疗是可以治愈的，并要讲清放疗的效果与患者的身体和心理状态有关，放疗的一些不良反应可以通过治疗和护理来预防和减轻，说服患者坚持治疗。护士要与家属密切配合，向家属说明，接受外放射的患者本身并无放射性，以增加家庭的安全感。

(2) 腔内治疗的护理：腔内治疗是利用自然腔道，将放射源靠近肿瘤组织进行照射，主要控制宫颈癌的原发区。现多采用后装治疗机放置铱^{192}进行治疗。所谓后装治疗是指先把不带放射源的容器置入治疗部位，再与后装治疗机传送管道接通，然后在防护良好的控制室内远距离操作，将放射源送入治疗容器，治疗结束时放射源也自动返回。

照射前的护理：认真做好心理支持，检查各项化验是否齐全，会阴部备皮，以1∶5000高锰酸钾溶液阴道冲洗一次。准备好窥阴器、宫颈钳、阴道盒、宫腔管、纱布等。患者取膀胱截石位，协助医生放置阴道盒与宫腔管，将患者推入治疗间，连接好阴道盒与宫腔管和后装治疗机。

照射后的观察与护理：① 照射后取出填塞纱布并核对数目，观察阴道有无渗血和出血，如有出血应以无菌纱布填塞止血。如无出血可做阴道冲洗每日一次。因阴道黏膜受照射治疗的刺激，可出现充血、水肿、溃疡，其表面被含有纤维素和白细胞形成的白色假膜所覆盖，一般三个月后假膜消失，伤面由周边逐渐愈合，如有炎症存在则易形成阴道壁粘连。为控制炎症，防止发生粘连，需每日冲洗阴道至创面愈合。② 注意血象变化：造血系统反应与疾病的严重程度、接受的剂量与照射面积有关。最常见的反应是白细胞下降，因射线可抑制造血功能，情况严重者，血小板也下降，出、凝血时间延长，导致大出血。嘱患者注意个人卫生，进行保护性隔离，避免交叉感染，防止外伤引起皮下或脏器出血。如白细胞低于$3\times10^9/L$，血小板低于$5\times10^9/L$，血红蛋白低于70g/L应暂停照射，同时遵医嘱给予升血象药物如维生素B_4、鲨肝醇、补血生等，必要时小量输血。③ 观察膀胱功能：如膀胱黏膜受损，可出现充血、水肿，毛细血管扩张可有出血倾向，患者主诉尿频、尿痛，甚至血尿、排尿困难、尿潴留。应鼓励患者多饮水每日达3000ml，口服维生素C、维生素K，使用尿路抑菌药预防感染。④ 放射性直肠炎：放射性直肠炎是腔内放疗时常见的反应，主要发生在直肠前壁，相当于宫颈与后穹隆的位置，此处射线集中，阴道狭窄的患者更易发生。最早表现为黏膜充血、水肿，肠蠕动增加而发生腹痛、腹泻、黏液便、里急后重感，应暂停治疗，注意观察大便的性状，及时送检。提醒患者注意饮食，严禁粗纤维食物，防止对直肠的刺激与损伤。

(3) 体外照射的护理：体外照射常用钴^{60}。对体外照射的患者，主要是皮肤护理。被照射皮肤经放射线对组织细胞的侵袭可出现皮肤反应，多在照射 8～10 天出现。急性皮肤反应时，首先在照射区出现界限分明的红斑，然后进展为干性脱屑，患者主诉疼痒，以后进展为较严重的湿性脱屑，皮肤损害如严重灼伤，可出现水泡溃烂和组织表层丧失，此种为可逆性。数月数年后，照射部位组织纤维化，毛细血管扩张或淋巴引流障碍，使局部皮肤增生变厚。

护士要随时观察患者皮肤颜色、结构和皮肤完整度。重视患者的主诉如干燥、瘙痒或疼痛，告诉患者勿搔抓皮肤，可用手轻拍或涂维生素 AD 软膏以减轻干燥和痒感。注意皮肤的清洁、干燥，内衣及用物应柔软、吸湿性好，避免日晒、摩擦、热敷，粘贴胶布及使用含刺激性的肥皂和化妆品等。如表皮出现水泡可在消毒条件下，用无菌注射器抽出泡内液体，并涂 2%甲紫，一般 2 周后自愈。

第二节　子宫肌瘤患者的护理

子宫肌瘤是子宫平滑肌组织增生而形成的良性肿瘤，其中含有少量的纤维结缔组织。子宫肌瘤是女性生殖系统最常见的肿瘤之一。

一、病因

子宫肌瘤的确切病因目前尚不清楚，多数观点认为子宫肌瘤的发生与长期和过度的雌激素刺激有关。

二、分类（图 13－1）

1. 根据肌瘤生长部位：可分为宫颈和宫体部的肌瘤，前者少见，绝大多数为宫体肌瘤。

2. 根据肌瘤与子宫肌层的关系：将子宫肌瘤分为肌壁间肌瘤、浆膜下肌瘤及黏膜下肌瘤。

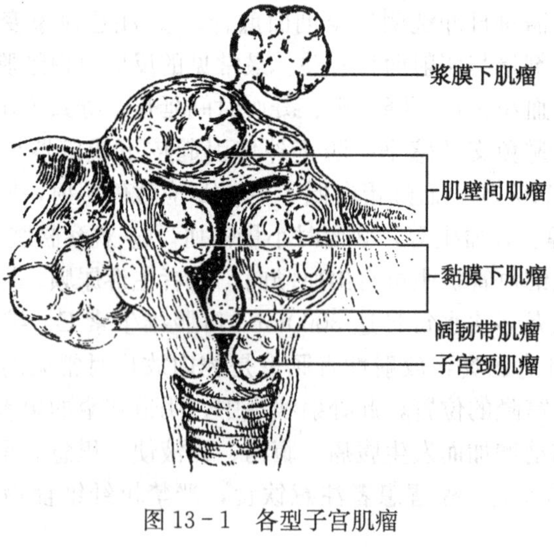

图 13－1　各型子宫肌瘤

三、病理变化

肌瘤周围有纤维组成的假包膜，其与肌瘤间有疏松结缔组织。肌瘤质地较子宫硬，切面为灰白色呈编织状；当肌瘤生长较快，因血运不足可发生继发变性，常见为玻璃样变、囊性变，妊娠期非常容易发生红色变性。肌瘤恶变率极低（仅占肌瘤的 0.4%～0.8%）称为肉瘤变。

四、临床表现

1. 子宫出血：月经量多、经期延长，以黏膜下肌瘤表现突出，而浆膜下肌瘤则很少引起子宫出血。

2. 盆腔包块：于膀胱充盈时较明显。有时在清晨时较易自己摸到。

3. 下腹疼痛：尤其经期明显，多见于黏膜下肌瘤。

4. 不孕和流产：由于肌瘤引起宫腔变形可影响孕卵着床或因宫颈肌瘤影响孕卵受精而导致不育或流产。

5. 压迫症状：随着肌瘤的增大，以及生长的部位的不同，可以引起相应的症状，如生长于子宫前壁的肌瘤常可以引起泌尿系的症状，对于子宫后壁的肌瘤，由于压迫直肠，可以引起排便困难等症状，生长于侧面的肌瘤，尤其是阔韧带肌瘤，由于肿瘤可以压迫神经，因此，可导致腿痛、腰骶部痛等症状。

五、辅助检查方法

子宫肌瘤通过较准确的盆腔检查即可明确诊断。

1. B 超：B 超对于子宫肌瘤的诊断十分有效，在大多数的情况下，通过本检查即可诊断，很多患者就是在体检时进行 B 超检查而得以诊断。

2. 子宫碘油造影：有黏膜下肌瘤时可自 X 光片上发现充盈缺损。

3. 宫腔镜检查：对于有些诊断较困难的病例，有时可以通过宫腔镜检查明确黏膜下肌瘤的诊断。

六、处理原则

对于子宫肌瘤的处理应根据肌瘤大小、生长部位以及患者年龄、对生育要求等方面综合考虑。在患者年近绝经期，子宫小于 10 周妊娠大小，无月经多等症状者，可暂保守治疗或观察不予处理。若保守治疗无效或子宫较大、症状明显、年龄又轻可考虑手术治疗，手术方式根据有无生育要求选择。

（一）保守治疗

1. 定期复查：一般情况下每年检查一次。

2. 药物治疗：

（1）雄激素治疗：甲睾酮 10mg，每日 1 次，每月 20 天，舌下含服共 3 个月。

（2）米非司酮。

（3）血多时可选用止血药，如云南白药等。

（二）手术治疗

1. 粘膜下肌瘤摘除术：限于瘤蒂较细者，可自阴道将瘤体自蒂部扭除，注意出血及穿孔。

2. 子宫肌瘤剔除术：未生育者，患有肌瘤且肌瘤大于4cm（直径）以上者行此手术。

3. 子宫切除术：子宫肌瘤较大，且无生育要求者，或虽肌瘤无显著增大，但合并贫血，且保守治疗无效者，均应考虑手术切除子宫。

七、护理

（一）可能的护理诊断

焦虑：与诊断未明确，担心恶性肿瘤有关。

疼痛：与平滑肌瘤的刺激有关。

组织灌注量异常：与阴道出血多有关。

（二）预期目标

患者能找出引起焦虑的因素并演示减轻焦虑的方法。

患者自诉疼痛减轻。

患者维持正常的血压，血色素接近正常值。

（三）护理措施

1. 心理护理：帮助患者对疾病有正确认识，告知子宫肌瘤是良性肿瘤，恶变率极低，因此如肌瘤小于妊娠10周大小，症状不明显，近绝经期可不需治疗，每3～6个月随访观察一次，一般在绝经后肌瘤可逐渐萎缩。如月经量稍多可考虑雄激素治疗，常用甲睾酮5mg口服或丙酸睾酮25mg肌注，每月不超过300mg，以免引起男性化。

2. 阴道出血多时，应密切观察患者的生命体征及阴道流血情况，保留会阴垫估计出血量，立即静脉输液，必要时遵医嘱输血。注意外阴清洁卫生，预防宫腔感染。

3. 肌瘤较大出现压迫症状的患者，应注意观察患者大小便情况，出现尿潴留者，应立即导尿。压迫直肠引起便秘者，可适当给予轻泻剂，如番泻叶2～4g泡水口服，解除患者痛苦。

4. 浆膜下肌瘤扭转，出现剧烈腹痛时，应立即报告医生处理，并做经腹手术的准备。

5. 黏膜下肌瘤如脱出至阴道者，应注意保护外阴清洁，防止感染。出血多时，应立即准备外阴皮肤，行经阴道黏膜下肌瘤摘除术，术后除按阴道手术护理外，应注意观察有无阴道出血。

6. 对年轻要求保留生育能力的患者，可行腹腔镜或经腹肌瘤剥除术。对肌瘤较大，超过10周妊娠大小，症状严重者，或生长迅速，可行全子宫切除术，按照妇科经腹手术前后护理。

第三节　子宫内膜癌患者的护理

子宫内膜发生的癌称为子宫内膜癌，又称宫体癌。绝大多数的子宫内膜癌为腺癌，是老年妇女的疾病。80％以上的病例发生在50岁以上的妇女，40岁以下的妇女较少见。子宫内膜癌的发病率约占女性生殖系统恶性肿瘤的第三位，但近年来有上升趋势。

一、病因

子宫内膜癌的确切发病原因尚不明，但可能与下列因素有关：

1. 肥胖、绝经延迟、心血管疾患等高危因素：子宫内膜癌易发生在未育或生育少或家属中有癌症的妇女。患者多肥胖，常伴绝经延迟、高血压、糖尿病及其他心血管疾病，因此认为上述因素是子宫内膜癌的高危因素，称为宫体癌综合征。

2. 雌激素的长期刺激：

（1）内源性的雌激素：主要来自性腺即卵巢分泌的雌激素。子宫内膜癌常与无排卵型功血、多囊卵巢综合征、功能性卵巢瘤等合并存在，另一种内源性的雌激素是来自性腺外的雌激素，即肾上腺分泌的雄烯二酮，经芳香化而产生的雌酮。

（2）外源性的雌激素：是指替代疗法时使用的雌激素。更年期妇女如使用雌激素者，其发生子宫内膜癌的相对危险性5倍于不使用者。随着使用外源性雌激素药物剂量的增加和使用时间的延长，其危险性逐步增加。

3. 子宫内膜增生过长：长期以来已公认子宫内膜癌的发生可能与子宫内膜增生过长有关。

二、病理变化

1. 大体所见：病变多发生在子宫底部的内膜，以子宫两角附近为多见，其次为子宫后壁，就病变的形态和范围而言，可分为弥漫型和局限型。

2. 镜下所见：显微镜下可见以下几种常见的类型：子宫内膜样癌、子宫乳头状浆液性癌、子宫内膜透明细胞癌、子宫内膜鳞状上皮癌。

三、扩散途径

子宫内膜癌的扩散途径以直接蔓延和淋巴转移为主，血行转移较少见。

四、分期

子宫内膜癌手术-病理分期见表13-2。

表13-2 子宫内膜癌手术-病理分期

Ⅰ期	癌局限于宫体
Ⅱ期	癌扩散至宫颈，但未超越子宫
Ⅲ期	癌局部或（和）区域转移
Ⅳ期	癌侵及膀胱和/或直肠黏膜或发生远处转移，包括腹腔内转移和/或腹股沟淋巴结转移

五、临床表现

子宫内膜癌虽可发生于任何年龄，但基本上是一种老年妇女的肿瘤，一般认为，子宫内膜癌之好发年龄约比子宫颈癌推迟10年。平均年龄在55岁上下。

1. 子宫出血：是本病最突出的症状，由于50%～70%患者发病于绝经之后，故绝经后出血就成为患者最重要的主诉之一。

2. 异常分泌：阴道异常分泌常为瘤体渗出或继发感染之结果，可表现为血性液体或浆液性分泌物，有时可有恶臭，但远不如宫颈癌之显著。

3. 疼痛：在子宫内膜癌患者并不多见。

4. 盆腔检查：子宫内膜癌阳性体征不多，约半数以上有子宫增大，但这种增大多属轻度，宫体一般稍软而均匀，如检查发现子宫特殊增大或表面有异常突起，则往往是并发肌瘤或肌腺病的表现，但必须考虑到癌组织穿出浆膜，在子宫表面形成肿瘤的可能。

六、辅助检查方法

1. 子宫内膜检查：内膜的组织学检查为诊断的最后依据。

为了弄清病变是否累及颈管，刮宫时应分别从颈管和宫腔获得组织，即所谓“分段刮宫”。刮出的组织应注明部位，分别送病理检查，以免互相污染或混淆。

2. 细胞学检查：这种办法作为普查的手段。

3. 宫腔镜检：在过去的20余年里，宫腔镜检及操作得到了广泛的应用，对于宫腔内膜病变的诊断尤有帮助。

4. 阴道B超检查：阴道B超对子宫内膜的厚度及形像可显清楚，有助于子宫内膜癌的诊断。

5. 淋巴造影：用以术前发现淋巴结转移。

6. 电子计算机断层扫描（CT）及磁共振（MRI）：主要用于观察宫腔、宫颈病变、特别是肌层浸润的深度，以及淋巴结转移等。但小于2cm直径的淋巴结难以确认。

7. 肿瘤标志物：子宫内膜癌无特异敏感之标志物，近年发现子宫内膜癌患者血清癌胚抗原（CA125）水平可升高，但阳性范围较大。

七、处理原则

目前，对于子宫内膜癌的临床处理原则是以手术治疗为主，辅以放疗、化疗和激素等综合治疗，并结合患者的年龄、全身状况和有无内科合并症等，综合评价、选择和制定治疗方案。

1. 手术治疗：子宫内膜癌的手术治疗有3种选择。其中应用最广的是常规的全子宫切除，第二种方式是次广泛式子宫切除或称扩大的全子宫切除。第三种手术方式为广泛式子宫切除，手术范围包括子宫、全部宫旁组织、3～4cm长的阴道上段和盆腔淋巴。

2. 放射治疗：主要有腔内和体外照射两种方法。

3. 手术合并放射治疗：手术可以全部切除肿瘤，但操作本身有引起扩散的危险，放射治疗虽有时不能全部消灭肿瘤，却可使瘤细胞活力降低。从而起到预防或制止扩散的作用，两者相辅相成，取长补短。手术与放射合用可有以下4种配合方式：术前宫腔内照射、术后阴道内照射、术前体外照射和术后体外照射。

4. 化疗：化疗主要是应用于某些特殊的病理类型，肿瘤组织分化较差，雌、孕激素受体的表达阴性者，某些晚期或复发的患者。化疗方法分为单一药物治疗、联合药物化疗和腹腔化疗。

5. 孕激素治疗：用于子宫内膜癌治疗的激素类药物主要是孕激素类药物。

八、护理

（一）可能的护理诊断

清理呼吸道无效：与腹部伤口疼痛影响咳嗽有关。

有皮肤完整性受损的危险：与卧床、外照射对皮肤损伤有关。

有损伤的危险：与放疗副作用有关。

（二）预期目标

患者能陈述有效咳嗽的重要性，以最小痛苦完成有效咳嗽的练习。

患者保持皮肤完好。

放疗期间，患者能够尽可能避免或减轻身体损害，保证治疗进行。

（三）护理措施

1. 手术护理：应告诉患者手术是首选的治疗方法，尤其对早期病例，只要患者全身情况能耐受，无手术禁忌证，均应做剖腹探查。Ⅰ期患者可行扩大子宫全切术及双侧附件切除术，Ⅱ期患者可行次广泛式子宫切除术或广泛式子宫切除术。按照妇科经腹手术前后护理。

2. 放疗护理：Ⅰ期患者腹水中找到癌细胞或深肌层已有浸润，淋巴结可疑或已有转移，手术后均需加放疗，钴^{60}外照射。Ⅱ期、Ⅲ期根据病灶大小，可在术前加用内或外照射，放疗结束后1～2周内手术。年老或有严重合并症，不能耐受手术，Ⅲ期、Ⅳ期病例不宜手术者均可放疗，包括腔内和体外放疗（见“子宫颈癌患者的护理”一节）。

3. 激素及其他药物治疗：

（1）对于晚期癌、癌复发者、不能手术切除或年轻早期患者要求保留生育能力者，均可考虑孕激素治疗。一般用药剂量要大，如醋酸甲孕酮200～400mg/d，己酸孕酮500mg/d，至少10～12周才能初步评价有无疗效。在治疗过程中需注意观察副反应，一般副反应轻，可引起水钠潴留，出现浮肿、药物性肝炎。应告诉患者停药后会逐渐好转。

（2）对三苯氧胺治疗的患者，应注意观察药物的副反应，潮热、畏寒、类似更年期综合征的反应，以及骨髓抑制反应。少数患者可出现阴道流血、恶心、呕吐。如出现副反应应向医生汇报。三苯氧胺是一种非甾体的抗雌激素药物，一般剂量为20～40mg/d口服。可长期应用或分疗程应用。

4. 化疗药物治疗护理：按化疗常规护理。

第四节　卵巢肿瘤患者的护理

卵巢肿瘤是妇科非常常见的肿瘤，其中恶性肿瘤占生殖系统恶性肿瘤的第三位，目前卵巢恶性肿瘤是对妇女生命威胁最大的妇科恶性肿瘤。

一、分类

目前仍普遍采用世界卫生组织（WHO，1973）制定的卵巢肿瘤组织学分类（表13-3）。

表 13-3　卵巢肿瘤组织学分类（WHO，1973，部分内容）

（一）上皮性肿瘤	
浆液性肿瘤	
粘液性肿瘤	
子宫内膜样肿瘤	
透明细胞（中肾样）肿瘤	良性、交界性、恶性
纤维上皮（勃勒纳）肿瘤	
混合性上皮肿瘤	
未分化癌	
（二）性索间质肿瘤	
颗粒细胞-间质细胞肿瘤	
支持细胞-间质细胞肿瘤	
两性母细胞瘤	
（三）生殖细胞肿瘤	
（无性细胞瘤）	
内胚窦瘤	
胚胎癌	
绒毛膜癌	
多胚瘤	
畸胎瘤	
混合性生殖细胞肿瘤	
（四）转移性肿瘤	

二、良性卵巢肿瘤

（一）常见良性卵巢肿瘤

1. 浆液性囊腺瘤：占良性卵巢肿瘤的 25%，分单纯性、乳头状囊腺瘤两种。单纯性常为单房，囊壁光滑，囊内液稀薄无色或浅黄色浆液；乳头性常为多房，囊壁内可见多处乳头样突起（或镜下乳头），若外生乳头可有盆腹腔转移并伴腹水。

2. 黏液性囊腺瘤：占良性卵巢肿瘤的 20%，常见为多房单侧性，囊内含胶冻状黏液，有时囊内有乳头生长，当其穿透囊壁后可引起腹腔种植而形成黏液腹膜瘤。

3. 成熟畸始瘤：占卵巢肿瘤的 10%～20%。双侧性发生率占 8%～24%，肿瘤常呈圆或椭圆形，包膜光滑，囊内含毛发或皮脂样物有时有骨片或牙齿。

（二）临床表现

良性肿瘤一般生长较慢，早期常无症状。肿瘤长至较大时可有压迫症状，当肿瘤发生扭转或破裂时可出现腹痛，有时伴腹肌紧张。

（三）辅助检查

最为简单可靠的检查方法为盆腔检查，辅助检查方法包括 B 超、下腹平片；不能确诊的病例可考虑腹腔镜检。

（四）处理原则

卵巢囊肿直径大于 5cm 或有扭转、破裂时应考虑手术。术后护理同于一般腹部手术后护理常规。术前出现急性腹痛时（如蒂扭转或囊肿破裂）应立即向主管医生汇报，切忌乱用止痛药物。若患者并发高热时（感染），应给予物理降温并及时纠正脱水及酸中毒症状。

三、恶性卵巢肿瘤

（一）病因

卵巢癌的病因到目前为止尚不清楚。个别的患者有家族倾向，但尚需要进一步的研究。

（二）扩散途径

多为直接种植和淋巴扩散，此外有局部蔓延、血行播散等方式。

（三）分期

原发性卵巢恶性肿瘤的手术病理分期见表 13-4。

表 13-4　原发性卵巢恶性肿瘤的手术病理分期

Ⅰ期	肿瘤局限于卵巢
Ⅱ期	肿瘤累及一侧或双侧卵巢，伴盆腔内扩散
Ⅲ期	一侧或双侧卵巢肿瘤，伴盆腔外腹膜转移和/或区域淋巴结转移，肝表面转移
Ⅳ期	远处转移，除外腹腔转移。(胸腔积液有癌细胞，肝实质转移)

（四）临床表现

卵巢恶性肿瘤早期常无症状，一旦出现症状往往已到晚期。腹胀、腹痛及食欲减退、消瘦常为患者就诊的主诉，经妇科检查往往可以扪及盆腔包块，多为实性或囊实性；有些患者伴有腹水时腹胀更为明显，甚至影响呼吸。

一般晚期患者常表现全身衰竭的症状。

（五）辅助检查方法

盆腔检查是诊断的重要手段。

1. B 超：B 超对于盆腔内肿瘤的价值很大，尤其是阴道超声问世以后。

2. 血 CA125 测定：对于卵巢上皮性肿瘤定期测量血 CA125，对于病情进行监测，临床上十分重要。

3. 胃肠道检查（胃镜、钡灌肠检查）：目的在于排除消化道疾患。

4. 腹腔镜检查：是诊断最可靠的方法，检查中可同时确定临床分期，以利拟定处理方案。

（六）治疗

处理原则：手术治疗为主，辅以化学药物治疗及放射治疗。

1. 手术治疗：无论几期，均应该行肿瘤细胞减灭术，最大限度地切净肿瘤。手术范围包括全子宫、双侧卵巢及输卵管、大网膜、盆腔淋巴结、阑尾以及所有的转移灶。对于年轻的、要求生育的患者，尤其患有卵巢生殖细胞肿瘤时，可以保留生育机能。

2. 化疗：目前化疗有许多新进展，对于接受了肿瘤细胞减灭术的患者给予正规、足量的化疗。在诸多化疗药物中效果最好的是紫杉醇和铂制剂。

（七）护理

1. 可能的护理诊断及合作性问题

疼痛：与卵巢肿瘤并发症，瘤蒂扭转，腹部手术造成组织损伤有关。

躯体移动障碍：与术后伤口痛，留置胃管，引流管限制活动有关。

潜在的并发症：感染。

2. 预期目标

患者主诉疼痛症状及体征缓解。

患者术后第一天能在床上翻身，第二天能在床旁坐起，第三天可在床边活动。

患者术后三日内体温低于38.5℃，三日后体温呈下降趋势并日趋稳定。

3. 护理措施

(1) 饮食护理：恶性肿瘤病程长，长期消耗，患者营养状况极差，给予高蛋白、高维生素饮食。并注意患者的进食情况，进食不足或全身营养状况极差者应给予静脉补液。

(2) 肿瘤过大或腹部过度膨隆的患者，不能平卧，应给予半卧位，注意观察血压、脉搏、呼吸的变化。需放腹水者，备好腹腔穿刺包，并协助医生操作。在放腹水过程中，密切观察血压、脉搏、呼吸变化及腹水性状。根据患者情况，可放3000毫升左右，不宜过多，以免发生虚脱，速度不宜过快，放后腹部用腹带包扎，并记录腹水量，观察有无不良反应。

(3) 手术护理：良性肿瘤一旦确诊立即手术，年轻妇女只需切除肿瘤，保留对侧或部分卵巢组织，绝经前后妇女可根据病情行全子宫切除及双附件切除。恶性肿瘤行肿瘤减灭术，要切除原发瘤、全子宫、双附件、大网膜、阑尾，卵巢动静脉高位结扎，腹膜后淋巴结清扫。除按照妇科经腹手术护理外，特殊护理如下：

① 术前肠道准备：恶性卵巢肿瘤可能发生肠道转移，为方便术中及时切除转移灶并行肠吻合术，肠道准备要充分。术前4天开始限制饮食，半流食2天，流食1天，术前1天禁食，静脉补液。术前三天开始口服肠道杀菌剂，术前两天口服缓泻剂，术前一天清洁灌肠。

② 术前阴道准备：术前一天冲洗阴道两次，第二次冲洗后在宫颈及阴道前后穹隆涂1%甲紫，起到消毒和术中标记的作用。

③ 术后体位：恶性卵巢肿瘤手术时间长，范围大，常用全身麻醉，术后6小时内去枕平卧头偏向一侧，血压平稳后改为半卧位以利于盆腔引流，局限炎症反应，并减轻腹部张力。

④ 术后饮食：术后拔除胃肠减压管后可逐步进流食、少渣半流食及普食，注意进高蛋白、低脂少渣易消化饮食。

⑤ 术后性生活的指导：建议患者与丈夫采用握手、抚摸、亲吻等来表达爱意，可进行正常的性生活但要注意夫妻互相沟通与理解。

(4) 化疗护理：目前应用化疗药物是治疗恶性卵巢肿瘤的主要手段，卵巢肿瘤对化疗比较敏感，即使广泛的转移也能取得一定的疗效。手术切除肿瘤后可用化疗预防复发，不能全部切除者，化疗后可暂时缓解，对某些晚期患者肿瘤无法切除，化疗也可使肿瘤变小，为以后手术创造了条件。

目前常用的化疗药有顺铂、环磷酰胺、表阿霉素、博莱霉素、5-氟尿嘧啶、长春新碱等。化疗方法有单一化疗和联合化疗、全身化疗和区域性化疗。腹腔联合化疗是近10年研究最多的区域性化疗。因为恶性卵巢肿瘤转移虽广，但基本在腹腔内，腹腔内化疗可使药物以更高的浓度和肿瘤接触，腹腔内的药物浓度可高于全身用药，而肝、肾等脏器的浓度则远远低于全身用药，不致对身体其他正常器官和组织造成很大的危害，而且副反应小。化疗的护理同一般化疗患者的护理，腹腔化疗时注意以下几点：

① 为减轻顺铂对肾脏的副作用，化疗期间要大量静脉输液，要在尿量大于 200ml 后才能给予顺铂。

② 协助医生进行腹腔穿刺，穿刺成功后先输入大量液体（温生理盐水或 5%葡萄糖），及时询问患者有无腹胀便意，如果患者便意重并排出水样便，高度怀疑穿刺针进入肠管，应立即通知医生。

③ 为防止呕吐，给化疗药前及化疗结束前半小时给予止吐药。

④ 腹腔化疗期间严密观察患者，必要时给予心电监护。化疗结束后拔针，按压针眼处数分钟防止液体外溢，根据患者体力可协助其翻身，采取头低足高位以利于化疗药在腹腔内分布。

（5）放疗护理：卵巢恶性肿瘤因组织类型不同对放疗有不同程度的敏感度。无性细胞瘤对放疗极为敏感，上皮性癌对放疗也有一定敏感性。放疗护理同一般放疗患者的护理。

（6）并发症的护理：

① 蒂扭转及破裂：肿瘤扭转多发生于中等大小、蒂长、活动度大的肿瘤，扭转后，血液循环发生障碍，可使肿瘤肿胀、出血、坏死、破裂、感染。当出现蒂扭转或破裂时，患者突然下腹剧烈疼痛，伴恶心呕吐，检查时常有下腹肌紧张，因此对卵巢肿瘤患者，应严密观察，当发现患者出现以上变化时应配合医师做好手术准备。

② 感染：应观察体温、腹痛及血细胞计数等，当卵巢肿瘤患者出现高热、腹痛及白细胞计数增高时，检查腹部肿块出现压痛应考虑有感染存在，应给予大量抗生素治疗，物理降温，纠正脱水和酸中毒，同时做好手术准备。

（7）妊娠合并卵巢肿瘤的护理：妊娠期卵巢肿瘤容易发生蒂扭转和破裂，故应密切观察有无扭转、破裂及恶变现象。如妊娠早期发现，一般可于妊娠 3 个月后进行手术，此时手术引起流产的可能性较小，妊娠晚期发现，可观察至足月后手术。临产时，如肿瘤不阻碍产道，应严密观察，待分娩后手术。如阻碍产道。应剖宫产同时切除肿瘤。产褥期须密切观察，一旦出现并发症，立即处理，否则仍可待产褥期后再进行手术切除。

第十四章　滋养细胞疾病患者的护理

滋养细胞疾病是一组由胎盘绒毛滋养细胞过度增生引起的疾病。按滋养细胞的增生程度、有无绒毛、侵蚀能力及其生物学特性可分为葡萄胎、侵蚀性葡萄胎和绒毛膜癌3种。

第一节　葡萄胎

一、概述

葡萄胎是一种良性滋养细胞肿瘤，故称良性葡萄胎。一般来讲绝大多数的良性葡萄胎病变是局限于子宫腔内的，它不侵入肌层，也不转移到远处。

葡萄胎在欧美国家均较少见，而在亚洲，尤其是东南亚各国则较多见。我国曾进行过葡萄胎发病率的普查，为每千次妊娠发病0.81例。另外，葡萄胎均发生于生育年龄妇女，且40岁以上的高龄孕妇中的葡萄胎发病率明显升高。

二、病因

葡萄胎的发病原因迄今为止不完全清楚，经大量的临床研究发现葡萄胎的发生与营养状况、种族因素、感染因素、内分泌失调、孕卵缺损、年龄及细胞遗传异常有关。

三、病生理

良性葡萄胎病变局限于子宫腔内，不侵入子宫肌层，也不发生远处转移。其主要病理改变为：

1. 大体所见：根据葡萄胎的大体所见可将其分为完全性和不完全性两种，前者宫腔全部为大小不等的水泡所填充，水泡间有细蒂相连成串，形状类似未成熟的葡萄，故称葡萄胎；不完全葡萄胎除有不等量的水泡外，还有正常的绒毛，有的还可见到胚胎组织。

2. 镜下所见：葡萄胎的镜下特点是绒毛间质水肿、间质血管稀少或消失、滋养细胞有不同程度的增生。

四、临床表现

1. 停经及阴道出血：是最常见的症状。多数患者在停经12周左右发生不规则阴道出血，开始量少，呈咖啡色黏液状或暗红色血样，以后逐渐增多，时出时停，且常出现反复大量阴道出血，有时可排出水泡状组织。出血时间长且多时会发生贫血，大出血时可以发生休克，甚至死亡。

2. 妊娠剧吐和妊娠高血压疾病：常出现妊娠剧吐，早期即可出现妊娠高血压疾病，甚至发生急性心力衰竭和子痫。

3. 子宫增长速度：由于葡萄胎的迅速增长以及宫腔内出血，子宫体增长速度较快，因此，半数以上在体检时发现子宫大于停经月份。

4. 黄素化囊肿：由于滋养细胞过度增生而产生大量的 HCG 的刺激，使得双侧或单侧卵巢呈多发性囊性改变，囊肿小则仅在显微镜下才能见到，大则可达儿头大。一般在葡萄胎排出后数周或数月，黄素化囊肿可以逐渐萎缩、消失，卵巢则恢复正常大小。偶尔可见到黄素化囊肿扭转或破裂的病例，这多属于急诊情况，需要急诊手术。

5. 腹痛：由于子宫急速扩张而引起的下腹疼痛，一般出现在阴道流血前。如果是黄素化囊肿急性扭转则可表现为急腹症。

五、辅助检查

1. 绒毛膜促性腺激素（HCG）测定：由于葡萄胎可以产生大量的 HCG，故 HCG 的测定对于葡萄胎的诊断十分重要。葡萄胎时滋养细胞高度增生，血清中 HCG 浓度通常大大高于正常妊娠相应月份值。

2. B 超检查：首先 B 超检查不能发现完整的胚胎及胎儿，不能发现胎心搏动，同时还表现为“暴风雪”样的改变，这是超声下较特异的征象。

六、处理原则

1. 清除宫腔内容物：葡萄胎的处理原则是诊断一经成立，应即刻予以清除。清除葡萄胎时应注意预防术中出血、穿孔和感染，并应该尽可能减少以后恶变的机会。

2. 子宫切除术：年龄超过 40 岁的患者，可直接切除子宫，保留卵巢；若子宫超过孕 14 周大小时，应考虑吸出葡萄胎组织后再行子宫切除术。

3. 预防性化疗：对于有恶变倾向的患者，应该采取有效的预防性化疗；其他患者进行密切随诊。预防性化疗一般仅采用单药化疗，且化疗尽量在清宫前 3 天开始。具有恶变倾向的患者包括：① 年龄大于 40 岁；② 葡萄胎排出前血- HCG 值异常升高（＞100KU/L)；③ 葡萄胎清除后，HCG 下降曲线不呈进行性下降，而是降至一定水平后即持续不降或始终处于较高值；④ 子宫明显大于停经月份；⑤ 卵巢黄素化囊肿直径大于 6cm；⑥ 第二次清宫仍有滋养细胞高度增生；⑦ 无条件进行随访者。

七、可能的护理诊断及合作性问题

潜在并发症：出血。
潜在并发症：感染。
知识缺乏：缺乏疾病化疗的有关知识。

八、护理目标

及时发现出血情况，防止发生出血性休克。
患者不出现感染症状，表现为生命体征正常，血白细胞正常。
患者掌握疾病有关的知识及防护措施。

九、护理措施

1. 入院护理：患者入院后，护士应主动热情接待，向其介绍有关知识及治疗方法和疗效，消除患者紧张、焦虑心理，使其能主动配和治疗。

2. 阴道出血的护理：阴道出血的患者要绝对卧床休息，保留会阴垫，随时观察出血量及性质，有异常情况时及时通知医生。

3. 预防感染：患者阴道出血期间，保持局部的清洁干燥，每日冲洗会阴一次，监测体温，及时发现感染征兆。

4. 生活护理：患者卧床期间，护士应经常巡视，做好生活护理，满足患者的基本生活需要。

5. 清宫术的护理：葡萄胎一经诊断应立即行清宫术，为防止术中大出血，术前建立有效的静脉通路，备血，准备好抢救措施。术前协助患者排空膀胱，术中严密观察患者一般情况，注意有无面色苍白、出冷汗、口唇发绀的表现，及时测量血压、脉搏，防止出血性休克发生。术后注意观察阴道出血及腹痛情况。

6. 化疗的护理：部分患者需要进行预防性化疗，按化疗患者护理。

7. 出院宣教

(1) 避孕：宜选用阴茎套或阴道隔膜。

(2) 随诊：葡萄胎患者有10%～20%恶变可能，因此患者要定期随访。尤其是随访尿或血HCG的变化，可早期发现恶变倾向，对疾病预后尤为重要。葡萄胎清宫术后必须每周查尿一次，直到尿妊娠实验阴性，以后每月一次，半年以后每三个月一次，至少随访二年。随访期间坚持避孕，并注意观察自身症状，如出现不规则阴道出血、咳血时及时就诊。

第二节　侵蚀性葡萄胎与绒毛膜癌

一、概述

侵蚀性葡萄胎是指病变侵入子宫肌层或转移至近处或远处器官。

绒毛膜癌简称绒癌，是一种高度恶性的滋养细胞肿瘤。由于绝大多数的绒癌继发于正常妊娠和不正常妊娠，故也称为“继发性绒癌”或“妊娠性绒癌”，是因为妊娠时滋养细胞发生恶性变化所致。

二、病生理

(一) 侵蚀性葡萄胎

侵蚀性葡萄胎大体可见水泡状物或血块，子宫表面可见紫蓝色结节。镜检时有绒毛结构，滋养细胞增生和分化不良。

(二) 绒毛膜癌

绒癌的病理特点是增生的滋养细胞大片地侵犯子宫肌层和血管，并伴有远处转移。肉眼可见子宫不规则增大、柔软，表面可见到数量不等的紫蓝色结节，剖视可见瘤组织呈暗红色，伴有出血、坏死和感染。显微镜下，滋养细胞极度不规则增生并分化不良，绒毛结构消失。

三、临床表现

侵蚀性葡萄胎基本继发于葡萄胎，而绒癌则可以继发于正常或非正常妊娠。它们主要临床表现为：

1. 停经及阴道出血：这是最常见的症状，主要表现为葡萄胎、正常或非正常妊娠后阴道持续出血或不规则出血，出血量可多可少，多时甚至发生休克。长期流血可继发贫血。

2. 腹痛、腹部包块：腹痛可能是由于肿瘤的生长，并且穿透子宫肌层达到浆膜层，个别病例可以发生大出血、休克，需要及时的处理。子宫增大及黄素化囊肿等均可以导致腹部包块。

3. 转移灶表现：恶性滋养细胞肿瘤主要经血行播散发生远处转移，转移早而广泛，最常见的转移部位是肺，其次是阴道、宫旁、脑、肝等。

（1）肺转移：在肺转移早期患者可出现咳嗽、痰中带血，晚期可出现大量咯血。

（2）阴道转移：转移灶多位于阴道下段前壁，为紫蓝色结节，破溃后可引起阴道大量出血。

（3）脑转移：常继发于肺转移之后，是绒癌致死的主要原因。患者表现为头痛、呕吐、抽搐、偏瘫及昏迷等症状。

（4）肝转移：患者出现黄疸、肝区疼痛及消化道症状。

四、临床分期

绒癌和侵蚀性葡萄胎的临床分期对于病情监测、指导治疗及估价预后有非常重要的作用。目前国内使用的分期标准是1962年制定的：Ⅰ期：病变局限于子宫；Ⅱ期：病变转移至盆腔、阴道；Ⅱa：病变转移至宫旁组织或附件；Ⅱb：病变转移至阴道；Ⅲ期：病变转移至肺；Ⅲa：单个病灶直径小于3cm，或片状阴影不超过一侧肺的一半；Ⅲb：肺转移病灶超出Ⅲa的范围；Ⅳ期：病变转移至脑、肝、肠、肾等处（全身转移）。

五、辅助检查

1. 血HCG测定：由于绒癌和侵蚀性葡萄胎均有滋养细胞的过度增生，而过度增生的滋养细胞可以产生大量的绒毛膜促性腺激素（HCG），患者血、尿HCG测定持续高水平或一度下降后又上升，排除妊娠残留或再次妊娠，结合临床表现，可诊断为滋养细胞肿瘤。

2. X线胸片：X线胸片可以比较明确地诊断肺部是否有转移，表现为棉球状或团块状阴影。

3. CT：通过CT检查可以了解到子宫内、宫旁、肺、脑的情况，是目前不可缺少的辅助检查方法。

4. 子宫动脉造影：由于恶性滋养细胞疾患均有不同程度的血管改变，因此在X线下表现有特有的影像特征，对于本病的诊断十分重要，尤其是对于早期的患者的诊断。

5. B型超声：用以诊断滋养细胞肿瘤子宫内病灶；彩色多普勒超声因可反映绒癌所致的低阻抗血流丰富信号，故能进一步提高子宫绒癌诊断的正确性。

6. 组织学诊断。

六、处理原则

本病的临床处理原则是采用大剂量、短疗程的全身化疗，辅以手术、放疗及局部化疗。

第三节　恶性滋养细胞疾病患者的护理

恶性滋养细胞疾病的患者一般病情重且变化快，护士应对患者进行全面的护理评估，包括一般情况，自理程度，饮食，排泄，心理状况，疾病有关知识的掌握情况。同时不可忽视对患者的心理状态观察，及时给予适宜的帮助和指导，提高患者的生活质量。

一、肺转移的护理

（一）可能的合作性问题

潜在并发症：出血。

潜在并发症：感染。

（二）护理目标

及时发现出血，防止出血性休克发生。

及时发现感染征兆，防止发生败血症及感染性休克。

（三）护理措施

在恶性滋养细胞肿瘤各种转移中，肺转移最为常见。主要表现为咳血、胸闷、胸痛和憋气等。护士应密切观察患者有无咳血、胸闷、胸痛等不适，遵医嘱给予镇静药物以减轻症状。呼吸困难可以半坐卧位，有利于呼吸及痰的排出，间断吸氧。患者出现血胸时需保持安静，避免剧烈活动，出血多，症状严重可做胸腔穿刺，穿刺时应严格无菌操作，防止胸腔感染。同时注意观察体温、脉搏、呼吸的变化，及早发现肺部感染征兆。肺部转移病灶破裂大出血时，立即将患者置于头高脚底位，头偏向一侧以利于引流，同时通知医生，及时清除口腔及呼吸道的血块，保持呼吸道通畅，建立静脉通路，配血，遵医嘱给予输血及升压药物。

二、脑转移的护理

滋养细胞肿瘤脑转移瘤是由于肺内瘤细胞向上沿颈内动脉或脊椎动脉进入脑血管而形成的。瘤细胞进入脑血管后，分为三个阶段：

（1）瘤栓期：瘤细胞一方面直接阻塞血管，另一方面引起附近血管痉挛，导致该区域血运受阻，脑组织因缺血而丧失功能。临床上患者会出现突发性头痛、呕吐、猝然跌倒、部分肢体失灵、失语、复视、失明。

（2）脑瘤期：瘤细胞在脑血管中进一步发展，可穿破血管进入脑组织，形成转移瘤。此时由于脑占位性病变引起脑水肿，颅内压升高。患者出现剧烈的头痛、喷射性呕吐、抽搐、偏瘫、昏迷。

（3）脑疝期：病情不断发展，颅内压不断升高，最终引起脑疝，最常见的为小脑扁桃体疝，其直接压迫延髓呼吸中枢，致患者突然发生呼吸停止而死亡。因此，护士要随时观察病情变化，特别是早期症状的观察是非常重要的，以便抓住治疗抢救时机，以挽救患者生命。

（一）可能的护理诊断及合作性问题

疼痛：与颅内压升高引起头痛有关。

潜在的并发症：感染。

有皮肤完整性受损的危险：与脑转移引起偏瘫、昏迷有关。

有受伤的危险：与患者随时有可能发生意外有关。

（二）护理目标

患者诉说疼痛减轻，舒适感增加。

及时发现感染征兆，防止发生败血症及感染性休克。

患者全身皮肤完整，无褥疮及损伤发生。

（三）护理措施

1. 病室环境：脑转移患者应置于单间并有专人护理，病室内保持空气新鲜，暗化光线，防止强光引起患者烦躁、紧张、头疼而加重病情。抽搐的患者应安置床挡，防止发生意外。

2. 病情观察：绒癌脑转移是病情已进入晚期，患者可出现因瘤栓引起的一过性症状，如猝然摔倒、一过性肢体失灵、失语、失明等，约数分钟或数小时可恢复。亦可因瘤体压迫致颅压增高，或瘤体破裂引起颅内出血，出现剧烈头痛、喷射性呕吐、偏瘫、抽搐、昏迷等，以上症状往往来势凶猛，护士应随时观察患者病情变化，认真倾听患者的主诉，以便及时进行抢救。

3. 生活护理：满足患者的基本生活需要，做好生活护理。

4. 皮肤护理：保持皮肤的清洁干燥，偏瘫的患者要定时翻身，防止褥疮的发生。

5. 脑转移抽搐的护理：脑瘤期的患者，由于肿瘤压迫，可造成患者突然抽搐，当抽搐发生时应立即用开口器，以防舌咬伤，同时通知医生进行抢救。保持呼吸道通畅，定时吸痰，有假牙的患者取下假牙防止吞服。抽搐后，患者常有恶心、呕吐，此时为防止患者吸入呕吐物，应使其去枕平卧，头偏向一侧。大小便失禁者给予保留尿管，定时翻身扣背，做好口腔及皮肤护理，防止肺部并发症及褥疮的发生。

6. 腰穿的护理：绒癌脑转移患者进行腰穿的目的是：①测定颅内压及脑积液生化及HCG的变化；②注入化疗药物达到治疗目的。可以说腰穿是诊断和治疗的重要手段之一。因此做好腰穿患者的护理是非常重要的。

腰穿前护士协助患者摆好体位，患者去枕侧卧，后背齐床边，低头手抱双膝，腰部尽量后凸，使腰椎间隙增宽，便于操作。腰穿一般选择第3或第4腰椎间隙。在治疗过程中，要严格无菌操作，防止感染。护士要观察患者的呼吸、脉搏、瞳孔及意识的变化。如有异常发现应停止操作，进行抢救。操作时应注意放脑脊液的速度不可过快，防止形成脑疝。留取脑脊液标本时，一次不可超过6ml。腰穿后患者宜头低脚高位6小时，平卧24小时，以便达到较好的治疗目的，亦可防止低颅压性头疼。腰穿前疑有颅内压升高或体温升高的患者，不行腰穿。控制体温及降低颅压后再进行。

三、阴道转移的护理

恶性滋养细胞肿瘤阴道转移瘤多发生在阴道前壁，尤多见于尿道下，瘤体数目不一，大小不等，多位于黏膜下，呈紫蓝色，破溃后引起大出血，容易发生感染。由于阴道黏膜静脉丛血流丰富且无瓣膜，出血往往活跃且量大，可致休克，甚至危及患者生命。如能及时采取有效的治疗，转移结节可完全消失。因此，护士要严密观察精心护理，防止转移结节破溃出血，一旦发现出血应能立即采取抢救措施。

（一）可能的护理诊断及合作性问题

潜在的并发症：出血。

有感染的危险：与阴道出血、阴道填塞、阴道填塞后保留尿管、化疗药副作用有关。

知识缺乏：缺乏疾病相关知识和防护知识。

（二）护理目标

及时发现阴道出血，防止出血性休克发生。

及时发现感染征兆，避免发生败血症及感染性休克。

患者能够了解有关疾病及治疗的知识，主动配合治疗。

（三）护理措施

1. 预防出血：

（1）阴道转移患者应尽早开始应用化疗，以便结节尽快消失。

（2）阴道转移结节未破溃的患者应以卧床休息为主，活动时勿用力过猛过重，以免因摩擦引起结节破溃出血。

（3）减少一切增加腹压的因素，如患者出现恶心、呕吐、咳嗽时应及时给予有效的处理，同时保持大便通畅，必要时给予缓泻剂。

（4）注意饮食：保证热量及蛋白质的需要，同时要注意食物搭配及维生素的供给。

（5）做好大出血抢救的各种准备，备好无菌填塞包（内有弯盘 1 个，能拆开的阴道窥具 1 个，阴道拉钩 1 个，长 3cm、宽 5cm 的纱条 2 条，阴道钳 1 个，方纱 2 块及棉球若干），云南白药或其他止血药装入喷雾器内备用。

（6）避免不必要的阴道检查及盆腔检查。如必须检查要先做指检，动作要轻柔，防止碰破结节引起出血。阴道转移的患者严禁行阴道冲洗。

（7）加强巡视，严密观察病情变化。

2. 大出血的抢救：

（1）护士必须具备大出血抢救的基本知识，操作熟练，头脑冷静。

（2）当发现患者阴道大出血时，立即将其移至治疗室并用双拳压迫腹主动脉以达到紧急止血的目的。同时通知医生，建立有效的静脉通路，配血，备好阴道填塞物品及抢救药品，配合医生进行阴道填塞。当患者病情危急时，抢救可在床边进行。

（3）阴道填塞后应注意：① 心理支持：患者发生阴道出血后多表现为紧张、焦虑并担心再次出血。此时要多与患者交谈，了解患者的需要，及时解除悲痛的心理负担，使其能积极配合治疗。② 加强生活护理：填塞后的患者需绝对卧床休息，做好患者生活护理，满足其基本生活需要。阴道填塞后阴道内张力增加压迫直肠，患者常有便意，要向患者解释清楚，避免患者反复坐起排便，使填塞纱条脱出。③ 阴道填塞后患者要少渣饮食，保持大便通畅，必要时给予缓泻剂或用 1%肥皂水低压灌肠。④ 加强巡视，严密观察填塞纱条有无渗血，保留会阴垫，以估计出血量。⑤ 做好留置尿管的护理。阴道填塞期间为防止纱条脱落和尿液污染，要置保留尿管，操作时注意防止感染，每日更换尿袋。⑥ 保持外阴清洁。每日用消毒剂或无菌生理盐水擦洗外阴，大便后亦应擦洗，切忌冲洗外阴。⑦ 观察体温的变化，每日测 3～4 次体温，发现异常及时通知医生。必要时遵医嘱使用抗生素。⑧ 阴道填塞纱条应 24 小时更换一次，第一次填塞之纱条亦不应超过 36 小时，以免时间过长发生感染。更换纱条应在抢救措施准备好的情况下进行。

第十五章　月经失调患者的护理

第一节　功能失调性子宫出血患者的护理

功能失调性子宫出血（简称功血）。是由于调节生殖的神经内分泌机制功能失常所导致的异常子宫出血，而全身及内外生殖器官无明显器质性病变。常表现为月经周期不规律，经量多少不等，经期长短不一。

一、临床分类

按卵巢功能发生障碍的时期，临床上将功血分为无排卵性和有排卵性两种类型。

（一）无排卵性功血

1. 病因：无排卵性功血最常见于青春期和围绝经期，也可发生于生育期。月经初潮后1～2年常因下丘脑-垂体-卵巢轴调节功能尚未成熟，与卵巢间尚未建立稳定的周期性调节和反馈反应，促卵泡激素和促黄体激素虽引起卵泡的发育而分泌雌激素，但尚未形成正常月经周期中促卵泡激素和促黄体激素的峰状分泌，因此导致卵巢不能排卵，也无黄体形成；围绝经期的妇女卵巢功能开始衰退，卵巢对垂体促性腺激素的反应性低下，卵泡在发育过程中因退行性变而不能排卵。

2. 临床表现

（1）月经周期和经期异常，流血量时多时少，有时先有数周或数月停经，然后不规则出血，常持续2～3周或更长时间，不易自止。

（2）出血期多无腹痛。

（3）出血过多常伴贫血甚至休克。

（4）患者多为青春期或围绝经期妇女。

（5）妇科盆腔检查，子宫正常大小、质稍软，双侧附件无异常。

3. 辅助检查

（1）诊刮：其目的一是止血，二是明确子宫内膜病理诊断。对大于35岁、药物治疗无效或存在子宫内膜癌高危因素的异常子宫出血患者，应通过诊刮排除子宫内膜病变。

（2）月经前宫颈黏液涂片干燥后可见羊齿叶状结晶，提示无排卵。

（3）阴道黏膜脱落细胞涂片检查表现为中、高度雌激素的影响。

（4）基础体温呈单相型。

（二）有排卵性功血

有排卵性功血多发生于生育期妇女。患者虽然有排卵但黄体功能异常。可分两类：

1. 黄体功能不足

（1）病因：① 卵泡期中促卵泡激素缺乏，使卵泡发育缓慢，雌激素分泌量不足；② 促黄体激素脉冲峰值不高及排卵峰后促黄体激素低脉冲缺陷，使排卵后黄体不健，孕激素分泌减少；③ 卵巢本身发育不良也可使孕激素分泌不足，从而子宫内膜分泌功能欠缺；④ 血中生乳激素偏高。

（2）临床表现：① 月经周期缩短，因而月经频发；② 有不孕或孕早期流产。

（3）辅助检查：基础体温呈双相，但高相期小于 11 日；子宫内膜病理显示分泌反应不足。

2. 子宫内膜不规则脱落

（1）病因：黄体发育良好，但萎缩过程延长。

（2）临床表现：① 月经周期正常，但经期延长达 9～10 日，流血量偏多；② 多发生在产后或流产后。

（3）辅助检查：基础体温呈双相，但下降缓慢，历时较长。

内膜组织切片检查，正常的月经期第 3～4 日时，分泌期内膜已脱落殆尽而仅能见到再生的增生期内膜，而该病患者的内膜于第 5～6 日，尚能见到分泌期内膜，故切片中增生期及分泌期内膜混杂共存，称之为内膜脱落不全。

二、处理原则

功血的一线治疗是药物治疗。无排卵性功血患者，在青春期以止血、调整月经周期及促排卵为主。而围绝经期只止血和调整月经周期。有排卵性功血主要调节黄体功能。常采用性激素治疗，出血期可辅以促凝血和抗纤溶药物。

1. 止血：对出血量多者，要求在用药后 8 小时内显效，24～48 小时内止血，用药剂量较大。包括：

（1）单种激素止血：可用雌激素或孕酮制剂。

（2）联合激素止血：性激素联合用药的止血效果优于单一药物。

2. 调整月经周期

（1）雌、孕激素序贯法：即人工周期——模仿正常月经周期中雌、孕激素关系给药。适用于青春期功血患者。

（2）雌、孕激素联合法：雌激素使子宫内膜再生修复，孕激素限制雌激素引起的内膜增生程度。适用于围绝经期功血患者。

3. 促进排卵

（1）雌、孕激素序贯法：适用于青春期功血患者。使用 2～3 个周期后，患者能自发排卵。

（2）氯底酚胺：该药有较高的促排卵作用。本药不宜长期连续服用，否则可能发生卵巢过度刺激综合征，卵巢增大，形成囊肿。

三、可能的护理诊断

体液不足：与功能性子宫出血有关。

有感染的危险：与出血后抵抗力下降有关。

恐惧：与长期子宫出血、不明确诊断有关。

四、预期目标

患者体液量保持正常。

患者住院期间不发生感染。

患者能够诉说与疾病诊断、治疗相关的想法。

五、护理措施

（一）一般护理

1. 患者应卧床休息，保证充足睡眠，防止消耗体力，减少出血量。

2. 鼓励多食高蛋白及含铁高的饮食。

3. 保持外阴局部的清洁卫生，勤换会阴垫和内裤。必要时保留会阴垫，以便估计出血量。大便后应清洁会阴部。

4. 禁止盆浴，可淋浴或擦浴。告诫患者禁止性生活。

5. 减轻患者不安心理，说明病情，让患者了解此病系可治愈之症，给予精神鼓励，同时与家属取得联系，使患者积极配合治疗。

6. 禁止用不消毒的器械或手套进入阴道内作检查或治疗性操作。

7. 按医嘱准确给药。有药物副反应者，应及时与主管医师联系。

（二）大出血的护理

1. 绝对卧床休息，取平卧或仰卧位。

2. 观察血压、脉搏、呼吸及意识状态，注意有无冷汗、发绀、恶心、呕吐等；准确记录出血量。

3. 给氧、做好输液及输血准备。

4. 做好手术止血准备，如刮宫止血、子宫切除手术的皮肤及手术器械的准备。

5. 即时与家属及单位联系，使其了解真实病情，并取得其配合和理解。

第二节　闭经患者的护理

闭经为常见的妇科症状，表现为无月经或月经停止。凡年龄超过 16 岁、女性第二性征已发育、月经还未来潮，或年龄超过 14 岁尚无女性第二性征发育者称为原发性闭经；在已建立周期性月经以后，正常绝经期以前的任何时间内（妊娠或哺乳期除外），月经停止 6 个月，或按自身原来月经周期计算停经三个周期以上者，称为继发性闭经。

一、病因及分类

正常月经周期的建立有赖于下丘脑—脑垂体—卵巢轴的神经内分泌调节，以及靶器官子宫内膜对性激素的反应，其中任何一个环节发生病变，都可以导致闭经。原发性闭经较少见，多由于遗传学原因或先天发育缺陷引起。继发性闭经发生率明显高于原发性闭经，常见原因按病变部位分为：

1. 下丘脑性闭经：最常见的一类闭经，以功能性原因为主：① 精神因素；② 体重下降和神经性厌食；③ 剧烈运动；④ 药物；⑤ 颅咽管瘤。

2. 垂体性闭经：脑垂体损坏，垂体肿瘤，原发性脑垂体促性腺分泌功能低下。

3. 卵巢性闭经：卵巢早衰、卵巢功能性肿瘤、多囊卵巢综合征。

4. 子宫性闭经：子宫内膜损坏或子宫切除，子宫内膜对性激素反应不良。

5. 其他原因或内分泌功能异常：甲状腺、肾上腺功能紊乱等。

二、临床表现

闭经是患者就诊时主要症状。应通过一系列检查来寻找引起闭经的原因所在。

1. 病史：闭经发生的时间、治疗及检查情况，其他并存的症状，妊娠、分娩史等。

2. 全身检查：注意营养及智力情况；第二性征发育情况；测量身高、体重等。

3. 妇科检查：注意下腹及腹股沟部有无包块；内外生殖器发育情况；子宫、卵巢是否存在，附件有无包块。

三、辅助检查

通过询问病史和体检，排除因妊娠、处女膜闭锁、阴道闭锁所致的假性闭经。再通过有选择的辅助检查明确诊断。

（一）功能试验

1. 药物撤退试验：用于评估体内雌激素水平。

（1）孕激素试验：连续服用或肌注孕酮 5 日。停药后 3～7 日出现子宫出血者为阳性，提示患者子宫内膜已受足够的雌激素影响引起闭经。若为阴性应进一步行雌、孕激素序贯试验。

（2）雌、孕激素序贯试验：连续口服雌激素 20 日，在服药的第 16 日开始加用孕激素，停药后 3～7 日有子宫出血者为阳性，提示子宫内膜功能正常，闭经是由于患者体内雌激素水平低落引起，应进一步寻找原因。若为阴性，应重复一次试验，仍为阴性提示子宫内膜有缺陷或被破坏，可诊断为子宫性闭经。

2. 垂体兴奋试验：静脉注射促黄体激素释放激素，15～60 分钟后促黄体激素较注射前高 2～4 倍以上为阳性，说明垂体功能正常，病变在下丘脑。兴奋试验阴性，则提示闭经原因在垂体。

（二）激素测定

激素测定包括血甾体激素测定、催乳激素及垂体促性腺激素测定。

（三）其他检查

1. 影像学检查；

2. 宫腔镜检查；

3. 腹腔镜检查；

4. 性染色体检查；

5. 靶器官反应检查：包括基础体温测定、宫颈黏液评分、阴道脱落细胞检查、子宫内膜活检或诊断性刮宫。

四、处理原则

1. 针对病因治疗。

2. 性激素替代疗法：包括小剂量雌激素周期治疗；雌、孕激素序贯疗法；雌、孕激素合并治疗；诱发排卵等。

五、可能的护理诊断

自我形象紊乱：与担心闭经而出现性征改变有关。

焦虑：与诊断、治疗时间长，不能尽快治愈有关。

六、预期目标

患者住院期间能够了解有关诊断、治疗知识。

患者住院期间配合诊断与治疗。

七、护理措施

1. 对闭经患者作必要的解释工作，如讲述发生闭经的原因很多，需要耐心地、按时、按规定接受有关检查，取得准确的检查结果，才能有满意的治疗效果。

2. 指导患者正确按医嘱用药或其他治疗措施。闭经的治疗主要是针对病因采取不同方法，护理工作者应告诉患者必须按医嘱用药和复诊，说明每个药物的作用、服法、可能出现的副作用等。如患者文化水平较低，一时未搞清楚者，应对患者耐心解释，直到正确掌握其用药方法。如为住院患者，应按医嘱准时给药。

3. 指导患者调整工作、生活节奏，建立患者认可的锻炼计划，增强适应环境改变的体能，学会自我排泄心理抑郁和协调人际关系的方法。

第三节　围绝经期综合征患者的护理

围绝经期是妇女卵巢功能逐渐衰退至完全消失的过渡时期，在围绝经期过程中月经停止来潮，即为绝经。绝经是妇女一生中的一个生理过程。但有些妇女在绝经前后可出现一系列因性激素减少所致的征候群，称为围绝经期综合征。在围绝经期前，如正常卵巢遭受破坏或手术切除，也可出现围绝经期综合征。

一、临床表现和发病机理

（一）由于卵巢功能减退及雌激素不足引起的表现

1. 月经紊乱：① 月经周期改变；② 月经期改变；③ 经量不规则；④ 闭经。

2. 潮热：卵巢功能减退后，雌激素下降，引起阵发性面部潮热。多为突然发生，开始于面部，然后扩展到颈部、胸部，皮肤阵阵发红，继之出汗。持续时间一般不超过 1～3 分钟。发作次数每日数次至数十次，皮肤温度可升高，因而患者感到难以忍耐的不舒服和烦躁，头痛、眩晕、心悸和恶心等。以上现象夜间更明显。常称为“盗汗”，影响睡眠。

3. 外阴及阴道干燥不适：由于阴道上皮细胞因雌激素不足而萎缩，阴道干燥，伸展性差，皱褶消失，易反复出现阴道炎，性交时疼痛，使患者感到痛苦与不安，甚至影响家庭的和睦。

4. 泌尿系统症状：雌激素缺乏时，膀胱及尿道黏膜萎缩，引起萎缩性膀胱炎、尿道炎，尿道口外翻出现尿频、尿急现象。

5. 骨质疏松：雌激素下降使骨质吸收速度快于骨质生成，促使骨质丢失变疏松，造成骨骼压缩、身高变矮，严重者可致骨折。

6. 心血管系统症状：血压升高且波动明显；阵发性心动过速或过缓，自诉心慌，心前区紧缩感，称之为“假性心绞痛”。

7. 皮肤变化：额部、眼角、唇周及全身皮肤的弹性逐渐消失，出现皱纹，面部色素沉着。

（二）由于家庭及社会环境变化而引起的表现

因家庭和社会环境改变而加重身体和精神负担。如子女长大成家而另立家庭，父母年老或病故，丈夫工作地位的改变，自己健康与面貌的变化，工作负担加重或在竞争中力不从心。这些都可引起心情不愉快，忧虑、多疑，加上生理上衰老构成围绝经期综合征的症状。

（三）由于个性与精神因素引起的表现

主要包括情绪、记忆以及认知功能症状。围绝经期妇女出现激动易怒、焦虑不安或情绪低落、抑郁寡欢、不能自我控制的功能情绪症状。在围绝经期前有过精神状态不稳定，围绝经期更易激动，多虑、抑郁、失眠等，严重者可表现喜怒无常，被邻居或同事们误认为精神病，更加重了对患者的刺激。记忆力减退及注意力不集中也较常见。

二、辅助检查

围绝经期综合征患者出现的症状常涉及多个系统，必要时应作全面系统的检查，以排除器质性疾病，才能按围绝经期综合征进行治疗。

三、处理原则

1. 心理治疗
2. 雌、孕激素替代治疗

四、可能的护理诊断

自我形象紊乱：与围绝经期卵巢功能变化引起的一系列生理改变有关。

舒适的改变：与全身各系统可能出现不适症状，如头痛、失眠、潮热、出汗、心悸等，患者不能正常地工作和生活有关。

五、预期目标

患者在围绝经期不发生阴道炎等感染。

患者能够识别造成围绝经期不适的原因。

六、护理措施

1. 提供健康教育。围绝经期综合征是一个全身各系统各器官逐步由生理状态发展到病理生理状态的演变过程，同时可能有其他疾病参与其中，因此围绝经期综合征是复杂的、一时不易查明的一系列症状，需多方面进行观察和关心，耐心地作好生理和心理上的指导和疏导工作。经常向患者介绍有关的医学知识，提高妇女对围绝经期这一生理过程的了解，做好思想上准备，解除不必要的忧虑和猜疑。

2. 协助患者增加适应能力，协助患者安排好有规律的生活和工作日程。争取做好劳逸结合，有充足的休息与睡眠。取得家庭成员和同事们的配合与关心。尽量保持患者情绪稳定，心情舒畅。劝助患者不要观看情节激动、刺激性强或忧伤的影视片。多到环境安静、空气新鲜的宽广地方散步和锻炼。让患者有一个良好的生活和工作环境，顺利渡过围绝经期。

3. 指导患者正确服药，原则上是以能控制症状又不引起子宫出血为其适合量。配合适量的孕激素以拮抗雌激素长期对子宫内膜的刺激。

4. 补充营养：围绝经期易出现骨质疏松，应坚持户外运动，补充蛋白质，多食用含钙量高的食品，必要时补充钙剂。

5. 围绝经期妇女每隔半年至一年应该进行一次盆腔检查，其中包括子宫颈刮片的防癌检查，阴道有排液者做阴道滴虫、真菌检查，少量阴道流血者需做分段诊刮及子宫内膜活检，以便早期发现病变，早期治疗。

第十六章　其他妇科疾病患者的护理

第一节　不孕症患者的护理

凡婚后有正常性生活未避孕，同居两年未受孕者称不孕症。婚后从未受孕者称原发不孕；曾经妊娠而后不再受孕者称继发不孕。夫妇一方因先天或后天解剖生理缺陷无法纠正导致的不孕称绝对不孕；夫妇一方因某种因素阻碍受孕，导致暂时不育，一旦得到纠正仍能受孕者称相对不孕。

一、病因

影响受孕的因素有：① 男性精液正常与否，精子数量多少；② 女性卵巢的排卵功能如何，卵巢发育情况；③ 输卵管的拾卵功能；④ 精卵能否结合，能否如期着床发育；⑤ 此外，男女双方缺乏生理知识，或情绪、精神紧张等，也影响着受孕。故而对不孕症患者应该从男女双方寻求原因。

（一）女方因素占60%，以排卵障碍和输卵管因素居多

1. 排卵障碍：占25%。主要由于卵巢功能紊乱导致持续不排卵。原因有：① 下丘脑-垂体-卵巢轴功能紊乱；② 卵巢病变；③ 肾上腺及甲状腺功能异常。

2. 输卵管因素：输卵管炎症发生阻塞后蠕动异常；或粘连、闭锁、狭窄；也可因发育异常——过度细长弯曲，纤毛运动及管壁蠕动消失等直接影响到精卵的通过和结合而致不孕。

3. 子宫因素：子宫畸形，内膜结核、息肉、内膜分泌反应不良，子宫内膜病变或宫腔肿瘤等均可影响受精卵的着床和发育。

4. 宫颈因素：宫颈发育畸形、长期慢性炎症、息肉、宫颈黏液功能异常等，影响精子的穿过和精子的活力。

5. 阴道因素：外阴阴道畸形、严重炎症时白细胞消耗精液中存在的能量物质，降低精子活力。

（二）男方因素占30%，主要是生精障碍与输精障碍

1. 精液异常：无精或精子数量少、精子活动异常及形态异常等。

2. 输精管道阻塞及精子运送受阻。

3. 免疫因素：精液中有自身抗精子的抗体，或白细胞增多影响精子的活力。

4. 内分泌功能障碍：甲状腺功能衰退，垂体功能减退。

5. 性功能异常：阳痿、早泄、逆行射精等。

（三）男女双方因素占10%

1. 精神紧张或环境改变影响正常性生活。

2. 缺乏性生活知识。

3. 免疫因素：女方的血清或宫颈粘液中有抗精子抗体直接影响精子的活力。

二、辅助检查

（一）男方检查

1. 询问病史及体检，了解是否有性生活障碍，排精困难，外生殖器发育不良，有无影响不孕的生殖器炎症和损伤以及全身性疾病。

2. 检查精液：正常情况下精液量为2～6ml，平均3ml；pH为7.0～7.8；在室温中放置5～30分钟内液化；精子密度为（20～200）$\times 10^9$/L；精子活率＞50％；正常形态精子占66％～88％。

（二）女方检查

1. 询问病史：初诊时应详细询问与不孕有关的病史。

2. 体格检查及妇科检查：检查第二性征及内外生殖器发育情况。

3. 女性不孕特殊检查：

（1）卵巢功能检查：常用有下列几项：① 基础体温测定；② 宫颈黏液检查；③ 阴道细胞涂片；④ 经前子宫内膜组织活检；⑤ 女性激素测定。

（2）输卵管通畅试验：包括输卵管通水、通气术，输卵管碘油造影，一般安排在月经干净后3～8天进行，间接了解有无输卵管不孕因素。

（3）腹腔镜或宫腔镜检查：直接观察内生殖器、盆腔及宫腔有无畸形、病变，并可同时行输卵管通畅试验，了解有无输卵管不孕因素。

（4）性交后试验：夫妇双方经上述检查未发现异常时行此试验。选在排卵期进行。于试验前3天禁止性交，避免阴道用药或冲洗。在性交后2～8小时内接受检查，以高倍视野有20个活动精子为正常。

（5）免疫检查：男女双方查抗精子抗体。

三、可能的护理诊断

知识缺乏：缺乏与生育及不孕相关的知识。

绝望：与治疗效果不佳及不孕受到家庭和社会歧视有关。

四、预期目标

患者能够参与讨论不孕的原因。

患者能够面对现实。

五、护理措施

1. 配合医师准备好有关检查所需仪器设备，如腹腔镜、宫腔镜的保管和清洗消毒等。

2. 教会患者配合检查。帮助患者查找不孕原因，指导不孕症患者按部就班地进行各项检查。

3. 从性生理和有关医学知识方面给予健康指导，并指导夫妇性生活，增加受孕机率。

4. 帮助精神因素导致不孕的患者，解除精神紧张和忧虑。

第二节　子宫内膜异位症及子宫腺肌病患者的护理

超过子宫腔范围的子宫内膜的生长称为子宫内膜异位症，子宫内膜生长在子宫肌层内时为子宫腺肌病。

一、病因

1. 生殖道梗阻：如处女膜闭锁等。
2. 子宫手术：包括子宫切除及经腹进宫腔手术。
3. 经期过度劳累，行盆腔检查或宫腔操作致经血逆流。

二、病理

异位子宫内膜随卵巢激素变化而发生周期性出血，若形成囊肿，其内为陈旧血形成的巧克力样液。

三、临床表现

1. 下腹痛和痛经：常出现在经前并持续整个月经期。
2. 性交不适：一般表现为深部性交痛，月经来潮前疼痛更明显。
3. 不孕。
4. 月经异常：经量增多、经期延长或经前点滴出血。
5. 盆腔检查可发现包块或触痛结节，有时子宫增大。

四、治疗原则

去除病灶、减轻症状、促进妊娠、预防复发、个体化治疗。

五、可能的护理诊断

疼痛：与子宫内膜异位刺激有关。

六、预期目标

患者主诉疼痛缓解。

七、护理措施

1. 健康教育：指导患者注意经期卫生及外阴清洁，保证充足睡眠和休息，注意营养摄入，预防贫血的发生，介绍相关的治疗方法供患者选择。

2. 热情关心患者，增强信心战胜疾病。耐心劝告其配合药物或手术治疗，药物治疗中可能出现一些出血或胃肠道反应，寻找原因对症处理。未经治疗或在治疗中仍有严重痛经、呕吐等表现时，经检查后对症处理以减轻患者痛苦。

第十七章　妇科手术前后护理

本章提供了有关妇科手术的各项事宜，通过本章的学习，护理人员要学会应用护理程序，正确的评估患者，评估患者身体和心理的需要，为其提供最有效、最恰当的护理措施，尽可能地帮助患者安全地度过围手术期，促使其身心早日恢复健康。

第一节　妇科手术患者的评估

通常所有的人在接受手术时都会有身体和心理的需要，护理人员要利用护理程序去评估她们的需要，然后制定护理计划，并按计划具体去执行各项活动，随时评价计划和活动是否有效。

当一位妇女被确定必须实施妇科手术时，她对医院、手术等未知情形会产生陌生的恐惧感。她会想到以下这些问题：

- 在手术时将会做（或取出）些什么？手术方式如何？
- 将会留下些什么？
- 手术是否会对身体的一般功能有些什么影响？会不会导致更年期提前？
- 手术是否会影响正常的性生活？
- 手术会影响生育吗？
- 会不会留下瘢痕？
- 手术前后要注意什么问题？
- 手术后要住院多久？

当患者在有妇科问题或准备接受妇科手术的同时，也可能正被其他问题所困扰，而这些问题更是她所关心的。一些女性在生命过程中尚未“使用”过她的生殖系统，如：她从未有过性生活，或她从未生过孩子；这一系统是她完整身体的一部分，对这一系统造成的威胁，会使她产生一种自悲的情绪，认为自己“只是具有女性外表的空壳子”或“半个女人”，从而表现出轻度的神经质、抑郁、局促不安、沉默寡言、不愿与人交流等不同程度的紧张、焦虑情绪。

了解患者的一般心理状态后，护理人员还要考虑到患者的年龄、婚姻状况、诊断、以往住院的经验，有无其他疾病，是否接受过手术等情况。

患者入院后，要热情接待，主动介绍病室环境、主管医生和护士，使患者消除对环境和人际关系的陌生感。尽快建立良好的护患关系，使患者产生安全感和归属感。护理人员要和患者一起讨论有关疾病和健康的问题，通过交流，对患者以下问题进行评估：

1. 年龄：妇女一生的各个阶段均有进行手术的可能性，从三四岁到七八十岁，年龄不同，护理问题也会不同。一个幼女在接受手术前，可能只害怕疼痛，护理人员只要告诉她：“手术一点也不疼，睡一觉，病就好了。”护理的重点可能是其家属，家属的思想负担很重，通过我们的心理护理，使她们对医护人员有充分的信任感，帮助患儿更好的接受手术。一个生育期的妇女在接受手术时，担心的问题很多，包括婚姻、家庭、性问题、生育问题等，由于对疾病和手术缺乏必要的知识，可表现为焦虑、紧张、白天坐卧不安、夜间难以入眠。护理人员要耐心倾听患者的主诉，解答她们的问题，给予一定的健康指导。对于老年妇女，护理人员要根据其心理特征，因人施护。老年人感知能力降低，记忆力减退，听力减退，说话重复，而且需要别人的尊重和爱护。护理人员要耐心倾听，生活上要细心照顾，防止意外的伤害，取得老人的信任后，她会很好的同医护人员合作。

2. 婚姻状况：结婚与否、是否有过性生活，与疾病的诊断、检查方式、手术方式和范围有直接的关系。

3. 文化程度：文化知识水平高的女性，自我认知强，考虑问题全面，对问题的理解力也强，容易接受现实；相反，知识水平低的女性，不愿知道也很难理解有关疾病的知识，不考虑过程，只注意结果。这样的患者心理问题少，更易与医护配合，只要给她讲清楚该如何做，她会很好的配合。

4. 既往史：护理人员要了解患者的月经史、生育史、手术史、过敏史和既往内科疾病。

月经史要了解有无月经来潮，初潮时间，月经周期是否规律，量如何，是否痛经，末次月经时间。要避免怀孕的可能性。许多手术要在两次月经期间做，以减少盆腔充血的情况。

生育史要了解妊娠几次、分娩几次，各次妊娠、分娩情况有无异常。

手术史要了解既往有无手术、手术名称。特别是与此次手术相关的或近期实施的手术。

过敏史要了解有无药物过敏，特别是青霉素、链霉素、麻醉药品等。

既往内科疾病史要了解有无高血压、冠心病、慢性支气管炎、糖尿病、肝炎等。因为这些疾病都会给手术、麻醉和护理带来一系列问题，并影响手术效果。

5. 家族史：护理人员要了解患者家族中有无类似病史，以确认是否有家族遗传性。

6. 诊断：护理人员要了解患者的临床诊断及表现。以便介绍有关疾病知识，给予相应的健康指导。

7. 患者的一般情况：护理人员要评估患者的饮食、睡眠、休息、排泄等情况，特别是患病和住院后有无异常，以了解患者的营养状况，以便正向指导，使患者以更好的状态迎接手术。

8. 护理人员要评估患者的知识水平，特别是有关疾病和手术的知识，以便给予指导和健康宣教。

9. 护理人员要评估患者的社会心理状态，了解她的人格特征，对自身疾病的认识，对健康的理解，对手术的态度等，以便有针对性的实施心理护理，调整心态，迎接手术。

护理人员在评估这些情况时，一定要遵守保护性医疗原则。护理人员要具有职业道德，尊重患者的隐私权。例如外阴癌患者、先天无阴道患者和两性畸形患者，她们能来医院就诊，心理已经承受了巨大压力，来自社会的、家庭的、自身的压力，使她们不能面对现实，不愿与人交流，长期以来形成自悲、自我封闭的心理，护理人员对这些特殊病历，要加强心理护理，建立诚实、平等、相互信任的护患关系，使她们在医院这一特定的环境中找回自信，保持良好的心态，积极的接受治疗。

护理人员还有一项重要的工作，即同患者家属建立一种诚实、开放且考虑周全的人际关系，这样家属可协同护理人员给患者正向的指导和心理安慰，使她们积极配合治疗。

第二节　妇科手术前后护理

手术是治疗妇科疾病的重要手段。手术前护理是采取各种护理措施，尽可能使患者保持良好的心理状态，耐受手术；手术后护理主要是密切观察病情变化，通过我们的护理措施防止并发症，尽快恢复健康。根据手术途径，分腹腔镜手术、开腹手术和阴式手术。手术方式和范围不同，手术前后的护理诊断和措施也不相同。

一、手术前护理

通常患者在手术前两天入院，为的是接受手术前必要的检查及身体和心理上的准备。

这期间，患者身体上要好好休息，尽快适应医院的环境，完成角色的转换，调整心态，使之处于接受手术的最佳心理和生理状态。

（一）术前护理评估的内容

手术前要了解患者心、肺、肝、肾等重要脏器功能情况，进行必要检查。其项目有：血型，Rh 因子，肝肾功能，凝血功能，血尿常规，心电图，B 超（肝、胆、胰、脾、盆腔），胸部 X 光片。妇科特殊检查：细胞学检查，阴道清洁度检查，必要时做诊断性刮宫。

（二）术前可能的护理诊断

焦虑：与未明确诊断，担心恶性肿瘤有关。

大多数患者对手术均呈现紧张、害怕和不安等焦虑状态。引起患者手术前害怕的原因有：

（1）对未知的害怕：当诊断未确定时，患者担心是恶性疾病，或对疾病预后不清楚，患者每天在猜测和等待中生活。

（2）害怕死亡和疼痛：手术意味着创伤和风险，患者担心手术中随时有意外发生，担心术后难以忍受的疼痛，特别是有手术经验者。

（3）害怕与家人分离：担心手术使婚姻、家庭破裂，失去爱人和孩子。

知识缺乏：缺乏有关疾病和手术的相关知识。

大多数患者没有手术经验，缺乏有关疾病和手术的相关知识，不知道术前、术后需注意的事项，如何与医护合作。

营养失调——低于机体需要量：与慢性疾病食欲不佳有关。

营养不足常发生于老年人、慢性疾病者、癌症晚期患者。由于器官老化、慢性疾病、食欲不佳、癌症恶液质，造成体内蛋白质水平低下，缺乏维生素和矿物质。这样易并发术后感染，伤口不易愈合，甚至低血容量性休克。

睡眠形态紊乱：与环境改变和担心手术有关。

患者入院后由于环境改变，生活习惯也要随之改变。另外担心手术，白天坐卧不安，夜间难以入眠，睡眠质量有所下降。

（三）护理目标

患者能自述疾病和手术相关的知识。

术前患者处于接受手术的最佳心理和生理状态。

（四）护理措施

1. 减除对手术的焦虑

（1）评估患者所担心的问题及焦虑程度，以便因人施护。

（2）耐心倾听患者的主诉，允许她把焦虑的问题和情绪表达出来。

（3）向患者解释及澄清她所担心和关心的问题，如性器官丧失问题、“变性”问题、生育问题等。讲解手术的程序，麻醉方式以及术后疼痛的应对措施等。

（4）手术前安排麻醉师和手术室护理人员探望患者，减轻对手术和麻醉的恐惧。

（5）指导患者使用放松技术，如缓慢的深呼吸、全身肌肉放松、听音乐等。分散其注意力。

（6）安排家属探视给予其家庭的心理支持。

2. 纠正低蛋白血症

（1）评估患者的营养状况，血色素指标，血浆蛋白指标。

（2）同患者和家属一起制定饮食计划，选择高蛋白、高热量、高维生素及低脂肪食谱，以提供大量的氨基酸。

（3）若患者不能进食，则遵医嘱给予完全肠外营养，以提供患者所需营养，改善患者的营养状况。

（4）监测患者体重及血浆蛋白指标，并认真记录。

3. 患者的健康宣教与指导

（1）评估患者的文化程度及有无相关知识。

（2）提供一个安静、没有干扰的学习环境，如床旁、示教室。可将患者组织起来，集中讲授，也可单独讲授，允许患者提问题，并耐心解答。

（3）指导患者有关手术后期必须施行的活动，例如深呼吸、咳嗽、翻身及肢体活动的方法，防止术后并发症。

- 深呼吸运动：手术后正确的呼吸方式是横膈—腹部的呼吸。指导患者由鼻子慢慢吸气，使腹部扩张，然后用嘴慢慢吐气。术后每小时做 5 至 10 次。
- 咳嗽运动：患者取坐位或半坐卧位，上身微向前倾，两手手指交叉联结，将手指横置伤口部位，咳嗽时以手支托伤口，令患者做一个深呼吸，用嘴呼气，然后当自肺部深处咳嗽时，做一短呼吸，然后用力咳嗽一次或两次。

4. 术前皮肤准备

目的：减少皮肤上的细菌至最少程度，避免手术后伤口感染。

范围：术前 1 日备皮，上至剑突下，下至外阴部、肛门周围、臀部和大腿内侧上 1/3，并清洁脐部。阴式手术备皮范围上至耻骨联合上 10cm，下至会阴部、肛门周围、腹股沟及大腿内侧上 1/3。

物品准备：温热肥皂水，一次性备皮刀，适宜的灯光。

具体方法：

（1）向患者解释备皮的目的、范围。

（2）患者取膀胱截石位。

（3）用棉球蘸温热肥皂水擦遍备皮范围，绷紧皮肤，快速有节奏剃除毛发，再用清洁毛巾拭净，擦干。要避免刮伤皮肤，减少手术感染的机会。

（4）手术前晚，备皮后指导患者全身淋浴，特别注意清洁腹部及外阴部。

5. 消化道准备：妇科手术为下腹部手术，涉及消化道的较少，但由于手术时对内脏的牵拉易引起恶心、呕吐反应。如肠内粪便积聚和气体太多，充盈的肠道妨碍手术操作。肠道空虚可避免因麻醉后肛门括约肌松弛，排便于手术台上，增加污染的机会。术前一日可口服或经肛使用泻剂。手术日 0 时后禁食、禁水。

手术预计可能涉及肠道时，如卵巢癌有肠道转移，则三天前开始胃肠道准备，具体方法如下：

（1）术前第三天进少量半流饮食。

（2）术前第二天进流食。

（3）术前一天禁食、禁水，清洁洗肠。为防止体液丢失过多，发生虚脱，给予静脉补液。

（4）术前三天，口服庆大霉素，8 万单位，每日两次，连服三天。

（5）手术当日禁食、禁水，准备手术。

6. 阴道准备：阴道是连接子宫与外阴的通道，子宫颈被阴道穹隆所围绕。不少患者因妇科疾病，阴道的自净功能下降，穹隆深处成为细菌隐藏和繁殖的良好环境。全子宫切除时，需将穹隆部阴道壁环形切断，才能将子宫取出。为减少阴道内细菌污染手术野，防止腹腔感染，术前需做阴道准备。

具体方法如下：

（1）术前一日上午用 1∶40 络合碘冲洗液冲洗阴道，或术前三日予甲硝唑泡腾片至阴道内。

（2）术前一日晚继续用 1∶40 络合碘冲洗液冲洗阴道，然后用窥具暴露宫颈，于宫颈口和穹隆处涂甲紫，起到标记和消毒作用（全子宫切除术）。行次全子宫切除术，卵巢囊肿剔除术及子宫肌瘤剔除术者不需涂甲紫。

（3）如果阴道流血或未婚者，不能冲洗阴道。

7. 为提高对手术的耐受力，清除紧张情绪，手术前晚遵医嘱给予镇静剂，如安定 5mg 口服，以保证患者充分的休息与睡眠。

8. 膀胱的准备：妇科手术一般在盆腔内进行，因受骨盆限制，手术野暴露不及胸腹部手术方便。膀胱位于子宫前方，充盈时可遮挡手术视野，开腹时亦可损伤。所以手术当时晨需要安置导尿管。通常均采用 Folley 尿管，防止尿管脱落及增加尿路感染的机会。

护理人员操作前向患者讲解有关尿管护理的一系列问题，具体内容如下：

（1）讲解导尿的目的：有的患者，特别是曾经使用过尿管的患者，对尿管有恐惧感，精神紧张，这样可增加操作难度。因此护理人员要耐心细致的讲解，解除患者的疑虑，取得配合。

（2）讲解尿管护理的注意事项：

① 导尿前不要排空膀胱，这样易于操作，减轻不适感。

② 导尿后，尿管位置应偏低，置于耻骨联合以下。

③ 尿管拔除时间可根据不同手术方式，拔除尿管后要多饮水，多排尿防止泌尿系统感染。若第一次排尿很困难，拔除尿管后 4～6 小时没有排尿，应考虑尿潴留的可能性，诱导方法失败后，需继续留置尿管。

9. 手术当日的准备：患者应取下活动的义齿、发夹、手表、首饰等物品，交予家属保管。术前半小时遵医嘱给予术前用药，即基础麻醉药物，如阿托品、苯巴比妥等，使患者得到充分镇静，减少紧张情绪，防止支气管痉挛等麻醉引起的副交感神经过度兴奋。

二、手术后护理

（一）术后即时的评估和护理

1. 患者手术结束，麻醉恢复后，由麻醉医师和主治医师送回病房，护理人员要向医生们了解：

（1）患者施行何种手术。

（2）手术中有无发生任何会影响术后恢复的问题及并发症，如术中出血情况，术中膀胱或肠道是否破损等。

（3）采用何种麻醉，术中患者的呼吸及血压情况。

（4）手术中输血、输液情况，有无特殊装置等，如有无支架管，有无引流管等。

2. 患者回到病房后，护理人员要完成下列的评估：

（1）意识状态：当叫患者的姓名时，是否有反应。

（2）呼吸情况：呼吸的频率、深度等，是否有呼吸型态的改变。

（3）生命体征：特别是前四小时内需要测患者生命体征，必要时应用心电监护仪。

（4）皮肤颜色：微黑、苍白、湿冷的皮肤是休克征象，特别要观察嘴唇及甲床的颜色，有无苍白或发红的现象。

（5）伤口敷料、引流管情况以及静脉输液的量、流速和是否通畅。

3. 护理措施：

（1）患者回到病房后，护理人员应立即为其穿上干净衣服，注意保暖，避免过多暴露。

（2）向麻醉医师及主治医师了解患者术中情况，手术范围，询问有无特殊护理要求及注意事项。若采用全麻方式，立即给予氧气吸入。由麻醉医师测量血压，并做记录。

（3）硬膜外麻醉患者采用去枕平卧位，头偏向一侧，避免呕吐物引起误吸。此种姿势保持 6～8 小时，以防发生头痛。

（4）观察伤口有无渗血，立即包扎腹带，松紧适宜，伤口处压一 1kg 重的沙袋 6～8 小时，以防伤口出血。

（5）固定尿管及引流管，观察尿液及引流液的颜色、量、性质。保持其通畅。

（6）观察静脉输液是否通畅，静脉穿刺套管针与输液管连接是否牢固。调好滴速。

（二）术后可能的护理诊断及医护合作性问题

1. 疼痛：与手术伤口有关

手术时当组织或器官遭受切割、牵拉，手术部位的细胞释出化学刺激物质，刺激神经末梢，或是血液供应受到干扰引起组织缺血，例如手术时保持一固定姿势过久；受压、肌肉痉挛，或水肿等都会引起疼痛。其他引起疼痛感觉的因素，有发烧、腹胀、手术伤口周围的肌肉痉挛，以及腹带包扎过紧等。

手术后疼痛通常持续 24～48 小时，但持续时间长短与患者的伤口手术范围，对疼痛的忍受度和反应有关。高度焦虑及心理状态不好的患者较易有疼痛主诉。

患者主诉疼痛时，切勿都认为是伤口痛，要评估疼痛的原因、范围、性质及注重患者的主诉，同时观察患者的面部表情、体位、脉率、血压及肌肉紧张程度。

2. 潜在的并发症：腹腔内出血

术后12小时内的早期盆腔内出血，可能是因为结扎血管的丝线脱落，或血管穿破时因术中血压减低而未彻底处理；术后晚期出血常继发于盆腔感染之后。

术后腹腔内出血是妇科手术并不少见但十分严重的并发症，常危及患者的生命。通常表现为血压逐步下降，脉搏加快，尿量少于30ml/h，患者出现口唇苍白或发绀、烦躁不安、出冷汗等。护士要密切观察病情，及时发现内出血征象。

3. 排尿异常：泌尿系统感染及尿潴留

由于膀胱紧贴子宫颈，输尿管的盆腔段临近卵巢和输尿管，在阔韧带之下与子宫血管交叉，末端1.5cm在膀胱壁内斜行后才开口于膀胱基底三角区。这种解剖关系使输尿管及膀胱在手术中受到牵扯、推压，影响术后排尿功能。特别是全子宫切除术，在分离粘连时有可能损伤输尿管，反复及留置尿管极易导致尿路感染。因此术后观察排尿情况十分重要。

导致尿潴留的原因有：

（1）麻醉剂的使用，使膀胱感觉及排尿能力减低；

（2）伤口疼痛、紧张和害怕；

（3）手术中膀胱受到牵拉，功能减低。

4. 潜在的并发症：感染

（1）伤口感染：手术切口分为三类：Ⅰ类为清洁切口，如卵巢肿瘤切除术、子宫肌瘤剔除术、剖宫产术等；Ⅱ类为可能污染切口，如全子宫切除术、外阴及阴道手术等；Ⅲ类为污染切口，如盆腔积脓或其他感染性手术。切口愈合情况分三级：甲级为愈合优良；乙级为愈合欠佳，有血肿、积液及炎症反应，如红肿、硬结等，但未化脓；丙级为切口化脓，需做切开引流。

腹部切口，如无渗血、血肿或感染，不需特殊护理，一般手术后5～7天拆线，张力缝合线于10～12天拆除。

手术伤口的感染一般发生于手术后第五天左右。引起伤口感染最常见的菌体是金黄色葡萄球菌；其次为大肠杆菌、变形杆菌和绿脓杆菌等。

易导致伤口感染的因素有：肥胖，贫血，老年人，合并其他疾病如：糖尿病、尿毒症、恶性肿瘤等。体质衰弱、术后接受放疗、化疗以及手术时或伤口换药时，未能保持无菌。

（2）肺部感染：术后，患者害怕伤口疼痛，不愿下床活动，不能正确的咳嗽、排痰，易导致肺部感染。特别是老年人，呼吸功能降低，支气管内分泌物容易积聚，导致炎变。

5. 舒适的改变：恶心、呕吐、腹胀

由于麻醉剂的副反应如乙醚直接刺激胃粘膜，兴奋呼吸中枢，以及手术操作中牵拉内脏，术后患者常有恶心、呕吐反应，也有人对哌替啶（度冷丁）、吗啡等比较敏感，给予小剂量时可引起剧烈的消化道反应。

腹胀是患者术后感到非常不适的常见症状。因为肠管的暂时性麻痹而使过多气体积聚于肠腔，在肠蠕动为恢复正常时，气体不能从肛门排出。

手术后因切口疼痛，患者呻吟，食管上端反射性松弛，吸气时空气进入消化道而患者并无感觉，有的在3～5分钟内，可从食管吸入1000～2000ml空气；如果麻醉诱导时间长，诱导不平稳，患者憋气或挣扎，也可咽下大量气体。所以肠腔内的空气，约70%～80%是吞咽下去的。空气中含78%的氮气，氮气不易被肠粘膜所吸收，不像二氧化碳，很快被弥散至血液。这是术后肠腔积气的主要原因。

6. 潜在的并发症：静脉血栓

手术中，血液呈高凝状态，手术部位会阻断静脉回流。血栓在股静脉危险性较大。因为它会随血液循环到达肺动脉，而危及患者的生命。

（三）护理目标

患者疼痛减轻，舒适感增加。

患者能描述预防感染，促进伤口愈合的措施。

护士早期识别并预防术后并发症。

患者能恢复女性良好心态，并得到家属的心理支持。

（四）护理措施

1. 减轻疼痛

（1）评估患者疼痛的原因、范围和性质。

（2）耐心倾听患者的主诉，安慰鼓励患者，站在床旁，握住患者的手陪伴片刻，给予其心理支持。

（3）采取舒适的体位，减轻伤口的张力。一般术后第一日晨取半卧位，这样利于腹腔引流，减轻伤口的张力及增加肺活量，利于排痰，防止肺部并发症。

（4）保持病室安静，各种操作应尽量集中，勿过多打扰患者，让患者充分休息。

（5）教会患者有效的咳嗽，咳嗽时轻压伤口。

（6）将身体的各种管道固定好，防止活动时牵拉而疼痛。

（7）观察伤口有无渗出和出血，包扎腹带时动作轻柔，不宜过紧。

（8）指导患者深呼吸或其他松弛方法，分散其注意力。

（9）遵医嘱给予止痛剂，一般在24小时内每隔4小时给予哌替啶50mg＋异丙嗪25mg肌注。

2. 早期识别腹腔内出血的征象

（1）术后即刻评估患者的一般情况，如血压、脉搏、意识、面色、尿量、引流情况、阴道出血情况并做记录。

（2）向主治医师了解术中出血情况，有无特殊的护理注意事项。

（3）监测生命体征。特别是术后4小时内每30分钟测量血压、脉搏一次，记录每小时尿量。若血压逐步下降，脉搏加快，每小时尿量少于30ml，应立即通知医生。

（4）注意患者的主诉。如患者烦躁不安，出冷汗，口唇发绀，主诉腰背疼痛、腹胀，应立即通知医生。

（5）观察阴道出血情况，并与一般阴道分泌物相鉴别。因为子宫切除术后，阴道残端边缘渗血后形成血肿，使腹膜与阴道壁分离，残端崩裂后，出现阴道大出血。

（6）准备好抢救物品、药品，特别是腹穿针，以备腹腔穿刺用。

3. 排尿的观察和护理

（1）评估患者手术的种类，保留尿管的时间。若宫颈癌根治术、阴道前后壁修补术等，尿管需保留7～10天；若常规手术则术后第一日晨即拔除尿管。

（2）保留尿管期间，需保持尿管通畅，勿打折、受压，观察尿的颜色和性质。活动时，尿管应放置耻骨联合以下，防止尿液反流，诱发感染。

（3）尿管拔除后，鼓励患者多饮水，下床活动。4～6小时内应自解小便。若排尿困难，则警惕尿潴留的可能。利用诱导排尿方法失败后，应再次导尿。

（4）长期保留尿管者，每24小时更换一次尿袋，拔除尿管后需检测膀胱功能是否恢复。

（5）补充足够的水分，保证肾的灌注量。

（6）正确记录出入量。

（7）监测体温变化，注意患者主诉，有无尿频、尿急、尿痛等泌尿系感染症状，及时通知医生。

4. 预防感染

（1）评估患者诱发感染的潜在因素。如全身营养状况，是否有糖尿病或肺部疾病，是否接受化疗或放疗等。

（2）每天监测体温变化。术后两天内，体温有所上升属正常反应。若高于38℃，则需查明原因，监测血象。

（3）病室内保持空气清洁、清新。每天开窗通风两次，每次30分钟。

（4）医护人员的各种操作应严格无菌技术要求。

（5）预防肺部感染的护理措施：

① 术后第一日晨即让患者保持半卧位，这样利于盆腔积液的引流及增加肺活量，利于咳嗽排痰。

② 术前指导患者深呼吸及咳嗽，术后继续执行，并注意保持呼吸道的通畅。

③ 鼓励患者早期下床活动，以维持肺部的换气功能。

④ 给予患者雾化吸入，一天两次。并协助其拍背咳痰。雾化液的配制是：生理盐水10ml，糜蛋白酶5mg及庆大霉素8万单位。此种方法有消炎、稀释痰液的作用，利于痰的排出，预防肺部感染。

（6）预防伤口感染的护理措施：

① 护理人员指导患者咳嗽的正确方法，防止伤口裂开。

② 当腹带松开时，护理人员要及时包扎好，动作要轻柔。

③ 每天观察伤口有无发红、跳痛、触痛、有无渗出液，体温是否升高。有异常情况及时通知医生。当伤口敷料渗湿或脏时要及时更换；当伤口感染时，医生通常会用生理盐水或其他消毒液冲洗和清洁伤口，有时会将缝线拆除几针来引流脓性渗液，并将引流液做细菌培养，以便给予有效的抗生素。若伤口裂开，则需立即送到手术室再重新缝合。

（7）和患者及家属一起制定饮食计划，选择高蛋白、高热量、高维生素C饮食。必要时要给予静脉高营养，输入人血白蛋白或血浆，以提供足够的蛋白质，改善全身营养状况，促进伤口愈合。

（8）注意患者的个人卫生，保持床单位清洁平整；保持会阴部的清洁卫生，每天用1∶40络合碘冲洗液冲洗会阴两次；当阴道有出血时，应垫消毒卫生巾，勤换内衣裤。

5. 增进患者的安全与舒适，减轻恶心、呕吐、腹胀

（1）评估患者不舒适的原因，讲解发生的原因，减轻患者不安的情绪。

（2）当患者恶心呕吐时：

① 若患者平卧位，将患者头偏向一侧，以防吸入呕吐物。

② 暂缓进食，直到呕吐停止。

③ 呕吐后用温开水漱口，保持衣被清洁干燥。

④ 监测患者电解质情况，若水和电解质失调，如低钾、低钠等，恶心、呕吐会比较顽固，要及时给予纠正。

⑤ 必要时遵医嘱给予止吐剂。

（3）减轻腹胀的护理措施：

① 术后应劝告患者切勿呻吟和抽泣，以防吞下大量空气，加重腹胀。

② 术后鼓励患者早期下床活动，以增加肠蠕动。

③ 未排气前，不要吃奶、糖制品，防止加重肠胀气。

④ 一般情况下，手术后 2～3 日腹胀可自然消退，如未减轻，可用热水袋置于腹部，或用手顺时针按摩腹部。

⑤ 腹胀严重者可用肛管排气或盐水低位灌肠。

（4）当手术涉及肠道时，如卵巢癌切除肠道转移病灶或肠道造口术后，常需胃肠减压，吸去胃肠道内的气体和液体，降低肠腔内压力，改善肠腔内压力，改善肠壁血液循环。护理措施是：

① 保持胃管持续减压通畅，每两小时用生理盐水通胃管一次。

② 严格记录出入量，以了解水、电解质平衡情况。

③ 观察胃液的量和性质，有出血时及时通知医生。

④ 嘱患者禁食、禁水，加强口腔护理，防止口腔黏膜的损伤。

⑤ 每天观察患者肠鸣音情况，是否有排气、排便。

6. 防止血栓性静脉炎

（1）评估患者发生血栓静脉炎的危险因素，如老年人、肥胖、营养不良、恶性肿瘤、活动减少等。

（2）高危患者，无论卧床或下床活动，均使用弹性绷带包扎或穿弹性袜。

（3）术后鼓励患者早期下床活动。不能下床的患者，要指导她在床上活动腿部。

（4）护理人员要能早期识别血栓性静脉炎的症状：检查腿部有无压痛感、水肿、皮温增高、足背动脉搏动减弱等。

（5）当患者发生血栓静脉炎时，应嘱患者绝对卧床休息，立即通知医生，密切观察有无肺栓塞的征象，如胸痛、呼吸困难。

（6）血栓静脉炎的治疗一般包括：绝对卧床休息、使用弹性绷带；应用抗凝剂，如速必凝注射剂等。

7. 给予患者及家属心理支持：患者及家属对手术的看法，在手术前存在的问题，可能持续到手术后期，护理人员要注意患者的心理反应，尤其是存在并发症者，应给予更多的心理支持。通过不断的交流沟通，对以前的问题要重新评估，善于发现新的问题，并与患者讨论她们所关心的问题，尽所能帮助解决。

8. 出院患者教育：提供患者及家属的出院宣教应及早开始，在出院前几天即需着手进行，根据患者情况，提供家庭护理的各项知识，基本内容包括：

（1）患者休养环境应安静舒适，保持温湿度适宜，注意通风，使室内空气新鲜。

（2）保持良好的心境，避免紧张激动的情绪，适当参加锻炼活动，增强自信心，愉快的心情有利于疾病恢复。

（3）术后恢复期，应选择含丰富维生素、蛋白质的饮食，以增强体质，促进疾病康复。如瘦肉、鸡蛋、鱼类，还应注意粗细搭配。

（4）伤口拆线后，若发现伤口红肿、有硬结、疼痛或发热等症状请及时到门诊就医。

（5）全子宫切除术后7～14天内阴道有少量粉红色分泌物，此为阴道残端线溶化所致，为正常现象，不需处理，应适当卧床休息。如分泌物呈血性，如月经量，应及时到医院就诊。

（6）伤口拆线后一周可淋浴，平时可用温水擦洗，避免受凉感冒。

（7）全子宫切除术后患者及阴道手术后患者应禁性生活及盆浴2～3个月；子宫肌瘤剔除、卵巢囊肿剔除及异位妊娠手术的患者应禁性生活及盆浴1个月。

（8）子宫肌瘤剔除的患者应避孕，在医生指导下怀孕。

（9）异位妊娠、子宫肌瘤剔除、卵巢囊肿剔除、输卵管再通术后的患者自手术日起休息4周；全子宫切除术患者自手术日起休息6周。

（10）子宫脱垂、阴道前后壁膨出的患者，术后半年内避免重体力劳动，并保持每日大便一次，出现咳嗽时及时服止咳药，防止增加腹压，造成疾病复发。

（11）定期随诊，首次随诊时间为术后1个月至1个半月或遵医嘱。

（12）子宫内膜异位症术后需用药物巩固治疗的患者，应坚持定期随诊检查。

（13）根据患者的个体需要，再做个人指导。

第十八章　妇科肿瘤患者化疗的护理

化学治疗简称化疗，目前广泛应用于恶性肿瘤的治疗已取得较好的效果。特别是在恶性滋养细胞肿瘤治疗中，单纯化疗即可达到治愈的目的，疗效尤为突出。同时也必须承认化疗对大多数常见实体瘤的治疗效果仍不理想，但是化疗在妇科肿瘤治疗中起着越来越大的作用。可以说大多数卵巢癌的患者都要用抗肿瘤药物治疗。随着新药的不断发现，化疗将会发挥更重要的作用。临床应用的抗癌药物中绝大多数缺乏选择性抑制肿瘤细胞的作用，在杀伤肿瘤细胞的同时，对机体增殖旺盛的正常细胞也具有一定毒性，尤其是目前肿瘤治疗中，用药量必须很大，需接近中毒剂量，才能产生满意效果，因而副作用也明显增加。因此护理人员应熟练掌握化疗的基本知识，了解各种化疗药物的给药方法，毒副作用，运用这些知识随时发现患者化疗中出现的问题，及时采取有效措施，帮助患者完成化疗，以取得最佳的疗效，最小的副作用，避免并发症的发生。

第一节　化疗的基本知识

一、常用的化疗药物及作用机制

（一）抗肿瘤药物的作用机制

常用化疗药物主要通过以下几个方面杀伤肿瘤细胞：①影响脱氧核糖核酸（DNA）的合成；②直接干扰核糖核酸（RNA）复制；③干扰转录，抑制信使（mRNA）的合成；④阻止纺锤丝的形成；⑤阻止蛋白质的合成。

（二）常用的化疗药物

目前临床上常用的化疗药物很多，根据其结构分为：烷化剂类、抗代谢药、植物生物碱类、抗生素类、激素类及其他抗肿瘤药（表 18－1）。

表 18－1　妇科肿瘤常用的化疗药物及主要毒副反应

类型	药名	作用机制	主要毒副反应
烷化剂	环磷酰胺（CTX） 消瘤芥（AT1258） 异环磷酰胺（IFO）	通过与细胞内生物大分子呈共价结合而发生作用，属细胞周期非特异性药物	骨髓抑制，出血性膀胱炎 骨髓抑制 出血性膀胱炎
抗代谢药	5－氟尿嘧啶（5－FU） 甲氨蝶呤（MTX） 氟尿苷（FUDR）	为生理代谢物（嘌呤、嘧啶、叶酸等）的结构类似物，其作用是通过干扰正常代谢物的功能，影响核酸合成，作用机制是抑制与正常代谢物合成有关的酶类，属于细胞周期特异性药物。	骨髓抑制及胃肠道反应骨髓抑制及肝肾毒性

续表

类型	药名	作用机制	主要毒副反应
植物碱类	长春新碱（VCR） 槐定碱（VP16） 紫杉醇	作用于微管蛋白，破坏纺垂体的形成干扰核分裂，为细胞周期特异性药物	神经毒性 骨髓抑制 过敏反应、骨髓抑制
抗癌抗生素	更生霉素（KSM） 平阳霉素 阿霉素（ADM）	作用于 DNA－RNA－蛋白质合成过程的不同环节而起作用为细胞周期非特异性药物	骨髓抑制尤其以血小板下降明显，脱发，口腔溃疡肺纤维化 骨髓抑制、静脉输入时药物外渗后易引起组织坏死
铂类化合物	顺铂（DDP）	与 DNA 产生链间交联和链内交联，破坏 DNA 的模板信息复制，抑制 DNA 合成，大剂量时也可抑制 RNA 及蛋白质的合成，为细胞周期非特异性药物	肾毒性、神经毒性及骨髓抑制

二、化疗常用的给药途径及给药方法

化疗药物可以通过多种途径给药，根据不同的药物、不同的肿瘤以及患者病情，选择最好的给药途径及给药方法，以取得最佳的治疗效果。

(一) 给药途径及方法

同一种药物，给药途径不同，所起作用也不同。静脉用药后，药物通过右心进入肺，再到全身各处，肺部受药量最大，因此，肺转移患者最好采用静脉给药的方法。口服给药是通过肠道吸收，经门静脉进入肝脏，由肝静脉经下腔静脉回右心，再进入肺及全身其他脏器。故上消化道或肝脏的病灶以口服药物为宜。动脉插管给药，则该动脉所灌注的脏器受药浓度最大，如子宫动脉插管，肝动脉插管、颈内动脉插管，分别治疗子宫、肝脏及脑内肿瘤。鞘内注射化疗药物易于渗入脑组织和脊髓，适由于脑和脊髓有病变者。除应根据患者肿瘤的性质、部位选择给药途径外，还应考虑不同药物的不同特点。

1. 静脉给药：多数化疗药物均用静脉给药的方法，根据药物的不同要严格掌握输入速度，经常巡视，保证药物匀速输入。

2. 肌肉注射：需作深部肌肉注射，以利于药物吸收。

3. 口服：多数抗癌药物对胃粘膜有刺激，宜睡前服用，并同时服镇静剂及碳酸氢钠等以减轻胃肠道反应。

4. 腔内注射：主要用于癌性胸腹水、心包积液或肿瘤内注射，注射后要注意观察患者的反应，协助患者更换体位，以达到理想的效果。

5. 动脉插管给药：主要用于肿瘤晚期不宜手术治疗、复发而局限性肿瘤或全身化疗效果不好而肿瘤局限者。根据肿瘤所在部位，选择插管途径。

6. 瘤内注射：适宜全身化疗效果不理想，而局部肿块大者。注射时宜先抽出瘤内的液体，然后再注入药物，防止瘤体张力过大而破裂。

(二) 常用的给药方法

化疗药物多数缺乏选择性，对正常与不正常的细胞均有杀伤作用。化疗的基本原则是尽量消除肿瘤细胞而减少对正常细胞的损害，为此我们选择不同的给药方法。

1. 序贯用药：是指先后使用几种不同的药物，以提高疗效。如先用细胞周期非特异性药物，大剂量烷化剂类，消灭大量增殖期细胞，促使 G_0 期细胞进入增殖期；再用细胞周期特异性药物，干扰核酸合成，杀伤较敏感的 S 期细胞。如此反复几个疗程，有可能消灭 G_0 期细胞，达到根治的目的。

2. 联合用药：在患者能够耐受的情况下，尽量联合使用几种药物。联合用药要遵守以下三个原则：①几种药物的作用机制不同；②药物的副作用不能叠加；③单药应用对肿瘤有效。

3. 周期同步化：使所有癌细胞都处于一个周期，便于使用药物杀死该周期的癌细胞。

三、常见的化疗不良反应

癌细胞属于快速分裂的细胞，对于化疗特别敏感，故易被化疗药物杀灭。相对快速分裂的机体正常细胞同时易受到化疗药物的损伤，如胃粘膜细胞，毛囊、皮肤组织细胞，生殖细胞及造血细胞而引起不良反应，临床上常见的不良反应有以下几方面：

（一）造血功能障碍

这是不良反应中最常见和最严重的一种，主要表现为白细胞和血小板的减少，对红细胞影响较小。白细胞和血小板减少，一般均能自然恢复且有一定规律。白细胞常在用药一周左右开始下降，至停药 8～9 天达最低，维持 2～3 天开始回升，历经 7～10 天后达正常水平。绝大多数患者白细胞下降后均能自然恢复，但是当大剂量化疗、肝功能不正常或骨髓反复受到抑制时，白细胞的恢复则比较困难。此时患者机体抵抗力低下，极易发生严重的感染而致败血症。血小板一般下降稍晚，但下降速度快，达最低水平后往往第二天即回升，几天后可恢复正常。血小板下降后，患者可出现体软乏力、精神淡漠、反应迟钝等。血相恢复后以上症状自然消失。严重的血小板下降患者表现为全身的出血倾向，如鼻出血、病灶出血、皮下或内脏出血等，其发生时间有时不在血小板最低时，而在血小板稍有回升时，严重时可危及生命，特别是内脏出血，不易发现，危险更大。

（二）消化道反应

化疗引起的消化道反应主要表现为食欲不振、恶心、呕吐、口腔溃疡、腹痛、腹泻。

1. 食欲不振、恶心、呕吐：不同的药物引起反应的机制不同，氮芥类药物是刺激中枢所致，因此用药一开始症状即很明显。抗代谢药是由于药物刺激胃粘膜引起胃炎所致，往往用药几天后开始，逐渐加重，停药后即逐渐消失。此项反应一般不影响继续用药。但患者如长期不能进食，可使体重锐减，应及时调整用药量。呕吐严重者可引起水、电解质平衡失调和代谢性碱中毒，亦可引起低血钾、低血钙症，患者出现倦怠、精神淡漠和腹胀或四肢无力等症状。同时恶心、呕吐也给患者带来心理压力，使患者对以后的治疗产生焦虑和恐惧心理。

2. 口腔溃疡：口腔溃疡是化疗的常见不良反应，溃疡多发生在用药后 5～6 天，患者先出现唇舌麻木，口腔粘膜发红，舌苔减少，2～3 天后溃疡出现。溃疡可发生在颊粘膜、舌边、舌根、上下唇，严重时可累及咽喉及食管，一般至停药一周左右逐渐愈合。常用的药物中以 KSM、MTX、AT1258 发生溃疡较多，5－FU 则较少。不同的药物引起口腔溃疡的部位不同，如 KSM 所致的溃疡多发生在舌边及舌根，抗代谢药引起的溃疡多发生在颊粘膜。

口腔溃疡除疼痛可影响进食外，因此时正值白细胞下降时，易引起全身感染而发生败血症，导致不良后果。

3. 腹痛、腹泻：化疗药物引起的腹痛可能是由于肠蠕动增加引起，腹泻则可能是由于肠道粘膜发生溃疡引起。一般出现在化疗一周后，先出现腹痛及大便次数增多，继而大便性质改变，较重者为水泻，一般每日不超过 3～4 次，停药 5～6 天后即可恢复。如每天大便超过 4～5 次，则应注意大便的性质，观察有无伪膜性肠炎发生。

（三）肝、肾功能损伤

多数化疗药物在肝脏中进行代谢，大剂量化疗时，对肝脏均有一定的损害。临床上主要表现为血清谷丙转氨酶的增高，严重的可合并有黄疸。肝功能损伤在停药后多能自然恢复，但时间较长，有时影响到继续化疗，使病情恶化。

部分化疗药物如甲氨蝶呤、顺铂大剂量应用时其代谢产物溶解性差，尤其在酸性环境中易形成沉淀物，堵塞肾小管，导致肾衰竭。环磷酰胺的体内代谢物可引起出血性、无菌性膀胱炎，特别是缺水的患者，药物于膀胱内浓度升高，排除时间延长，加重对膀胱的刺激，患者出现膀胱刺激症状或血尿。

（四）皮肤及毛发的反应

1. 皮肤反应：甲氨蝶呤、5-氟尿嘧啶等药物可引起皮肤炎性反应，出现色素沉着、皮疹，严重的可出现剥脱性皮炎。

2. 毛发脱落：因毛囊上皮生长迅速，对化疗敏感，故化疗后易引起毛发脱落，其中最常见的药物是阿霉素、甲氨蝶呤、更生霉素等。此项反应一般在停药后 2～3 个月即可逐渐恢复。

（五）免疫抑制

多数化疗药物是免疫抑制剂，抑制机体的免疫反应，因此化疗患者易发生感染，也易引起败血症。

（六）心脏损伤

阿霉素类药物可造成心肌细胞的损伤；紫杉醇类药物可造成心脏传导功能的损伤，表现为脉快和心电图上 T 波倒置，停药后可恢复。

（七）肺功能的损伤

平阳霉素和博莱霉素可造成不可逆的肺纤维化，表现为呼吸困难、憋气、气短。此类药物的终身剂量为 360mg。

（八）周围神经毒性

某些药物如长春新碱的应用可出现指、趾端麻木，有时有针刺样感。

（九）局部刺激

有些药物对局部组织刺激较大，如 KSM、ADM、THP、AT1258、VCR 等，一旦输入血管外，可造成组织损伤、溃烂、甚至坏死。

（十）远期不良反应

患者经过多个疗程化疗后，往往可出现痛风样全身性肌肉疼痛，一般持续 1～2 个月，甚至更长，以后逐渐消退。

第二节　化疗患者的护理

一、护理评估

化疗患者由于病程长，病情重，加之化学治疗，使患者身心各方面出现现存的或潜在的护理问题，护士应从全面评估患者情况。

（一）病史

评估患者的用药史，尤其是化疗史及药物过敏史，记录以往接受化疗过程中反应情况，了解疾病的治疗过程、病程及治疗后的反应等。

（二）身体评估

包括一般情况（体温、脉搏、呼吸、血压），饮食（每日进食量、饮水量、副食的种类及量，有无恶心、呕吐），排泄（大便次数、量及性质，有无腹泻，每日排尿量、次数，尿夜的性质），皮肤黏膜（口腔黏膜有无溃疡，全身有无出血点、破溃、皮疹），四肢活动情况，有无水肿，有无胸腔积液、腹水，阴道有无出血、分泌物的性质等。

（三）心理社会评估

了解患者的心理状态，情绪反应，对化疗及化疗的防护知识掌握情况。

（四）辅助检查

血常规，主要了解白细胞、血小板，肝肾功能，肿瘤特异性检查，必要的B超及心电图检查等，尿常规。

二、可能的护理诊断及合作性问题

潜在并发症：感染。

恶心、呕吐：与化疗不良反应有关。

知识缺乏：缺乏化疗防护知识。

潜在的皮肤粘膜受损：与化疗药物的不良反应有关。

口腔黏膜改变：与化疗药物的不良反应有关。

营养失调：低于机体需要量：与化疗药物引起胃肠道反应，食欲不振、恶心、呕吐，进食量减少有关。

潜在的并发症：脏器损伤。

自我形象紊乱：与脱发及皮肤色素沉着有关。

排便形态的改变——腹泻：与化疗不良反应有关。

焦虑/恐惧：肿瘤本身及化疗的不良反应所致。

三、护理措施

（一）化疗前患者的准备

1. 心理支持：化疗前做好患者的心理支持，消除其对化疗的恐惧，取得患者的配合。恶性肿瘤对患者已是一个严重的打击，加之化疗，患者要忍受巨大的痛苦，一般其情绪低落、消沉，对化疗具有恐惧心理，护士要主动接近患者，耐心倾听其主诉，了解心理反应，给予正确的指导。向患者介绍化疗的效果，增强其治疗的信心。同时给患者讲解有关知识，使患者对化疗有些初步了解，消除其恐惧心理，以良好的心态进行化疗。在化疗过程中，护士应随时了解患者的心理变化，给予及时的帮助和指导，同时要取得家属的配合，使患者顺利地度过化疗期。

2. 体重测量：化疗药物用药量大多是按体重计算的，故应准确测量体重，以使用最佳药量。在化疗过程中，由于患者食欲不振，恶心、呕吐，体重常会下降，宜定期测量，以协助医生调整药量。

测量体重的方法：首先应校准磅秤，宜在清晨患者空腹，排空大、小便后，只穿贴身衣裤，不穿鞋，由护士测量，必要时二人核对。

（二）化疗前护士的准备

1. 护士应熟练掌握化疗的基本知识，了解化疗药物的作用机制，常见的不良反应及化疗患者的护理。

2. 配药时护士应严格无菌技术操作，严格三查七对，严格按医嘱剂量给药。

3. 为防止化疗药物对工作人员的损伤，配药时护士应戴好口罩、帽子、手套，用后丢弃。有条件的应使用生物安全柜。

4. 药物备好后给患者注射时，亦须戴手套，防止药物不慎滴出接触手部皮肤。

5. 配药及给患者注射药物后应立即洗手。

（三）保护血管防止药液外漏

护士应熟练静脉穿刺技术，提高一次穿刺成功率，减少反复穿刺造成血管损伤，有计划、合理地使用血管。应用对血管刺激性大的药物时，如 KSM、VCR、AT1258、ADM、VCR 等，应先进行静脉穿刺，成功后再加入药物。输入药物过程中随时观察药物有无外渗，如有外渗应马上处理。

化疗药物外渗的处理：

1. 马上停止药物输入，局部用封闭治疗，（封闭用生理盐水 4ml＋2％普鲁卡因 1ml）。

2. 外渗 24 小时内，局部冷敷，48～72 小时使用热敷，减轻对局部组织的损伤。

（四）用药速度的观察

不同的化疗药物要求的输入速度不同，护士应熟练掌握各种药物输入速度，加强巡视，随时调整，以保证化疗药正确匀速输入体内。

（五）化疗不良反应的护理

1. 消化道不良反应的观察及护理

（1）食欲不振、恶心、呕吐的护理：恶心、呕吐是化疗最常见的不良反应，其影响患者的精神状况、营养状况及生活质量。化疗患者需要更多的热量及营养，但化疗引起的消化道反应使其对食物失去兴趣，胃内无法保存摄取的食物，导致患者营养状况逐渐下降，而影响治疗效果。持续的恶心、呕吐可造成水、电解质的平衡紊乱，更严重的可产生代谢性碱中毒、低血钾及脱水。在心理精神方面，恶心、呕吐给患者心理压力很大，使患者难以坚持治疗，造成焦虑和恐惧。

护士应注意观察患者消化道反应程度，当患者出现食欲不振时，要鼓励其多进食，可少食多餐，食用自己平时喜爱的食物，同时给患者创造一个良好的进食环境，以增加食欲。患者出现恶心、呕吐时，及时清理呕吐物，遵医嘱给予镇静、止吐药物，必要时静脉输液，记录呕吐量，防止水、电解质平衡紊乱。

(2) 腹痛、腹泻的护理：常见的化疗药物如5－FU可造成肠道黏膜的损伤，导致腹痛、腹泻的发生。临床中患者出现腹痛、腹泻时要严密观察腹痛情况，腹泻次数、量及大便性质，当腹泻次数一天超过三次时及时通知医生停用化疗，并遵医嘱给予药物治疗，同时留取大便标本，做普通细菌培养及厌氧细菌培养。腹泻严重的患者应严格记录出入量，注意一般情况，防止电解质平衡紊乱。腹泻期间应指导患者食用少渣、低油饮食，用5－FU的患者每天最好食用两瓶酸奶，因5－FU可杀灭肠道内革兰阴性杆菌，引起肠道菌群紊乱，导致腹泻，酸奶可补充革兰阴性杆菌，减轻症状。

(3) 口腔溃疡的护理：化疗药物干扰细胞的生长、成熟、分化，直接造成口腔黏膜的改变，减少基底细胞的更新，导致细胞的萎缩及胶原的破坏，最终造成口腔黏膜红肿、过敏，进而影响表层的上皮细胞脱落，加剧组织的红肿、溃疡。口腔溃疡的疼痛影响患者进食，加重机体的营养不良，如正值骨髓抑制期易引起全身的感染，同时亦造成患者精神情绪上的障碍，影响生活质量。化疗期间保持口腔清洁，勤漱口，每日用软毛刷刷牙。护士应观察患者口腔黏膜的变化，发现有黏膜变红、舌苔减少应及时给予生理盐水漱口，出现口腔溃疡根据溃疡程度给予口腔护理，口腔护理可清除口腔内脱落黏膜、黏液及腐败物质，维持口腔清洁，预防感染，促进黏膜再生。严重的口腔溃疡患者疼痛难忍，可适当给予止疼药物，特别是在进餐前，用0.03%丁卡因合剂局部喷雾止疼，可缓解疼痛，帮助进食。饮食应注意以较清凉，质软，无刺激性食物为主，还可遵医嘱输入液体及大剂量维生素，促进黏膜再生。口腔溃疡患者应测三次体温，以早期发现感染征兆，及时治疗。

口腔溃疡治疗的方法：患者出现口腔溃疡后依溃疡程度给予口腔治疗。方法如下：先用1%双氧水10ml让患者充分漱口，然后用长棉签蘸1.5%双氧水为患者擦洗口腔黏膜溃疡处，动作要轻揉，尽量擦去溃疡表面覆盖的腐败物质及脱落的黏膜，血小板低的患者，切忌擦破口腔黏膜防止出血不止。擦洗干净后，将装有生理盐水的容器挂高，容器底部距患者口腔要求2米以上，利用水的压力冲洗口腔，将口腔内所有污物冲洗干净。最后涂口腔溃疡散（或其他药物）于溃疡面上。口腔治疗可以减轻患者的疼痛，促进口腔黏膜上皮细胞的再生，减少感染的发生。

2. 造血系统反应的护理：临床上化疗引起的骨髓抑制相当常见，而骨髓抑制也是化疗药物剂量受限的主要原因。化疗使增生前细胞受到抑制，当血液中的成熟细胞因本身寿命已到而死亡后，骨髓的增生前细胞已被破坏，无法补充成熟的细胞，使外周血液的血细胞下降。其主要表现为白细胞、血小板减少。当白细胞计数低于$3.0\times10^9/L$时，应与医师联系，考虑停药。

(1) 白细胞减少的护理：白细胞下降会导致机体的重要防御系统被破坏，易引起感染发生。护士应随时了解患者白细胞下降的程度，对患者进行全面的护理评估并加强宣教，采取措施，帮助患者安全的度过白细胞下降期，防止并发症的发生。

① 保持清洁的环境：病室要建立严格的消毒隔离制度，除每日做好清洁外，还要定期进行大扫除。夏季门窗要安纱窗，防止蚊蝇。患者用物，如便盆、小桌擦布及扫床套应固定使用，每日用消毒液清洗。病室内要保持空气新鲜，每日定时通风，避免在室内放置鲜花等植物。同时要严格控制家属探视及陪伴人数。必要时对患者实行保护性隔离。

② 病情观察，患者白细胞下降时，每天测3～4次体温，如体温超过38.5℃时，通知医

生，及时给予降温和抗生素治疗。患者应每天或隔日监测白细胞及分类细胞数目。每日检查易发生感染的部位有无炎症反应，如患者出现咽痛、咳嗽、呼吸困难、口腔溃疡、皮肤破溃、尿频、尿急、尿痛等症状时通知医生给予处理。静脉输液的患者，每天观察注射部位有无红、肿、痛等感染的征兆。

③ 加强饮食指导，增加蛋白质、维生素及其他营养素的摄入，以增强机体抗病能力。同时要注意饮食卫生，生吃水果、蔬菜要洗干净。

④ 卫生指导，嘱患者每日要洗澡，清洗外阴，更换内衣裤，洗澡时使用中性肥皂，勿用碱性或刺激性洗涤用品及香水，维持皮肤的完整。保持口腔的清洁，并观察有无破溃。

⑤ 医护人员执行各项护理治疗特别是介入性操作时要严格无菌技术，避免医源性感染的发生。同时要认真执行洗手制度，每项操作完成后都要洗手。

⑥ 必要时遵医嘱给予抗生素、升白细胞药物，并注意观察用药后的反应。

（2）血小板减少的护理：血小板是从骨髓巨核细胞的细胞质脱落之片段所形成的，有很好的聚集和黏附功能，参与人体的止血和凝血过程。血小板降低时易引起患者出血。一般而言，血小板低于 $50\times10^9/L$ 即有潜在的出血，低于 $20\times10^9/L$ 即有自发性出血的可能。护理人员应了解易发生出血的部位、症状随时观察患者有无出血倾向，提早采取措施，将合并症的危险降至最低。同时保护患者，防止任何因素造成患者出血。

① 易发生出血的部位及症状：

a. 皮肤：紫斑或瘀斑，常出现于上肢或下肢的远端肢体或黏膜上；

b. 消化道：上消化道出血，便血，吐血，口腔黏膜或牙龈出血；

c. 呼吸系统：呼吸状态的改变，咳血，鼻出血；

d. 泌尿生殖系统：血尿，月经过多；

e. 颅内：颅内出血，意识改变，颅内压增高，头痛等症状。

② 护理措施：

a. 护士应了解患者化疗的进程及血象的变化，加强患者血小板下降期间的护理。

b. 当血小板下降时，嘱患者适当休息，不做剧烈活动，防止活动时因机体软弱无力、贫血而发生外伤及出血等意外，有颅内出血或阴道出血倾向的患者要绝对卧床休息。

c. 观察患者有无细微出血征兆，如皮肤瘀斑，牙龈及鼻出血，静脉穿刺、注射部位有无渗血，发现问题及时处理。

d. 在进行各项护理治疗操作时动作要轻柔，肌肉注射、静脉穿刺后要用棉球压迫穿插部位至无出血为止，防止皮下血肿。

e. 保持室内空气湿度在50%，防止空气干燥引起的鼻出血，患者感鼻腔干燥时可用石蜡或薄荷油滴鼻，指导患者切忌用手挖鼻和用力擤鼻，多喝水，吃新鲜水果及蔬菜。当鼻腔有少量出血时，让患者平卧，手指压迫鼻翼两侧，可用新麻或1%肾上腺素棉球填塞，头部冷敷，如出血严重，尤其后鼻腔出血时，立即通知医生进行鼻腔填塞。

f. 嘱患者用软毛刷刷牙，不要使用牙签剔牙，防止牙龈出血。

g. 膳食上忌辛辣、刺激性、坚硬粗糙的食物，宜食用高营养、易消化食物，亦可服用中药以辅助血小板上升。

h. 避免患者发生便秘，必要时给予缓泻剂，以防止用力排便引起肠粘膜损伤和潜在性的颅内压增高发生脑出血。

i. 遵医嘱输入新鲜血或单采血小板，并注意输血后患者的反应。

j. 每天监测血小板，血浆凝血酶原时间数值的变化。

3. 肝功能损害的护理：大剂量化疗时，患者会出现血清谷丙转氨酶升高，表现为上腹部疼痛，恶心，腹泻，严重时出现黄疸。护理时注意患者主诉及皮肤粘膜的变化，定期检查肝功能，异常时可遵医嘱给予药物治疗。目前常用联苯双酯和葡醛内酯（肝泰乐）治疗药物性肝炎。护士要注意观察患者用药后的反应。

4. 肾功能损害的护理：肾脏的功能是调节机体水、电解质的平衡及排泄体内的代谢产物。化疗时由于化疗药物的应用加重了肾脏的负担，有些化疗药物如甲氨蝶呤、顺铂等对肾功能损伤严重，因此要准确记录出入量。应用甲氨蝶呤时，由于甲氨蝶呤在酸性环境中易结晶沉淀，不易排出体外，因此要嘱患者多喝水，24 小时尿量需要大于 2500ml，每天测尿 pH，若 pH 小于 6.5 时，遵医嘱口服或静脉输入碳酸氢钠。应用顺铂时，应大量的输入液体并嘱患者多饮水，每小时尿量要大于 100ml，准确记录患者出入量，包括呕吐量。应用环磷酰胺时，鼓励患者大量饮水，必要时静脉输入液体，以稀释尿液，避免药物在尿中过度浓缩，减轻肾脏的损害。护士要注意观察患者有无泌尿系统症状，是否有排尿困难及血尿，出现问题及时通知医生，停用化疗。

5. 皮肤的护理：脱发的问题使许多患者对化疗产生畏惧，特别是年轻女性对自身形象的改变更难以接受，心理压力很大，对治疗不利。护士应了解患者的情绪反应，帮助其正确面对自身形象的改变。向其讲解化疗引起脱发的原因，并强调脱发是暂时性的，治疗结束后头发会再长出来。协助患者选择假发、围巾、帽子等饰物以增进患者自尊，同时要向家属说明，取得家属的配合。

博莱霉素、阿霉素、甲氨蝶呤等化疗药物均可引起皮炎，表现为皮肤瘙痒、皮肤抓痕。应嘱患者不要搔抓皮肤以免感染。当给予可能引起皮炎的药物时，应预告患者，并嘱患者出现皮肤反应时及时报告。

6. 神经系统损伤的护理：长春新碱等能引起周围神经病变。表现为肌肉软弱、肢体麻木或针刺感、手套袜套样感觉、精神抑郁、深腱反射消失、便秘等。医护人员应及时告知患者如发生上述症状，立即报告医生。只要及时停药，大多数不良反应是可以恢复的。出现这些症状后，可应用维生素 B_1、B_{12} 肌肉注射保护神经。

7. 呼吸系统副反应的护理：肺纤维化主要见于博莱霉素的毒性反应，随着药物的积累，发生肺纤维化的可能性增高。患者表现胸痛、呼吸困难、发绀等。护士必须了解患者的累积量，博莱霉素的终身剂量是 360mg，患者在应用博莱霉素化疗之前必须做肺功能的检查，了解其肺部通气功能和弥散功能。检查不合格则不能应用此药化疗。

8. 心脏功能损伤的护理：阿霉素及表阿霉素类药物可引起心肌细胞的损伤，化疗前必须进行超声心动检查，合格者方可用药。紫杉醇类药物可引起心脏传导功能的损伤，化疗前必须进行心电图的检查，合格者方可用药。

9. 过敏反应的护理：紫杉醇类的药物发生过敏反应较多。表现为血压下降、心律加快、面色潮红、呼吸困难等。因此化疗前应用抗过敏药物，化疗时严密监测生命体征，有条件的可使用心电监护，用药的第一个小时内每 15 分钟测量心率、血压一次，以后每 30 分钟测量一次，直至化疗结束。一旦发生过敏反应应立即停药，通知医生，遵医嘱给予抗过敏药物，严密观察患者的反应。

第十九章 计划生育

我国是人口最多众多，由于死亡率渐趋稳定，人口增长的直接和主要因素是较高的出生率。为了更好地控制人口，提高全民族人口素质及生活水平，计划生育已成为我国的基本国策。计划生育工作除控制人口数量以外还包括提高人口的健康素质，优生优育。

第一节 避 孕

一、定义

避孕是指用科学的方法，在不妨碍正常生活和身心健康的条件下，使妇女暂时不受孕。

二、避孕原理

1. 阻止精子与卵子结合。
2. 抑制排卵。
3. 改变宫腔内环境，使其不适于受精卵植入和发育。

三、避孕方法

随着科学技术的发展，目前可选用多种避孕方法。如工具避孕、药物避孕、自然避孕、喷鼻避孕法、免疫避孕法等。

工具避孕法

一、阴道隔膜法

为女性避孕工具，其使用与否决定权在女方，于每次性交时应用，如一次不用或使用不当均可导致避孕失败。

阴道隔膜是一种乳胶制品似帽状的圆形药膜，按其边缘弹簧直径的大小分为 50、55、60、65、70、75、80mm。常用的有 65、70、75 号，使用时将阴道隔膜放入阴道，要盖住子宫颈口，从而达到阻止精子与卵子结合的目的。子宫脱垂、直肠膨出、膀胱膨出、阴道炎、重度子宫颈炎的情况下不宜使用。

阴道隔膜使用前应经医生检查无上述禁忌证时才能应用。具体使用方法，性交前将阴道隔膜准备好，将避孕药膏涂于隔膜凸面及边缘上，取半卧或半蹲姿势，用右手拇指、中指将隔膜捏成椭圆形，沿阴道后壁送至后穹隆顶部，将宫颈口完全遮盖。性生活后 8～12 小时取出，如过早取出，尚存有活动能力的精子还可能进入宫腔而致避孕失败，如超过 24 小时，隔膜可能损伤阴道壁。阴道隔膜取出后洗净擦干，撒上滑石粉备用。

二、阴茎套

为男用避孕工具，是一种乳胶制成的圆形袋状物，性交时套在阴茎上，能阻止精子进入阴道，从而达到避孕的目的。此种方法使用简单，无副作用，避孕效果可达90%以上，并且可防止性病的传播。

使用前选择适宜的型号，检查阴茎套有无破损，排空顶端小囊内的空气，套在勃起的阴茎上，射精时使精液排在阴茎套内，射精后在阴茎未软缩前按住套口连同阴茎一起退出。

三、宫内节育器

宫内节育器经过多年的研究改进与临床应用，被认为是一种安全、有效、简便、经济而且可逆的避孕方法。我国是使用宫内节育器避孕最多的国家。

（一）宫内节育器种类

1. 惰性宫内节育器：由惰性原料如金属、硅胶、塑料或尼龙制成。如不锈钢单环、麻花环、镍合金单环、节育花等。

2. 活性宫内节育器：宫内节育器内含有避孕药物或金属铜、锌等。如带铜节育器、孕激素节育器。

（二）宫内节育器的避孕原理

大量的研究认为宫内节育器抗生育作用是多方面的，主要有：

1. 受精卵着床受阻：子宫内膜长期受异物刺激引起一种无菌性炎症反应，白细胞及巨噬细胞增多，子宫液组成也有改变，可能起破坏胚激肽的作用，使受精卵着床受阻。异物反应也可损伤子宫内膜而产生前列腺素，前列腺素可改变输卵管蠕动，使受精卵运动速度与子宫内膜发育不同步，从而影响着床。

2. 带铜宫内节育器避孕原理：带铜宫内节育器所致的异物反应更重，长期缓慢释放的铜离子被子宫内膜吸收，局部浓度增高改变内膜依锌酶系统活性，并影响DNA合成、糖原代谢及雌激素摄入，使子宫内膜细胞代谢受到干扰，不利于受精卵着床及囊胚发育。铜离子还可能影响精子获能，增强避孕效果。

3. 含孕激素的宫内节育器的避孕原理：含孕激素的宫内节育器所释放的孕酮主要引起子宫内膜腺体萎缩和间质蜕膜化，不利于受精卵着床，同时宫颈黏液变稠妨碍精子运行，还可以对精子的代谢产生影响。

（三）节育器的放置

1. 适应证：凡已婚育龄妇女无禁忌证自愿放置者。

2. 禁忌证

（1）急慢性生殖器官炎症，如盆腔炎、阴道炎、重度宫颈糜烂。

（2）月经不调或经量过多者。

（3）重度子宫脱垂，陈旧的、严重的宫颈口过松、过紧者。宫腔长度大于10cm或小于6cm者。

（4）生殖器官肿瘤。

（5）子宫畸形。

（6）患有出血性疾患、重度贫血、心力衰竭及各种疾病的急性阶段。

3. 放置时间

(1) 常规为月经干净后 3～7 天。

(2) 自然分娩 6 周子宫恢复正常大小，恶露已干净，会阴切口已愈合。

(3) 剖宫产术 3～6 个月有月经行经后。

(4) 人工流产术后，宫腔深度小于 10cm。

4. 放置期限：如临床无不适症状，金属环可放置 15～20 年，带铜 TCu200 可放 15 年，塑料环、含孕激素节育器需每年更换。

5. 放置节育器的术前准备

(1) 嘱受术者术前三天禁性生活。

(2) 术日测体温，体温超过 37.5℃者暂不放置。

(3) 术前排空膀胱。

6. 术后注意事项

(1) 术后注意休息，一周内避免重体力劳动。

(2) 保持外阴清洁，每日清洗外阴。

(3) 术后二周内禁止性生活及盆浴。

(4) 术后 3 个月内每次行经和排便时，注意观察有无节育器脱落。

(5) 应于放置宫内节育器后 1、3、6、12 个月各随访一次，以后每年随访，若发现以下情况应及时就诊：不规则阴道出血，月经延迟，急性腹痛，严重的腰痛等。

(四) 放置宫内节育器的不良反应

1. 阴道流血：宫内节育器的主要不良反应是异常的子宫出血，几乎全部妇女在放置节育器后的最初 1～2 个月都会出现经间期出血，第一次月经比正常量稍多，以后逐渐稳定，多数妇女可以耐受。部分妇女可有长时间的经间点滴出血或月经量增多，经期延长，只有少数人在放置节育器后出血会逐渐增加。引起出血的原因主要有子宫内膜形态的改变，子宫内膜纤维蛋白的溶酶的作用，子宫内膜增加释放前列腺素的作用和局部释放过多的组胺或肝素等。

防治：首先要根据具体情况选择合适的型号，减少放置宫内节育器后妇女的不适。出血量多的可根据出血量及时间选用药物止血，经治疗无效者，应取出节育器，阴道出血时间长的要应用抗生素，防止感染的发生。

2. 腰酸腹坠：根据症状轻重，给予解痉药物并适当休息，无好转并加重者应取出节育器。

(五) 放置宫内节育器的并发症及防治

1. 感染：引起感染的主要原因是术前未认真治疗生殖器官的炎症，术时无菌治疗操作不严格，术后过早性生活等。轻者予消炎治疗，重者要取出节育器并积极抗炎。

2. 节育器粘连、嵌顿、断裂：节育器与子宫内膜粘连或嵌入子宫肌层现象，可单独存在也可同时并存。粘连者先用刮匙将节育器表面的粘膜轻轻刮去，再取环。嵌顿者，如部分嵌入肌层，可先将节育器能松动部分钩出宫颈口外，拉直环丝剪断，将环慢慢抽出。嵌入较深者，应在 B 超定位后经腹部手术取出。

3. 子宫穿孔及节育器异位：宫内节育器引起子宫穿孔的发生率低，但后果严重。由于手术前未查清子宫位置或操作用力不当致使宫内节育器具穿透宫壁，或造成节育器异位。诊断明确后应及时进行修补术并取出节育器，哺乳期妇女子宫肌壁薄而软，操作时更应谨慎，警惕发生穿孔。

4. 节育器的脱落及带器妊娠：

（1）节育器的脱落：常发生在带节育器的前三个月，多在行经期。一般不带药的节育器有较高的脱落率。未经产或未妊娠过的妇女，脱落率较经产妇高。

（2）带器妊娠：常因节育器在宫内移位、扭曲、放置过低或子宫畸形（双子宫、宫腔纵隔）节育器放置于一侧而另一侧妊娠等。此种情况确诊后即取出节育器并行人工流产。还有3%～9%的带器妊娠是异位妊娠。

（六）宫内节育器取出术

1. 适应证：

（1）放置期限已到需要更换。

（2）出现副反应经治疗无效或出现并发症。

（3）要求生育。

（4）改用其他避孕措施或绝育者。

（5）停经1年以上。

2. 取出时间：月经后7天内为宜，出血多的可随时取出。

3. 术前准备：取出节育器前应进行妇科检查，确定节育器是否在宫腔内，有无尾丝，子宫的位置，必要时进行X线及B超检查。

4. 术后注意事项：取出节育器后应休息一天，两周内禁止性生活及盆浴，并保持局部清洁。

药物避孕法

目前国内常用的主要是人工合成的甾体激素避孕药，由雌激素和孕激素配伍组成。

一、避孕药的作用机制

1. 抑制排卵：通过干扰下丘脑-垂体-卵巢轴的正常功能，抑制下丘脑释放GnRH，使垂体分泌FSH和LH减少；同时影响垂体对GnRH的反应，不出现排卵前LH高峰，因此不发生排卵。

2. 干扰受精和受精卵着床：通过增加子宫黏液黏稠度，不利于精子穿透，阻碍受精；改变输卵管的正常分泌和蠕动频率；孕激素使腺体提早发生类似分泌期变化，抑制子宫内膜增生，腺体停留在发育不完全阶段，不利于受精卵着床。

二、适应证和禁忌证

1. 适应证：生育年龄的健康妇女均可应用。

2. 禁忌证

（1）严重心血管疾病不宜服用。

（2）急、慢性肝炎或肾炎。

（3）血液病或血栓性疾病。

（4）内分泌疾病，如：糖尿病需用胰岛素控制者、甲状腺功能亢进或低下者。

（5）恶性肿瘤、癌前期病变、子宫或乳房肿块患者。

（6）哺乳期不宜服用，因避孕药抑制乳汁分泌，并使乳汁蛋白质及脂肪含量下降。

（7）产后未满半年或月经未来潮者。

（8）月经稀少或年龄大于 45 岁者。

（9）年龄大于 35 岁的吸烟妇女不宜长期服用，以免卵巢功能早衰。

（10）精神病生活不能自理者。

三、应用方法

1. 短效口服避孕药：自月经的第五天开始，每晚一片，连服 22 天，不能间断，若漏服次日晨补服 1 片。一般停药后 2～3 天发生撤退出血，犹如月经来潮。如停药 7 日仍无出血，开始第二个周期，若再次无月经出现，应停药就诊，检查原因。

2. 长效口服避孕药：长效避孕药主要由长效雌激素和人工合成的孕激素配伍制成。因副反应较多，现很少应用。

3. 长效避孕针：长效避孕针有单纯孕激素和雌、孕激素复合制剂两种。用法是首次应用于月经周期第 5 天和第 12 天各肌肉注射 1 支，第 2 个月起于每次月经周期的第 10～12 天肌肉注射 1 支，一般注射后 12～16 天行经。月经频发或经量过多者不宜选用长效避孕针。

4. 探亲避孕药：孕激素制剂和雌、孕激素复合制剂的服用方法是在探亲前 1 天或当天中午服用 1 片，以后每晚服用 1 片，连续服用 10～14 天。若服用 14 天后探亲期未满，可改服短效口服避孕药至探亲结束。

四、健康指导

1. 复方短效口服避孕药宜晚上服用，可减轻副反应引起的不适。夜班工作者可白天睡觉前服用。若漏服应在 12 小时内补服。

2. 哺乳期妇女不宜口服避孕药，因药物不仅影响乳汁的分泌，而且可通过乳汁授予婴儿。

3. 产后妇女尚未行经者，可任选一天开始服药，连服 22 天，停药后 2～4 天月经即来潮，以后即于月经的第 5 天服药。

4. 如需生育，应提前半年停药，改用其他避孕措施。因刚停药后子宫内膜较薄，不利于孕卵着床。

5. 糖衣片的避孕药的有效成分在糖衣内，故应保持干燥，糖衣潮解或脱落后，影响疗效不宜服用。

6. 服用避孕药期间不宜服用的药物包括：利福平、苯巴比妥类、新霉素等抗生素、抗抑郁类药物如丙米嗪、抗凝血药物、皮质激素类药物。

7. 服用长效避孕药时，如拟改用其他方法避孕，应在服最后一次药后月经的第五天开始，服短效避孕药三个周期作为过渡，以免体内雌激素蓄积而引起月经不调。

五、药物不良反应及处理

1. 类早孕反应：由于雌激素刺激胃黏膜，有的人服药初期可出现食欲不振、恶心、呕吐、嗜睡、乏力等。轻者不需处理，数日后症状可自行消失，较重者坚持 1～3 个周期后亦可消失，可服维生素 B_2 20mg、维生素 C 100mg，每日 3 次，可减轻症状，也可加服安定。

2. 月经影响：服药时抑制了内源性激素的分泌，子宫内膜不能正常生长而变薄，因而经期出血量减少。一般服药后月经变规律，经期缩短，经血量减少，痛经减轻或消失。若服药后出现闭经，反映药物对下丘脑-垂体轴抑制过度，如连续停经两个月，应停药改用其他避孕方法，多数人可自行恢复月经。如持续闭经，宜用促排卵药物氯地酚胺 50 毫克，每天 1 次，连服 5 天，亦可用黄体酮催经。

3. 突破性出血：突破性出血即服药期间发生不规则少量阴道出血，多因漏服药引起，少数人虽未漏服也可发生，此种情况因雌激素不足引起月经前半周期出血，可加服炔雌醇 0.005～0.015 毫克，每晚一次至第 22 天。如因孕激素不足，出血可发生在月经后半周期，可加服 1 号或 2 号避孕药，每晚 1 片至第 22 天。如出血似月经量，应停服避孕药，按月经来潮处理，至第 5 天开始服药。

4. 体重增加：可能由于避孕药中孕激素成分较弱，雄激素活性促进体内合成代谢引起，也可因雌激素成分使水钠潴留所致。

5. 色素沉着：少数妇女的面部皮肤出现淡褐色色素沉着如妊娠期，停药后不一定都能自然消退。

6. 其他影响：长期口服避孕药不增加乳腺癌发病率，对子宫内膜癌、卵巢癌具有一定的保护作用。

其他避孕法

一、紧急避孕

紧急避孕是指在无保护性生活或避孕失败后的 72 小时内，妇女为防止非意愿妊娠而采取的避孕方法。

紧急避孕常用的方法是放置宫内节育器和服用紧急避孕药物。放置宫内节育器应在无保护性生活后 5 天之内，其适用于希望长期避孕，并无放置宫内节育器禁忌证的妇女。服用紧急避孕药物应在无保护性生活后 3 天内。

二、安全期避孕法

卵子自卵巢排出后约可存活 1～2 日，而受精能力最强时间是排卵后 24 小时内，精子进入女性生殖道内可存活 2～3 日。因此，排卵前后 4～5 日内为易孕期，其余时间为不易受孕，故被视为安全期。采用安全期内进行性生活而达到避孕目的，称为安全期避孕法。由于其单靠避开易孕期性生活而不用其他药具避孕，故称自然避孕法。

使用安全期避孕法应首先确定排卵日期，可根据基础体温测定、宫颈粘液检查或通过月经周期规律来推算。多数妇女月经周期为 28～30 天，预期在下次月经前 14 日排卵，排卵日及其前 5 日、后 4 日以外的时间为安全期。由于妇女的排卵过程可受情绪、健康状况或外界环境等因素的影响而推迟或提前，还可发生额外排卵，因此，安全期避孕法并不十分可靠，失败率达 20%。月经周期不规律及夫妇分居的妇女不宜使用。

三、免疫避孕法

抗生育疫苗是筛选生殖系统或生殖过程的抗原成分制成疫苗，通过介导机体细胞或体液免疫反应，攻击相应的生殖靶抗原，以阻断正常生殖生理过程中的某一环节，起到避孕作用。

第二节 绝 育

绝育是利用人工的方法阻断受孕途径，而达到永久不生育的目的。是一种比较安全、永久性的节育措施，而且是可逆的，如妇女绝育后仍需再次妊娠，可行输卵管吻合术，成功率达 80%以上。目前国内常应用经腹输卵管结扎术、经腹腔镜输卵管绝育术。

一、经腹输卵管绝育术

经腹输卵管绝育术是通过切断、结扎、电凝、钳夹、套环或药物粘堵输卵管，以阻断精子和卵子相遇而达到绝育目的。

（一）适应证

1. 自愿接受绝育术且无禁忌者。
2. 心、肝、肾功能不全，不宜妊娠者。
3. 患某些遗传病或精神分裂症者。

（二）禁忌证

1. 各种疾病的急性期。
2. 全身情况不良不能胜任手术者，如心力衰竭、产后出血等。
3. 腹部皮肤感染。
4. 内外生殖器炎症。
5. 患严重的神经衰弱或神经官能症者。
6. 24 小时内两次体温超过 37.5℃以上者。

（三）手术时间的选择

1. 非孕妇女，月经干净后 3～7 天。
2. 人工流产后、中期妊娠行终止妊娠术或宫内节育器取出术后可立即进行手术。
3. 剖宫产术的同时可做绝育术。
4. 自然流产待一个月转经后再做绝育手术。
5. 足月产产后 24 小时内，难产或疑有产时感染者，需进行抗生素治疗 3～5 天后，无异常情况可实施手术。
6. 某些非感染妇科手术的同时，如一侧附件切除术施术时可同时结扎对侧输卵管（已有子女者）。

（四）术前准备

1. 术前要与患者充分交流，让患者了解绝育术的方法，麻醉用药及术前、术后注意事项，解除手术者的思想顾虑，使其配合手术。
2. 详细询问病史，进行全面的体格检查及妇科检查，检验血、尿常规、出凝血时间、肝功能，做阴道清洁度检查。哺乳期及闭经妇女术前应先排除妊娠。
3. 术前 24 小时内测体温三次，常规做皮肤准备，普鲁卡因皮试。
4. 术前一日口服缓泻剂或肥皂水洗肠，术前晚用镇静剂。

5. 术日晨禁食，术前排空膀胱。

6. 有宫内节育器或早孕者须先取节育器或行人工流产。

（五）术后护理

1. 绝育术后要鼓励受术者早下地活动，一般术后 6 小时可下床活动。

2. 术后休息 3～4 周。

3. 定期随访。

（六）并发症及防治

1. 膀胱及肠道的损伤：手术时如果膀胱或肠管充盈遮挡术野，操作粗糙或不熟练可损伤膀胱及肠管。故术前应排空膀胱并做好肠道准备，术时医生操作应谨慎、细致，以避免损伤其他脏器。

2. 感染：多发生盆腔及腹壁切口的感染。术前严格掌握适应证，术中严格无菌操作，术后严密观察伤口、体温及血象的变化，发现有感染征兆及时处理。

3. 出血及血肿：主要是由于术中止血不彻底引起。一般可发生腹壁与输卵管系膜的出血及血肿。术后护士要严密观察伤口及敷料情况，注意生命体征，注意有无腹痛、腹胀等不适，发现出血及时通知医生，防止发生出血性休克。

4. 绝育失败：手术失败以至再次妊娠可因绝育措施本身缺陷，也可因施术时技术误差引起。其结果多发生宫内妊娠，但也可能发生输卵管妊娠。

5. 远期并发症：慢性盆腔炎、肠粘连、月经异常、神经官能症等。

二、经腹腔镜输卵管绝育术

随着医学科学与技术的不断发展，腹腔镜在临床应用越来越广泛。应用腹腔镜技术实施绝育术对受术者损伤小，恢复快，易于广大妇女所接受。

（一）适应证

同经腹输卵管绝育术。

（二）禁忌证

1. 多次腹部手术或腹腔广泛粘连。

2. 急性盆腔炎或腹膜炎。

3. 腹腔大量内出血。

4. 过度肠胀气。

5. 有血液病或出血倾向。

6. 麻醉药过敏。

7. 严重的神经官能症或癔症。

8. 有心血管疾病、肺功能差、横膈疝或脐疝者。

其他同经腹输卵管绝育术。

（三）护理

1. 术前准备：同腹部绝育术，术前常规消毒外阴及阴道。

2. 术中及术后护理

（1）术中护士要严密观察受术者的生命体征的变化并做好安慰及解释工作；

（2）建立良好的气腹，观察压力表的变化，随时调整；

(3) 术后要休息 3～4 小时，腹痛者可口服止痛药物；

(4) 手术后 4～6 小时督促排尿。

其他同腹部小切口绝育术。

第三节　人工终止妊娠

人工终止妊娠是各种避孕措施失败后的扑救方法，不宜直接以此为节育方法。

早期妊娠终止方法

一、手术流产

手术流产是指在妊娠早期用人工的方法终止妊娠的手术。适用于妊娠 14 周以内。一般妊娠 10 周内采取吸宫术，妊娠 11～14 周采用钳刮术。

(一) 吸宫术

吸宫术是应用负压吸引的方法将宫内妊娠产物吸出，而达到终止妊娠的目的。

1. 适应证：妊娠 10 周以内要求终止妊娠或因某些疾病不宜继续妊娠而无禁忌者。

2. 禁忌证

(1) 各种疾病的急性阶段或慢性疾病急性发作时；

(2) 生殖器官的炎症；

(3) 全身情况不良不能胜任手术者；

(4) 术前 2 次体温超过 37.5℃者；

(5) 妊娠剧吐伴酸中毒尚未纠正者。

3. 护理

(1) 术前准备

① 术前首先要做好受术者的心理护理。行人工流产手术的妇女，由于其原因复杂往往会产生多种多样的心理反应，但多数人都有紧张、恐惧心理，此种心理反应可增加受术者对痛觉的敏感性，加大手术难度。护理人员要细心倾听其主诉，耐心安慰照顾，并介绍手术过程及术后的注意事项，减轻其紧张焦虑使其主动配合手术。

② 要做必要的化验检查如：血、尿常规，阴道清洁度检查，B 超，妊娠实验和乙肝表面抗原等。有特殊疾患的患者应做好相应的辅助检查以保证手术顺利进行。

③ 由于术中要应用止痛药物及手术的刺激，有些人会出现恶心、呕吐，为防止呕吐术前一餐要禁食。

(2) 术中观察及配合

① 在整个手术过程中要严格无菌操作，防止发生感染；

② 护士要守护在患者身边，随时了解患者的反应，注意观察脉搏、面色的变化，如出现面色苍白、出冷汗要报告医生，暂时停止操作，立即给予吸氧，测量血压，异常情况排除后方可继续手术；

③ 宫腔内组织吸出后护士要准确找出绒毛或胎儿组织并确定是否完整，同时注意腹痛和阴道出血情况，如宫缩不好、阴道出血活跃，应遵医嘱给予缩宫素促进子宫收缩。

（3）术后护理：手术完成后，患者需卧床休息 30 分钟。继续观察腹痛及阴道出血情况，由于术中应用止痛药物，术后 4 小时内嘱患者不要自己下地活动，防止意外发生。

（4）术后宣教

① 人工流产术后要注意保持外阴的清洁、干燥，每日用温开水清洗会阴并更换内裤，术后一个月禁止性生活及盆浴。术后休息 2 周；

② 嘱患者观察阴道出血及腹痛情况。一般人流术后 1 周左右阴道会有少量的出血，如出血多于月经量并伴有腹痛应及时就诊。

（二）钳刮术

1. 适应证及禁忌证：凡孕 10～14 周内要求终止妊娠或因某种疾病不宜继续妊娠且无禁忌证者可实行钳刮术，其禁忌证同吸宫术。

2. 手术方法：行钳刮术前可药物软化并扩张子宫颈口，有利于钳刮术的进行。

其他同吸宫术。

钳刮术的其他护理同吸宫术。

二、药物流产

药物流产是指应用药物终止早期妊娠的方法。目前临床常用的药物为米非司酮与米索前列腺醇配伍。

1. 适应证

（1）停经 49 天以内证实为宫内妊娠，本人自愿要求使用药物流产的健康妇女。

（2）手术流产的高危对象，如瘢痕子宫、子宫畸形、多次手术流产等。

（3）对手术流产有疑虑或恐惧心理者。

2. 禁忌证

（1）曾患过严重的心血管、呼吸、消化、肝、肾、血液、内分泌、泌尿生殖系统或神经系统疾病者。

（2）使用米非司酮禁忌者：如肾上腺疾病、与内分泌有关的肿瘤、糖尿病及其他内分泌疾患、肝功能异常。

（3）使用前列腺素禁忌证者：如心脏病、青光眼、胃肠功能紊乱、贫血、高血压、哮喘及血栓病史者等。

（4）过敏体质者，妊娠剧吐者。

（5）放置宫内节育器确认妊娠或怀疑异位妊娠者。

（6）吸烟超过每日 10 支，或嗜酒者。

（7）距离医疗单位较远，不能及时就诊者。

3. 用药方法

（1）用药前的准备：医生要向用药对象讲清服药方法、疗效及可能出现的副反应，由患者自己选择终止妊娠的方法。认真询问病史，进行体检及妇科检查（注意子宫的大小，是否与停经日期相符）。做常规的化验检查，如血常规、尿常规、血型、阴道清洁度、妊娠实验及 B 超检查等。

（2）遵医嘱给予米非司酮和米索前列腺醇。

（3）服药后观察及护理

① 严密观察血压、脉搏、腹泻、腹痛、阴道出血和有无胎囊排出及副反应，注意排除异位妊娠，个别副反应重的可对症处理；

② 胎囊排出后，医务人员要认真检查并注意观察出血情况，出血多的要及时处理；

③ 留院观察期间未见胎囊排出的，用药后第 8 天应到医院检查，经检查证实流产失败者必须行人工流产术；

④ 留院观察期间胎囊排出的，用药第 15 天如出血多于月经量亦应到医院检查，经检查证实不全流产时要进行清宫术，并送病理检查。

中期妊娠终止方法

中期妊娠即孕 14～27 周，因某种原因需终止妊娠者行中期引产术。目前临床常采用利凡诺引产。利凡诺具有较强的杀菌作用，能刺激子宫平滑肌收缩，胎儿可因药物中毒而死亡。利凡诺可经腹羊膜腔内注射也可经阴道羊膜腔外注射。

（一）适应证

妊娠中期即孕 14～27 周，因某种原因不能继续妊娠而又无禁忌者。

（二）禁忌证

生殖道炎症如阴道炎、宫颈炎、盆腔炎，子宫有疤痕；妊娠期阴道反复出血；各种疾病的急性阶段，如严重的高血压、心脏病、血液病，肝、肾功能不全；剖宫产术或子宫肌瘤挖除术 2 年内；术前 24 小时两次体温超过 37.5℃；利凡诺过敏者。

（三）注射方法

1. 经腹羊膜腔内注射法：患者排空膀胱取平卧位，常规消毒皮肤，铺无菌巾。在宫底二、三指下中线胎儿肢体侧，囊性感最强的部位穿刺，用 20～22 号腰穿针垂直刺入腹壁，当穿过子宫壁时有减压感，即进入羊膜腔内。抽出针芯，有羊水溢出，换上装有利凡诺药物的注射器缓缓注入，注射完毕，再插入针芯快速抽出穿刺针，用无菌纱布压迫穿刺部位片刻，用胶布固定。用量不应超过 100mg。

2. 经阴道宫腔内羊膜腔外给药法：患者排空膀胱后，取膀胱截石位，常规消毒外阴、阴道及宫颈，用宫颈钳牵拉宫颈前唇，用长弯钳将 12 号尿管缓慢送入宫腔，长度为 20～30cm，经尿管注入利凡诺液 50ml，注射完成后，将尿管末端折叠扎紧，用无菌纱布包裹置于后穹隆，24 小时后取出导尿管及纱布。

（四）护理

1. 术前准备

（1）心理支持：中期引产的患者一般因某种疾病或某些社会、家庭原因而不能继续妊娠，因而心情比较复杂，加之对手术的恐惧和担心，可产生各种各样的情绪。护士要了解患者的心理及不良情绪，有针对的进行心理护理，给患者以安慰，讲解中期引产的方法及可能出现的问题，消除患者的思想顾虑。

（2）辅助检查：协助医生为患者做好必要的化验检查，如血尿常规、肝肾功能、血型、阴道试子培养等，患者如有心血管疾患应做心电图检查。

（3）防止感染：术前 3 日开始每天冲洗阴道。由于妊娠期宫颈软并充血，冲洗时动作要轻柔，防止机械性的损伤宫颈。同时每天测 3 次体温。

（4）软化宫颈：遵医嘱给药，以增加子宫的敏感性，软化宫颈。

2. 用药后观察和护理：注射利凡诺时要严格无菌操作，护士要守护在患者身边观察患者的一般情况。注药后患者需卧床休息 10 分钟，此时测量血压和脉搏，如无异常即送回病室。此后，要随时注意患者有无宫缩，如 72 小时无宫缩发动说明引产失败。有宫缩的患者要记录宫缩的频率、强度及持续时间，随时了解产程进展情况，定时测量血压及脉搏。生产过程中要尽量安慰患者，若产妇精神过度紧张，宫缩时喊叫不停，指导其做深呼吸或用双手轻揉下腹部，以减轻疼痛，缓解紧张情绪，使生产过程顺利进行。

3. 产后护理

（1）观察宫缩及阴道出血情况。若子宫收缩不好、阴道出血多可遵医嘱给予缩宫素治疗；

（2）应充分休息并保持外阴的清洁，每日冲洗会阴 2 次，防止感染发生。

（3）督促产妇饮水，产后 4～6 小时协助排尿，防止尿潴留。

（4）产后体内激素发生变化，乳汁开始分泌。应遵医嘱给予口服雌激素，防止泌乳。在此期间若出现泌乳，指导患者不要挤压，保持局部清洁，防止乳腺炎发生，数日后乳胀会逐渐消退。

（5）引产后 6 周内禁止性生活及盆浴。并宣传计划生育，指导避孕措施。

附：妇科常用检查方法

一、妇科常用检查

（一）阴道窥器检查

根据患者阴道大小及阴道壁松弛程度，选择适当大小的窥器。未婚者非经本人同意，禁用窥器检查。

1. 检查方法：将阴道窥器两叶合拢，旋紧其中部螺丝，放松其侧部螺丝，窥器蘸润滑剂后，检查者以左手示指和中指分开小阴唇，暴露阴道口，右手持窥器倾斜45°沿阴道后壁轻轻插入阴道，避开敏感的尿道周围区，然后向上向后推进，边推进边将两叶转平并逐渐张开两叶，直至完全暴露宫颈（附图1、2、3）。检查完毕，将窥器合拢后轻轻取出。

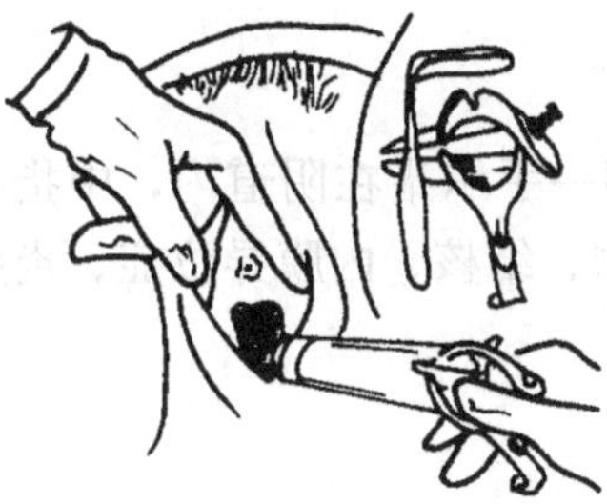

附图1　准备放入窥阴器

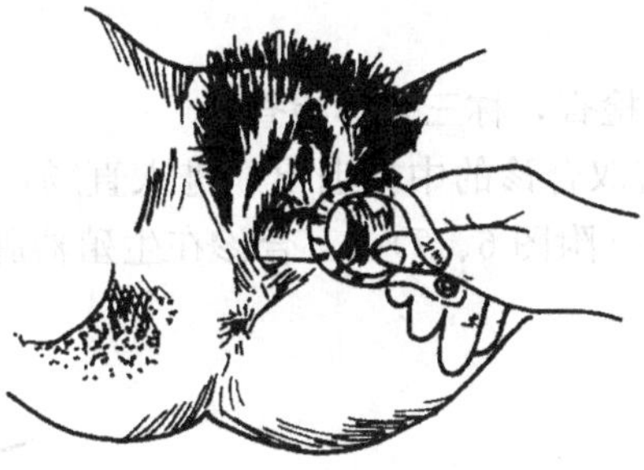

附图2　沿阴道侧后壁放入

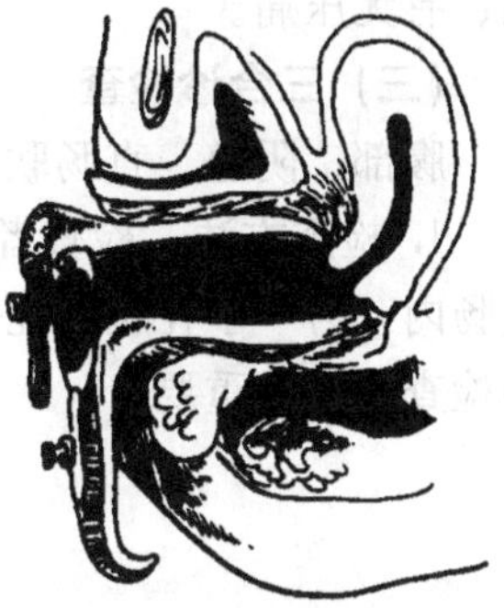

附图3　暴露宫颈

2. 检查内容：观察阴道及宫颈的情况，包括阴道黏膜色泽，有无充血、溃疡及赘生物；分泌物多少、颜色及性状；宫颈大小、色泽、外口形状，有无肥大、裂伤、糜烂、息肉及新生物等。

（二）双合诊检查

检查者用一手的两指或一指放入阴道，另一手在腹部配合检查，称为双合诊，其目的在于扪清阴道、宫颈、宫体、输卵管、卵巢、子宫韧带和宫旁结缔组织，以及盆腔内其他器官和组织是否异常。

1. 检查方法：根据平时习惯，检查者用左或右手戴消毒手套，示指、中指蘸润滑剂后，轻轻伸入阴道；检查者另一手掌面向下平放于下腹部，阴道内的手指置于宫颈处向上，然后两手配合检查子宫。（附图4）子宫检查完后，阴道内手指移至宫颈一侧与腹部的手指互相对合，触摸附件区有无肿块、增厚和压痛，然后移至对侧，用同样的方法检查（附图5）。

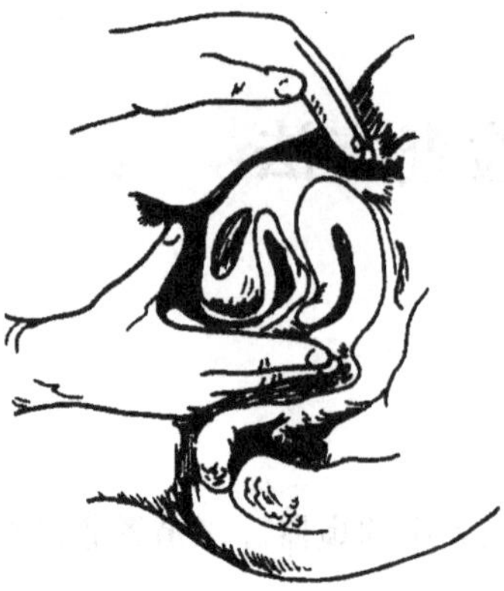

附图 4　双合诊检查子宫

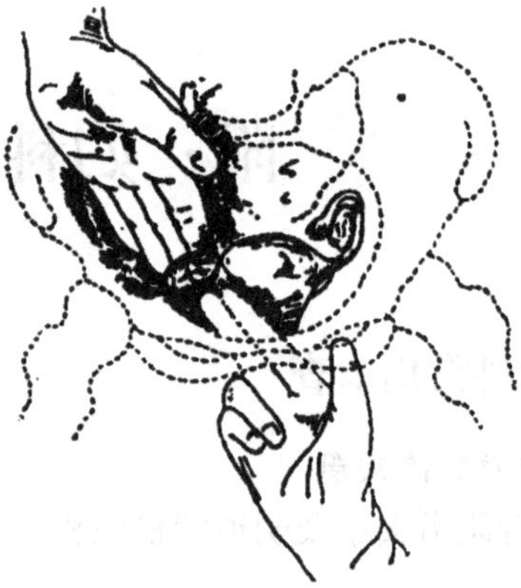

附图 5　双合诊检查子宫旁附件

2. 检查内容：双合诊可以检查阴道通畅度和深度，有无先天畸形、瘢痕、结节或肿块；触诊宫颈大小、形状、软硬度、活动度以及宫颈外口情况，有无接触性出血和宫颈举痛；扪诊子宫体位置、大小、形状、软硬度、活动度以及有无压痛；触摸子宫附件处有无肿块、增厚或压痛，以及肿块；发现肿块后了解其位置、大小、形状、软硬度、活动度、与子宫的关系、有无压痛。

（三）三合诊检查

腹部、阴道、直肠联合检查，称三合诊检查。

1. 检查方法：检查者将双合诊的中指退出，进入直肠，即一手示指在阴道内，中指在直肠内，另一手在腹部配合（附图 6、7）。三合诊在生殖器肿瘤、结核、内膜异位症、炎症的检查中尤为重要。

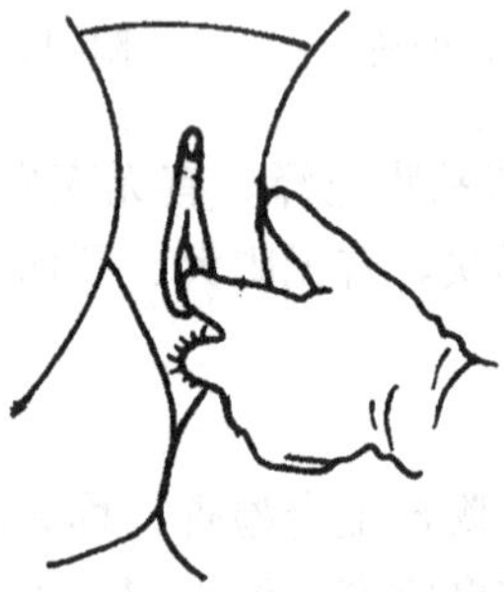

附图 6　三合诊检查

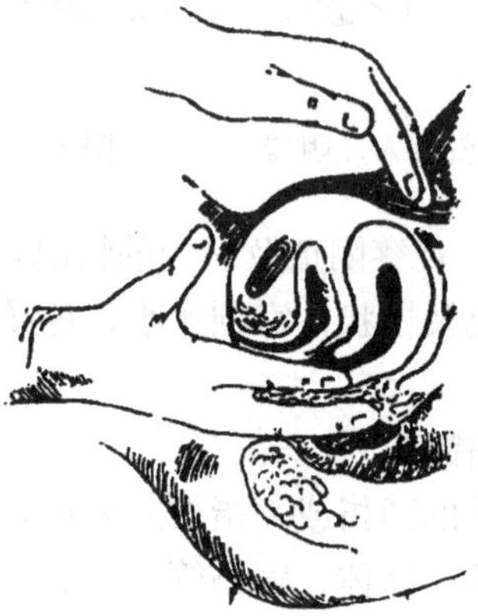

附图 7　三合诊检查

2. 检查内容：检查内容除与双合诊相同外，还可扪清后倾或后屈子宫的大小，清楚地了解盆腔后壁的情况，可发现子宫后壁、直肠子宫凹陷、子宫骶韧带及双侧盆腔后壁的病变，估计癌肿浸润盆壁的范围，以及扪及阴道直肠隔、骶骨前方及直肠内有无病变等。

(四) 直肠-腹部诊

检查者一手示指伸入直肠，另一手在腹部配合检查称为直肠-腹部诊。一般适用于未婚、阴道闭锁或经期不宜做双合诊检查者。

(五) 注意事项

1. 嘱患者检查前应解小便，以排空膀胱（不能自行排尿者，应作导尿），以免充盈的膀胱影响检查。

2. 检查时取膀胱截石位，嘱患者放松腹壁，行深呼吸或与患者交谈分散其注意力。如果男医生进行检查时，必须有女医务人员（第三者）在旁陪同。

3. 凡在月经期或有阴道出血者，一般不作检查，避免引起上行性感染。如病情需要必须作检查时，须在无菌操作下进行。

4. 检查前 24 小时内勿做阴道冲洗。

5. 检查时物品要每人一套，做好消毒隔离，防止交叉感染。

二、阴道脱落细胞检查

阴道脱落细胞是指脱落在阴道的上皮细胞，主要是阴道上段、宫颈阴道部的上皮细胞。阴道脱落细胞受卵巢激素的影响而有周期性变化。因此，检查阴道脱落细胞可反映体内性激素的水平。

1. 适应证

（1）早期宫颈癌的筛查；

（2）怀疑宫颈管恶性病变，宫颈炎需除外癌变者；

（3）卵巢功能检查，适用于卵巢功能低下、功能失调性子宫出血、性早熟等；

（4）胎盘功能检查，适用于妊娠期间怀疑胎盘功能减退。

2. 禁忌证

（1）生殖器急性炎症；

（2）月经期。

3. 用物准备

一般妇科检查器械，清洁玻片，吸管，滴管，宫颈刮板，盛标本瓶子及固定液（95％乙醇或等量 95％乙醇及乙醚）。

4. 取标本部位及方法

（1）阴道涂片：主要目的是了解卵巢功能。常用的标本采集方法有两种，一是阴道侧壁刮片法：一般应从阴道侧壁上 1/3 处刮取分泌物及细胞作涂片。采取标本时，以阴道窥器扩张阴道（窥器不要蘸润滑剂），用干燥无菌木刮板从阴道侧壁上 1/3 处轻轻刮取分泌物少许，切勿用力，以免将深层细胞混入，薄而均匀地涂在玻片上，置入 95％乙醇内固定。二是棉签采取法：未婚妇女可用卷紧的无菌棉签先蘸生理盐水少许润湿，然后伸入阴道在其侧壁上 1/3 处轻卷后，徐徐取出棉签，横放在玻片上向一个方向滚动，置固定液内。

（2）宫颈刮片：用窥器暴露宫颈，在宫颈外口鳞柱上皮交接处，以宫颈外口为圆心，用木质刮板，轻轻刮取一周，不要过分用力，以免损伤引起出血而混有大量红细胞，影响检查结果。若白带过多，应先用无菌干棉球轻轻拭去，再刮取标本。（附图 8）

（3）宫颈管涂片：为了解宫颈管内的情况，先将宫颈表面分泌物拭净，以吸管或生理盐水浸湿棉签伸入宫颈管内轻轻转动 2～3 周后取出涂片。

（4）后穹隆涂片：用窥器暴露宫颈及后穹隆部，将刮片在后穹隆处取少许分泌物作涂片（附图 9）。也可用吸管伸入后穹隆吸取分泌物做涂片。

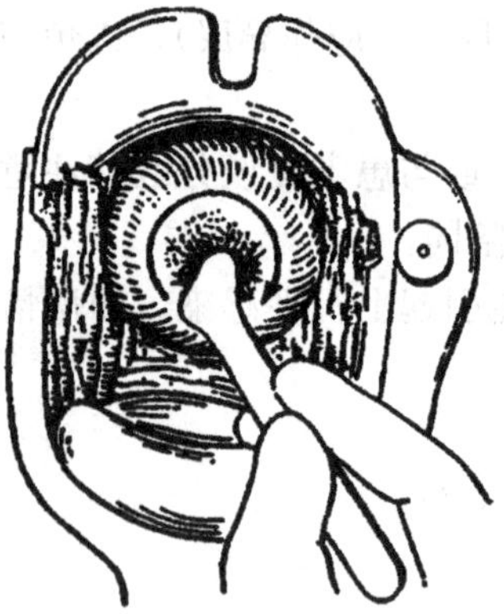

附图 8　宫颈刮片取材方法

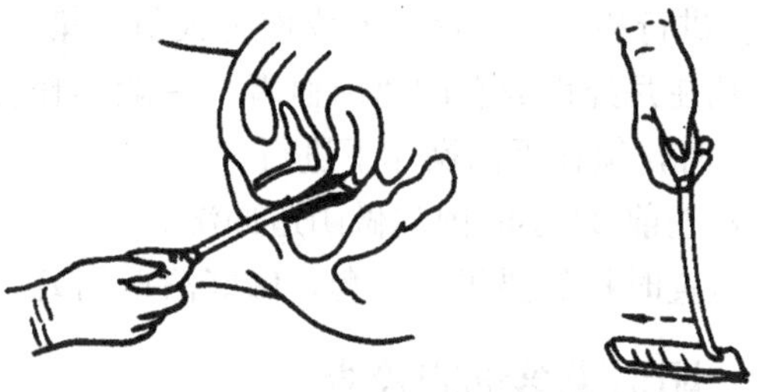

附图 9　后穹隆涂片

5. 注意事项

（1）向患者介绍相关知识，取得其配合；

（2）准备好检查所需用物，并做好消毒隔离工作；

（3）嘱患者检查前 24 小时内禁性生活、阴道冲洗及阴道用药；

（4）为幼女及未婚妇女取标本时，注意防止棉花掉入阴道，同时勿碰及外阴部，以免影响检查结果；

（5）根据检查目的选用采集方法，采集方法正确，涂片才符合要求，否则直接影响诊断的正确性；

（6）涂片时应均匀轻柔地向一个方向涂于玻片上，不可涂得太厚或来回涂擦，以免损伤细胞，涂片取制 1～2 分钟晾干后，放入固定液瓶中，并填好姓名贴于瓶上。

三、宫颈活体组织检查

宫颈活体组织检查，简称“宫颈活检”，是取宫颈小块组织进行病理检查，以判断子宫颈病变性质。

（一）适应证

1. 宫颈脱落细胞学涂片检查巴氏Ⅲ级及Ⅲ级以上者，宫颈接触性出血可疑宫颈癌者。

2. 慢性特异性炎症如结核、尖锐湿疣等，需进一步明确诊断者。

（二）禁忌证

1. 生殖道急性或亚急性炎症。

2. 妊娠期或月经期。

3. 患血液病有出血倾向者。

（三）用物准备

妇科检查器械及用物，宫颈活检钳，有线棉球，小刮匙，标本瓶（盛 10% 福尔马林）

若干，病理检查单。

（四）操作方法

1. 点切法：分为单点法与多点法。前者用于病灶较典型，临床初步确定为浸润癌者。后者用于病灶不典型需进一步确定病灶性质或程度。用窥器暴露宫颈，拭净分泌物，25%碘液染色消毒后，用活体组织钳钳取宫颈鳞柱上皮交界处 3、6、9、12 点四处及碘不着色区各取 0.3cm 大小的组织，（附图 10）有条件时可在阴道镜指导下或在荧光下定位取材，以提高阳性率。怀疑病变在颈管内者，应用小刮匙刮取宫颈管内组织，将取下的组织分别放在盛有 10%福尔马林标本瓶内，贴上有患者姓名及标本部位的标签，切勿混淆。同时填写病理检查申请单。

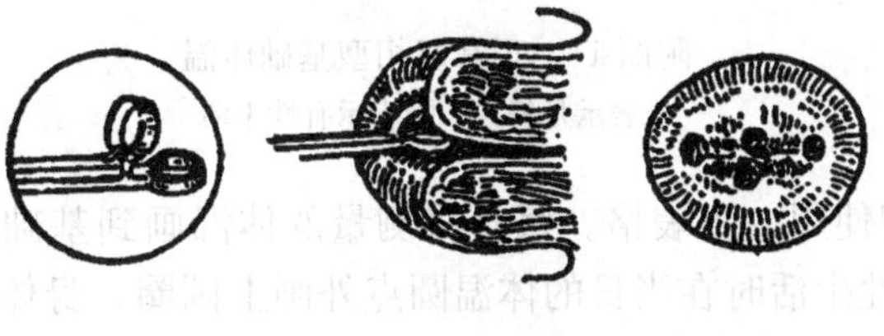

附图 10　宫颈活检（钳取法）

2. 锥切法：用于宫颈刮片多次异常而宫颈活体组织检查未能发现病变，或怀疑宫颈管内有癌变者。根据病灶情况，锥形切除宫颈组织，切下的标本用黑线标记 12 点处，置于固定瓶内送病理检查。

（五）注意事项

1. 严格执行无菌操作，仔细核对患者姓名及标本部位。

2. 取活检处如有出血，可用有线纱球或纱条压迫止血，并向患者交待纱条的数量及取出时间。一般纱条取出的时间为检查 12 小时后，如取出纱条后阴道继续出血，应到医院处理。

3. 术后应保持会阴清洁，一个月内禁止性生活及盆浴。

四、基础体温测定

基础体温是机体处于静息状态下的体温。具有正常卵巢功能的生育年龄妇女基础体温呈特征性变化。在月经后及卵泡期基础体温比较低（36.6℃以下），排卵后体温上升 0.3～0.5℃，一直持续到经前 1～2 日或月经第一日，体温又降到原来水平。排卵后体温上升是由于卵巢排卵后有黄体形成，产生的孕酮作用于下丘脑体温调节中枢，有致热作用而使体温升高。将月经周期每日测量的基础体温画成连线则呈双相曲线（附图 11）；若无排卵则基础体温无上升改变而呈单相曲线。正常排卵妇女体温升高应持续 12～14 日，若短于 11 日，表示黄体发育不健全。

测定方法：

1. 每晚临睡前，床旁准备体温计（水银柱甩至 36℃以下）、体温表格和笔。

2. 每晨醒后未作任何活动前经口腔测量体温 5 分钟并记录。夜班工作者也应在睡眠 6～8 小时后测量。

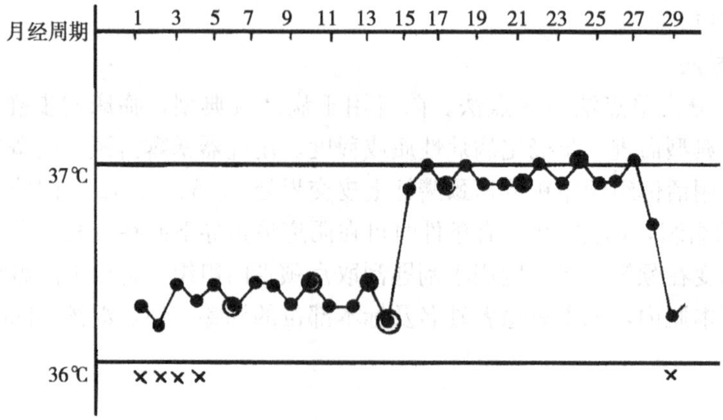

附图 11 正常双相型基础体温

×表示月经 ⊙表示有性生活

3. 每一个月经周期使用一张表格。每日将测量的体温画到基础体温单上。月经来潮期间用“X”表示，当有性生活时在当日的体温圆点外画上圆圈，身体不适及其他特殊情况如饮酒、失眠、情绪变化等应详细注明。

4. 连续测定 3 个月经周期以上。

五、诊断性刮宫

诊断性刮宫简称诊刮，是诊断宫腔疾病及子宫内膜病变采用的重要操作之一，其目的是刮取宫腔内容物（子宫内膜和其他组织）做病理检查。若同时怀疑宫颈管病变，则需分步进行刮宫称分段诊刮。（附图 12）

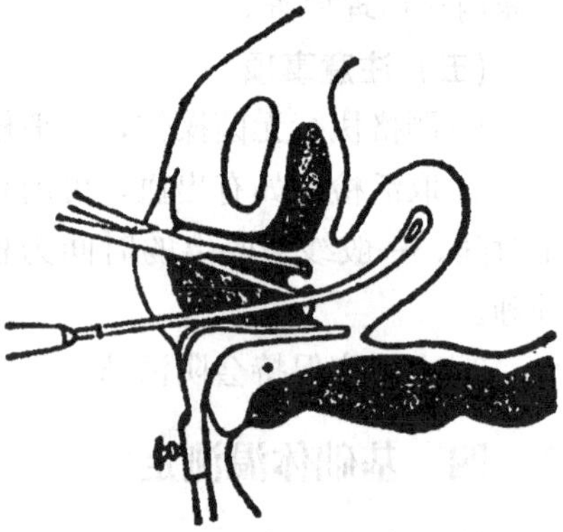

附图 12 诊断性刮宫

（一）适应证

1. 子宫异常出血或阴道排液，怀疑子宫内膜癌或宫颈癌。

2. 月经失调，如功能失调性子宫出血或闭经，需了解子宫内膜变化及其对性激素的反应。

3. 不孕症，需了解有无排卵或疑有子宫内膜结核者。

4. 因宫腔内有组织残留或功能失调性子宫出血者，诊断性刮宫不仅有助于诊断，而且有治疗作用。

（二）禁忌证

1. 急性阴道炎、急性宫颈炎、急性或亚急性附件炎。

2. 术前 2 次体温高于 37.5℃。

（三）用物准备

无菌刮宫包，内有宫颈钳、阴道窥器、宫颈扩张器、子宫探针、刮匙、棉球、纱布、小标本瓶 2～3 个（内盛 10％福尔马林）。

（四）护理要点

1. 术前准备

（1）术前向患者介绍诊刮的目的和方法，消除其紧张情绪；

（2）行诊刮术前5日应禁性生活；

（3）不孕症患者，判断有无排卵应选择月经前期或月经来潮12小时内进行刮宫；检查子宫内膜结核或诊断癌症者任何时间均可；

（4）嘱患者术前一餐禁食；

（5）进入手术室前应排空膀胱，取膀胱截石位，为患者进行外阴及阴道冲洗消毒。

2. 术中观察

（1）手术中护理人员应守护在患者身边，随时观察患者的病情变化，如出现面色苍白、出冷汗或疼痛强烈，应暂停操作，测量血压、脉搏，排除异常情况后再继续操作；

（2）严格无菌操作，防止发生感染；

（3）术中取出标本应妥善保管，切勿丢失，配合医生填好化验单及时送检。

3. 术后护理

（1）术后患者需卧床休息30分钟左右，观察阴道出血及腹痛情况。术后少量阴道出血和轻度腹痛为正常情况，1～2日后可恢复，如阴道出血量逐渐增加或腹痛加重要及时就诊；

（2）术后应保持外阴清洁，每日用温开水清洗；

（3）诊刮术后患者休息1～3天，禁性生活和盆浴2周，必要时遵医嘱应用抗生素；

（4）一周后遵医嘱进行随诊，并了解病理检查结果。

六、阴道后穹隆穿刺

子宫直肠陷凹是盆腔最低部位。腹腔中游离的血液、渗出液、脓液等常积聚此处。它与阴道后穹隆仅一层之隔。临床常通过阴道后穹隆穿刺以辨明子宫直肠陷凹有无积液或邻近肿块的性质及原因，如异位妊娠或卵泡破裂等所引起的内出血、盆腔炎性积液和积脓等，借以明确诊断。（附图13）

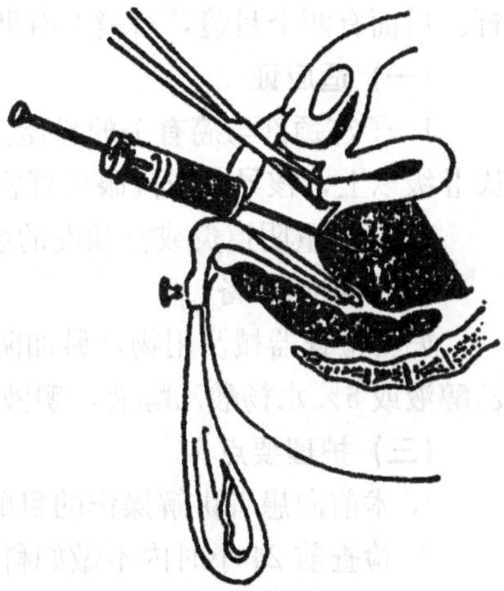

附图13 后穹隆穿刺

（一）适应证

1. 怀疑有腹腔内出血，如输卵管妊娠流产或破裂等。

2. 怀疑盆腔内有积液、积脓，可进行穿刺抽液检查。

3. B超引导下行卵巢子宫内膜异位囊肿或输卵管妊娠部位注射药物治疗。

4. B超引导下行经后穹隆穿刺取卵，用于各种助孕技术。

（二）禁忌证

1. 盆腔严重粘连，较大肿块占据子宫直肠陷凹部位，并凸向直肠时。

2. 疑有肠管和子宫后粘连。

3. 临床已高度怀疑恶性肿瘤。

4. 异位妊娠准备采用非手术治疗时，应避免穿刺以免引起感染影响疗效。

（三）用物准备

妇科检查器械和用物。无菌阴道后穹隆穿刺包（内有18号腰椎穿刺针头，10ml空针，弯盘，纱布及棉签）。

（四）护理要点

1. 穿刺过程中应严密观察病情变化，有无面色苍白、血压下降及剧烈腹痛等。

2. 穿刺时注意进针方向、深度，避免误伤子宫及直肠。

3. 肉眼观察取出之标本，将抽出血液留置针筒内静置观察4～5分钟，若血液凝固者为穿刺针误入血管。6分钟以上血液不凝固者，表示腹腔有内出血。也可立即注于纱布上，能见小颗粒血块者，说明腹腔内有积血。若抽出为淡红色，稀薄，微混液，多为盆腔炎性渗出物。若为脓液，则表示盆腔内有积脓，应将脓液送检。

4. 术后注意观察患者阴道流血、腹痛情况。

5. 术后注意保持外阴清洁。

七、阴道镜检查

阴道镜检查是利用阴道镜将宫颈阴道部黏膜放大10～40倍，以观察肉眼看不到的宫颈表面层较微小的病变。

阴道镜是一种放大镜，它的主要部件有镜头、支架、电源三部分。镜头前方有两个物镜，中间的上方为光源出口及绿色滤镜，下方为照相机连接器的前孔（连接器自后孔插入），上方为盖帽及盖片，取下后，可换灯泡及安置高压水银蒸汽灯，镜头中段有调整放大倍数旋杆。后面有两个目镜，目镜上有调节。

（一）适应证

1. 子宫颈部与癌有关的异型上皮、异型血管及早期癌变的诊断，如宫颈刮片结果为巴氏Ⅱ级以上，核异质或肉眼可疑宫颈恶变者，阴道有癌变者。

2. 患严重阴道炎或宫颈炎的患者宜先治疗后再行阴道镜检查。

（二）用物准备

妇科检查器械及用物，另加阴道镜，宫颈管窥视镜，宫颈活检钳，3%冰醋酸，2%醋酸乙醇液或5%水杨酸乙醇液，碘液。

（三）护理要点

1. 术前向患者讲解操作的目的及方法，减轻或消除患者的紧张情绪。

2. 检查前24小时内不做妇科检查及阴道灌洗和上药，并禁止性生活。

3. 检查中，必要时涂辅助药物3%冰醋酸，2%醋酸乙醇液或5%水杨酸乙醇液，主要在于使组织净化并肿胀，对病变的境界及表面形态观察更清楚。拭净此药后，再涂以复方碘液，正常鳞状上皮呈棕褐色，不典型增生和癌变上皮因糖原少而不着色，可协助确定病变范围。

4. 检查发现可疑病变时，应取活检，将取下的活检标本分别放入10%福尔马林标本瓶内送病理检查。

5. 术后保持外阴清洁，每日清洗。必要时遵医嘱服用抗生素，同时注意观察阴道出血量，出血多时应及时就诊。

6. 术后一般1周复诊，2周内禁止性生活和盆浴。

八、输卵管通畅检查

输卵管通畅检查是不孕症的检查方法之一，诊断输卵管是否通畅及输卵管成形术的效果观察，同时可使有轻度粘连的输卵管再通，故也有治疗作用。

（一）适应证

1. 女性不孕症，疑有输卵管阻塞。

2. 评价输卵管绝育术、输卵管再通术或输卵管成形术的效果。

3. 对输卵管黏膜轻度粘连者。

（二）禁忌证

1. 生殖器急性炎症或慢性炎症急性或亚急性发作。

2. 月经期。

3. 全身严重性疾病。

（三）用物准备

妇科检查器械和用物，子宫颈钳，子宫探针，20ml 注射器及子宫颈导管，血管钳，Y 型接管及橡皮管，简单压力表。

（四）操作方法

输卵管通液术是在无菌操作下，将导管插入宫颈注入一定量的生理盐水于子宫腔及输卵管内，用以了解输卵管是否通畅。操作步骤如下：

1. 患者排尿后取膀胱截石位，消毒，铺巾，阴道检查，暴露宫颈，夹持宫颈，将宫颈导管顺子宫腔方向伸入子宫颈。

2. 将子宫导管与压力表，注射器用 Y 型接管相连。压力表应高于注射管水平，以免注射液进入压力表。（附图 14）

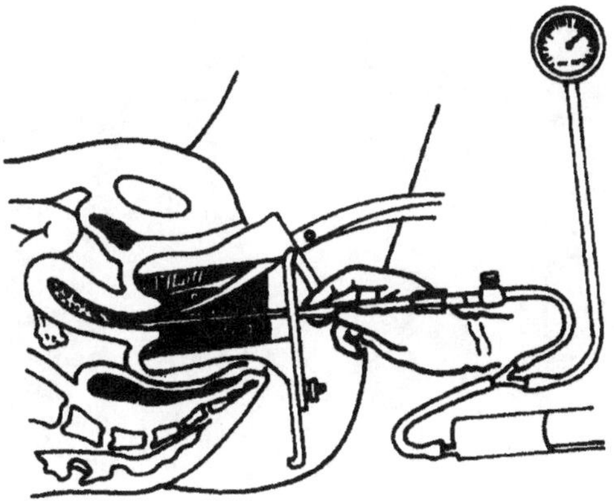

附图 14　输卵管通液术

3. 注射器内装有 20ml 无菌生理盐水，缓慢推注，压力不超过 21.3～26.7kPa（160～200mmHg）。若输卵管闭塞，注入 4～5ml 左右，患者即感下腹部酸痛，且压力持续上升不见下降。若输卵管通畅，注入盐水 20ml 时毫无阻力，压力维持在 8.0～10.7kPa（60～80mmHg）以下，患者并无酸胀不适，且停止注射后压力迅速下降，表示所注液体已进入腹腔。

4. 也可不用压力表，直接用注射器向宫颈导管内推注。缓慢注入20ml生理盐水而无阻力，患者也无不适者，说明输卵管通畅；若勉强注入不足10ml即受阻（不易推进，同时患者感下腹胀痛），停注后液体又回流到注射器中，说明输卵管闭塞；若再经加压注射，又能逐渐推进，表示输卵管原有轻度粘连已被分离。

5. 通液完毕，取出导管和窥器。

（五）护理要点

1. 术前应严格掌握手术的适应证与禁忌证，同时告诉患者操作过程中可能出现的感觉。

2. 术前测体温，有发烧或有生殖道炎症者，不宜手术，以免炎症扩散。如有可疑妊娠、月经期、各种原因的子宫及宫颈出血及刮宫术后禁止行输卵管通液术。

3. 输卵管通畅检查均应在月经干净3～7天内进行。此时宫腔内无创面，不易发生子宫内膜异位症、感染及其他意外。

4. 注液不宜过快、过多。严防压力过高发生输卵管破裂出血、迷走神经兴奋性休克或空气栓塞。

5. 术后应观察30分钟，无异常时方可让患者回家休息，告诫患者若出现腹痛、阴道有大量血性分泌物或发烧时，应立即就诊。

6. 嘱患者注意外阴清洁，2周内禁止性生活及盆浴。

后　记

经全国高等教育自学考试指导委员会同意，由全国高等教育自学考试指导委员会医药学类专业委员会负责高等教育自学考试医药学类专业教材的组编工作。

《妇产科护理学（专）》教材由中国协和医科大学何仲教授担任主编。参加编写的人员有中国协和医科大学何仲教授（第二章）、赵红副教授（第八、九、十、十一章）、吴丽萍讲师（第一、六、七、十三章）、何仲教授与邓寒羽（第十五、十六章）、北京协和医院刘绍金副主任护师（第十二、十四、十九章，附录：妇科常用检查方法）、赵玉芳副主任护师（第三、四、五章）、李颖主管护师（第十七、十八章）。编写秘书为中国协和医科大学邓寒羽老师。最后由何仲教授统稿。

全国高等教育自学考试指导委员会医药学类专业委员会组织该教材的审稿会。由北京大学护理学院郑修霞教授主审，北京大学第三医院叶蓉华主任医师、天津医科大学护理学院刘纯艳教授参加审稿并提出改进意见。

全国高等教育自学考试指导委员会医药学类专业委员会最后审定通过本教材。

全国高等教育自学考试指导委员会

医药学类专业委员会

2007 年 9 月

附

全国高等教育自学考试

妇产科护理学（专）自学考试大纲

全国高等教育自学考试指导委员会　制定

妇产科护理学（专）课程自学考试大纲出版前言

为了适应社会主义现代化建设事业对人才培养的需要，我国在20世纪80年代初建立了高等教育自学考试制度；经过20多年的发展，高等教育自学考试已成为我国高等教育基本制度之一。高等教育自学考试是个人自学、社会助学和国家考试相结合的一种高等教育形式，是我国高等教育体系的一个重要组成部分。实行高等教育自学考试制度，是落实宪法规定的“鼓励自学成才”的重要措施，是提高中华民族思想道德和科学文化素质的需要，也是造就和选拔人才的一种途径。应考者通过规定的专业考试课程并经思想品德鉴定达到毕业要求的，可以获得毕业证书；国家承认学历并按照规定享有与普通高等学校毕业生同等的有关待遇。

从20世纪80年代初期开始，各省、自治区、直辖市先后成立了高等教育自学考试委员会，开展了高等教育自学考试工作，多年来为国家培养和造就了大批专门人才。为科学、合理地制定高等教育自学考试标准，提高教育质量，全国高等教育自学考试指导委员会（以下简称“全国考委”）组织各方面的专家对高等教育自学考试专业设置进行了调整，统一了专业设置标准。全国考委陆续制定了200多个专业考试计划。在此基础上，各专业委员会按照专业考试计划的要求，从造就和选拔人才的需要出发，编写了相应专业的课程自学考试大纲，进一步规定了课程学习和考试的内容与范围，有利于社会助学，使个人自学要求明确，考试标准规范化、具体化。

全国考委按照国务院发布的《高等教育自学考试暂行条例》的规定，根据教育测量学的要求，对高等教育自学考试课程的自学考试大纲进行了探索、研究与建设。目前，为更好地贯彻党的十六大和全国考委五届二次会议精神，以“三个代表”重要思想为指导，全国考委办公室及其各个专业委员会在2003年开始较大幅度地对新一轮的课程自学考试大纲组织修订或重编。

全国考委医药学类专业委员会在考试大纲建设过程中结合高等教育自学考试工作的实践，参照全日制普通高等学校相关课程的教学基本要求，并力图反映学科内容的发展变化、体现自学考试的特点，组织制定了《妇产科护理学（专）自学考试大纲》，现经教育部批准，颁发施行。

《妇产科护理学（专）自学考试大纲》是该课程编写教材和自学辅导书的依据，也是个人自学、社会助学和国家考试的依据，各地教育部门、考试机构应认真贯彻执行。

全国高等教育自学考试指导委员会

2007年10月

目　录

Ⅰ 课程性质与设置目的

《妇产科护理学（专）》是全国高等教育自学考试护理专业（专科）的一门临床护理课程，是为培养和检验应考者有关妇产科护理的基本知识和临床护理能力而设置的一门临床护理课程。

本课程的基本要求是：使自学者掌握有关妊娠、分娩及产褥期的基本概念，正常、异常生理及心理变化，各种妇科疾病基本概念、病理变化，明确妇产科护理评估的内容及临床处理原则、护理措施、健康指导，为服务对象提供整体护理。

本课程是一门临床护理课程，包括产科护理学和妇科护理学两部分。产科护理学主要介绍妊娠期、分娩期、产褥期正常和异常生理及心理变化、临床表现、辅助检查方法、临床处理原则、健康指导内容、护理程序在产科护理中的应用。妇科护理学主要介绍常见妇科疾病的基本概念、病理变化、临床表现、辅助检查方法、临床处理原则和护理程序在妇科护理中的应用，计划生育原理、方法，健康指导、妇女保健工作的意义和任务。因此，本课程是以医学基础课、相关人文课程和护理学基础为基础，同时又区别于其他临床护理课程的一门临床护理课程。

本课程重点章节为正常和异常妊娠、分娩和产褥期护理、女性生殖系统肿瘤患者的护理及妇科手术前后护理，课程学习的难点在于应用所学知识对妇产科患者进行个体化整体护理。

Ⅱ 课程内容与考核目标

第一章 女性生殖系统解剖与生理

一、学习目标与要求

通过本章的学习，了解女性生殖系统解剖与生理特点及在妇产科护理中的临床意义。

二、课程内容

第一节 女性生殖系统解剖

女性生殖系统，包括内、外生殖器及相关组织、邻近器官的解剖特点及其与分娩的关系。骨盆的构成，真骨盆的标记及各骨盆平面与分娩的关系。骨盆底组织的结构及作用。

第二节 女性生殖系统生理

正常月经周期的临床表现，下丘脑-垂体-卵巢轴的相互调节及对月经周期的相互影响。

三、考核知识点

（一）女性外生殖器

（二）女性内生殖器

（三）骨盆及骨盆底

（四）月经的周期变化及临床表现

（五）下丘脑-垂体-卵巢轴的内分泌调节

四、考核要求

（一）女性外生殖器

识记：女性外生殖器的组成和位置

（二）女性内生殖器

识记：女性内生殖器的组成和解剖位置

（三）骨盆及骨盆底

1. 识记：(1) 骨盆及骨盆底的组成 (2) 真骨盆各平面的组成及标记。

2. 领会：骨盆、骨盆底与分娩的关系。

（四）月经的周期性变化及临床表现

1. 识记：月经周期的临床表现。

2. 领会：子宫内膜的周期性变化。

（五）丘脑下部-垂体-卵巢内分泌的调节

1. 识记：下丘脑、垂体、卵巢的位置及所分泌的激素。

2. 领会：下丘脑-垂体-卵巢内分泌调节的特点。

第二章　妊娠期妇女的护理

一、学习目的和要求

通过本章学习，了解受精卵的形成，胚胎和胎儿发育的特点，胎儿附属物的组成和作用。理解妊娠期的生理和心理变化，以及妊娠诊断和护理评估的内容和方法。掌握妊娠期健康指导的内容和方法。

二、课程内容

第一节　妊娠生理

（一）胚胎的发育

受精卵的形成，胚胎的早期发育，三胚层的发育，蜕膜的形成。

（二）胎儿附属物的发育

胚胎和脐带的组成和作用，羊水循环的特点，羊水的作用，胎盘的形成，胎盘的作用。

（三）胎儿的发育

胎儿的大小及发育特征，胎儿循环的特点，胎头的组成及径线。

第二节　妊娠期妊期母体变化

妊娠期生理改变

妊娠期生殖系统的变化包括：子宫的变化，子宫下段的形成，子宫颈、阴道、外阴、卵巢、输卵管以及乳房的变化，循环系统的变化，消化系统的变化，呼吸系统的变化，泌尿系统的变化以及内分泌、皮肤、骨骼和韧带的变化。

第三节　妊娠诊断

（一）早期妊娠诊断

早期妊娠的症状、体征和辅助检查的方法。

（二）中、晚期妊娠诊断

中、晚期妊娠的体征与辅助检查方法。

（三）胎产式、胎先露、胎方位

胎势、胎产式、胎先露、胎方位的概念。正常的胎势，常见的胎产式、胎先露和胎方位。

第四节　产前护理评估

产前护理评估的内容包括：病史、体格检查、心理社会评估。

第五节　妊娠期健康指导

（一）妊娠期营养需求指导

妊娠期体重改变，营养需求的特点，影响妊娠期营养的因素及相关指导。

（二）妊娠早期健康指导

个人卫生、工作、活动、用药、性生活等内容的指导，不适的产生原因和应对方法。

（三）妊娠中、晚期健康指导

妊娠中、晚期的自我监护内容和方法，各种不适产生的原因和应对措施。

三、考核知识点

（一）胚胎与胎儿的发育
（二）胎儿附属物的形成
（三）妊娠期妇女的生理变化
（四）妊娠期妇女的心理反应
（五）妊娠诊断
（六）产前护理评估
（七）妊娠期健康指导

四、考核要求

（一）胚胎与胎儿发育

1. 识记：（1）受精的过程（2）受精卵的发育、运送与着床（3）胎儿的大小及发育特点。

2. 领会：胎头的组成、径线及与分娩的关系。

（二）胎儿附属物的形成

1. 识记：（1）胎膜的组成与功能（2）脐带的组成与功能（3）羊水的形成。

2. 领会：（1）羊水的功能（2）胎盘的形成和功能。

（三）妊娠期生理变化

1. 识记：（1）妊娠期生殖系统及乳房变化（2）妊娠期循环系统变化（3）妊娠期消化系统变化（4）妊娠期呼吸系统变化（5）妊娠期泌尿系统变化（6）妊娠期内分泌、皮肤、骨骼及韧带的变化。

2. 领会：妊娠期各系统的改变对孕妇的影响。

（四）妊娠期心理变化

1. 识记：妊娠期常见的心理反应。

2. 领会：妊娠期妇女的心理任务。

（五）妊娠诊断

1. 识记：（1）胎势、胎产式、胎先露、胎方位的概念（2）常见的胎势。

2. 领会：（1）早期妊娠辅助检查的手段（2）中、晚期妊娠的体征（3）中、晚期妊娠辅助检查的方法。

3. 简单应用：（1）早期妊娠的症状（2）早期妊娠的体征。

（六）产前护理评估

1. 识记：产前护理评估中病史及心理社会评估的内容。

2. 领会：产前体格检查的内容和目的。

3. 简单应用：（1）产前体格检查的方法（2）预产期推算。

（七）妊娠期健康指导

1. 识记：（1）妊娠期体重变化的特点（2）影响妊娠期营养的因素。

2. 综合应用：（1）妊娠早期的健康指导（2）妊娠中、晚期的健康指导。

第三章　分娩期妇女的护理

一、学习目的和要求

通过本章的学习，了解分娩的先兆。熟悉决定分娩的因素及其相互作用，分娩机制。熟练掌握分娩的分期，各产程的临床表现及护理，新生儿娩出后的即时护理和阿氏评分的内容及方法。

二、课程内容

第一节　先兆临产、临产的诊断

先兆临产的概念及特点，临产的概念。

第二节　影响分娩的因素

（一）产力

产力的组成，子宫收缩的特点。

（二）产道

产道的组成和特点，软产道在分娩过程中的变化。

（三）胎儿

胎儿因素对分娩的影响。

（四）精神心理因素

胎儿因素对分娩的影响。

第三节　分娩机制

分娩机制的概念，枕先露分娩时一系列适应性转动的过程。

第四节　产程的分期及护理

产程的分期，第一产程的临床表现及护理，第二产程的临床表现及护理，第三产程的临床表现及护理，新生儿娩出后的即刻处理，新生儿的阿氏评分，产程图的绘制。

三、考核知识点

（一）先兆临产

（二）影响分娩的因素

（三）分娩机制

（四）三个产程的划分

（五）分娩过程中的临床表现和护理措施

四、考核要求

（一）分娩的先兆

1. 识记：（1）先兆临产的概念、临床表现（2）临产的概念。

2. 领会：先兆临产出现后的处理方法。

（二）决定分娩的因素

1. 识记：决定分娩的四个因素。

2. 领会：产力的组成，子宫收缩的特点，产道的组成，软产道的变化，胎儿因素对分娩的影响。

（三）分娩机制

1. 识记：分娩机制的概念。

2. 领会：枕先露分娩过程中，胎头被动发生的一系列适应性转动的过程。

（四）三个产程的划分

1. 识记：第一产程的分期及持续时间。

2. 领会：三个产程划分的方法，各产程的持续时间。

3. 简单应用：绘制产程图。

（五）分娩过程中的临床表现和护理措施

1. 领会：各产程的临床表现，阿氏评分内容。

2. 简单应用：新生儿娩出后的即刻处理。

3. 综合应用：各产程中产妇的护理措施。

第四章　产褥期妇女的护理

一、学习的目的和要求

通过本章学习，理解产褥期妇女生理及心理变化。明确母乳喂养的优点。掌握有关产褥期和母乳喂养的常见的护理诊断和护理措施。

二、课程内容

第一节　产褥期母体变化

产褥期母体各系统主要的生理变化和常见的心理反应。

第二节　产褥期护理

产褥期可能的护理诊断及合作性问题，产褥期观察、护理及健康指导。

第三节　母乳喂养

母乳喂养的优点，与母乳喂养相关的护理诊断、护理措施、健康指导。

三、考核知识点

（一）产褥期母体的生理变化和常见的心理反应

（二）产褥期护理

（三）母乳喂养

四、考核要求

（一）产褥期母体的生理变化

领会：产褥期母体各系统常见的生理变化和常见的心理反应。

（二）产褥期护理

1. 领会：产褥期可能的护理诊断及合作性问题。
2. 综合应用：产褥期有关的护理措施和健康指导。
（三）母乳喂养
1. 领会：与母乳喂养相关的护理诊断，母乳喂养的优点。
2. 综合应用：母乳喂养的方法及相关的护理措施和健康指导。

第五章　正常新生儿的护理

一、学习目的和要求

通过本章的学习，明确正常新生儿的生理特点。掌握正常新生儿的护理方法。

二、课程内容

第一节　正常新生儿的生理特点

正常新生儿各系统的特点，体温、皮肤及粘膜的特点，生理性黄疸及假月经的概念及产生原因，乳腺肿大的原因。

第二节　正常新生儿的护理

新生儿出生后 24 小时的护理，新生儿室的环境，新生儿的日常护理。

三、考核知识点

（一）正常新生儿的生理特点。
（二）正常新生儿的护理。

四、考核要求

（一）正常新生儿的生理特点。
领会：(1) 正常新生儿各系统的生理特点 (2) 正常新生儿体温调节的特点，皮肤及粘膜的特点 (3) 生理性黄疸、假月经的概念和原因，乳腺肿大的原因。
（二）正常新生儿的护理
1. 领会：新生儿室的环境。
2. 综合应用：(1) 新生儿出生后 24 小时的护理 (2) 新生儿的日常护理。

第六章　病理妊娠妇女的护理

一、学习目的和要求

通过本章的学习，了解各种病理妊娠的定义、分类和病因、病理。掌握各种病理妊娠常见的症状、体征、辅助检查方法，临床处理原则以及高危妊娠的评估内容和监护方法。为各种病理妊娠患者提供整体护理。

二、课程内容

第一节　妊娠早期出血性疾病妇女的护理

（一）流产

流产的定义、病因、病理、常见的症状与体征、辅助检查方法及临床处理方法。

（二）异位妊娠

异位妊娠的定义、病因、病理、常见的症状、体征、辅助检查方法及临床处理原则。

（三）护理

常见的护理诊断、预期目标、急性出血时的护理措施，保守治疗时的护理措施。

第二节　妊娠晚期出血性疾病妇女的护理

（一）前置胎盘

前置胎盘的定义、病因、分类、症状、体征、辅助检查方法及妊娠期、分娩期和产褥期临床处理方法。

（二）胎盘早剥

胎盘早剥的定义、病因、分类、症状、体征、辅助检查方法及妊娠期、分娩期和产褥期临床处理方法。

（三）护理

与妊娠期出血性疾病相关的护理诊断、预期目标和护理措施。

第三节　妊娠高血压疾病妇女的护理

妊娠高血压疾病的定义、分类、病理、常见的症状和体征、辅助检查方法以及临床处理方法。与妊娠高血压疾病相关的护理诊断及合作性问题、预期的护理目标和护理措施。

第四节　高危妊娠的监护

高危妊娠的诊断，高危妊娠的各种监护方法。

三、考核知识点

（一）妊娠早期出血性疾病妇女的护理。

（二）妊娠晚期出血性疾病妇女的护理。

（三）妊娠高血压疾病妇女的护理。

（四）高危妊娠监护。

四、考核要求

（一）妊娠早期出血性疾病妇女的护理

1. 识记：流产和异位妊娠的定义、分类、病因。

2. 领会：流产和异位妊娠的病史、症状、体征。

3. 简单应用：流产和异位妊娠的辅助检查方法。

4. 综合应用：妊娠早期出血性疾病在急性出血期的护理，保守治疗患者的护理诊断、预期目标、和护理。

（二）妊娠晚期出血性疾病妇女的护理

1. 识记：前置胎盘和胎盘早剥的定义和病因。

2. 领会：前置胎盘和胎盘早剥的分类、病史、症状、体征、辅助检查方法。

3. 综合应用：前置胎盘和胎盘早剥患者在妊娠期、分娩期、产褥期的临床处理方法，常见的护理诊断、预期目标及护理措施。

（三）妊娠高血压疾病妇女的护理

1. 识记：妊娠高血压疾病的定义和病因。

2. 领会：妊娠高血压疾病的分类、病史、症状、体征、辅助检查方法。

3. 简单应用：妊娠高血压疾病的临床处理方法。

4. 综合应用：妊娠高血压疾病常见的护理诊断及合作性问题，预期护理目标及护理措施。

（四）高危妊娠监护

领会：高危妊娠的诊断及高危妊娠的监护方法。

第七章　妊娠合并症妇女的护理

一、学习的目的与要求

通过本章的学习，明确妊娠与各种合并症之间的相互影响，了解各种妊娠合并症的病史、体征、辅助检查方法。掌握各种妊娠合并症在妊娠期、分娩期、产褥期的临床处理方法，为妊娠合并症患者提供整体护理。

二、课程内容

第一节　妊娠合并心脏病妇女的护理

妊娠、分娩和产褥期与心脏病的相互影响，妊娠合并心脏病的病史、临床表现、辅助检查方法，妊娠合并心脏病在妊娠期、分娩期、产褥期的临床处理原则，与妊娠合并心脏病有关的护理诊断及合作性问题、护理目标和护理措施。

第二节　妊娠合并糖尿病妇女的护理

妊娠、分娩、产褥期与糖尿病的相互影响，妊娠合并糖尿病的病史、临床表现、辅助检查，妊娠合并糖尿病的临床处理原则，与妊娠合并糖尿病相关的护理诊断、护理目标、护理措施，妊娠合并糖尿病新生儿的特点和护理。

第三节　妊娠合并急性病毒性肝炎妇女的护理

妊娠与急性病毒性肝炎的相互影响，妊娠合并急性病毒性肝炎的病史、症状、体征、辅助检查、临床处理原则和护理。

第四节　妊娠合并贫血的护理

妊娠合并贫血的种类、病史、病因、症状、体征、辅助检查、处理原则和护理。

三、考核知识点

（一）妊娠合并心脏病

（二）妊娠合并糖尿病

（三）妊娠合并急性病毒性肝炎

（四）妊娠合并贫血

四、考核要求

（一）妊娠合并心脏病
1. 识记：妊娠合并心脏病的临床表现。
2. 领会：妊娠、分娩和产褥期与心脏病的相互影响。
3. 简单应用：妊娠合并心脏病在妊娠期、分娩期和产褥期的临床处理方法。
4. 综合应用：为妊娠合并心脏病妇女提供整体护理。
（二）妊娠合并糖尿病
1. 识记：妊娠合并糖尿病的症状、体征。
2. 领会：妊娠、分娩和产褥期与糖尿病的相互影响，妊娠合并糖尿病新生儿的特点。
3. 简单应用：妊娠合并糖尿病的临床处理方法。
4. 综合应用：为妊娠合并糖尿病患者和妊娠合并糖尿病新生儿提供整体护理。
（三）妊娠合并急性病毒性肝炎
1. 识记：妊娠合并急性病毒性肝炎的临床表现、辅助检查。
2. 简单应用：妊娠合并急性病毒性肝炎的临床处理原则和护理措施。
（四）妊娠合并贫血
1. 识记：妊娠合并贫血的病因、病史、症状、体征和辅助检查方法。
2. 领会：妊娠合并贫血的种类。
3. 简单应用：妊娠合并各种贫血的临床处理原则和护理措施。

第八章　异常分娩妇女的护理

一、学习的目的与要求

通过本章的学习，了解异常分娩常见的原因、种类、症状和体征。掌握各种异常分娩的预防及治疗原则。

二、课程内容

第一节　产力异常

产力异常的种类，各种产力异常的原因、症状、体征、辅助检查方法、预防及治疗原则。

第二节　产道异常

产道异常的种类，各种产道异常的原因、症状、体征、辅助检查方法、预防及治疗原则。

第三节　胎儿异常

胎位异常常见的原因、临床表现、预防和处理措施，胎儿发育异常治疗原则。

三、考核知识点

（一）产力异常
（二）产道异常
（三）胎位异常
（四）胎儿发育异常

四、考核要求

（一）产力异常
1. 识记：产力异常的种类、原因、临床表现。
2. 领会：产力异常的预防及治疗原则。
（二）产道异常
1. 识记：产道异常的种类、原因、临床表现。
2. 领会：产道异常的预防及治疗原则。
（三）胎位异常
1. 识记：常见胎位异常的原因、临床表现。
2. 领会：常见胎位异常的治疗原则。
（四）胎儿发育异常
识记：常见的导致异常分娩的胎儿发育异常。

第九章　分娩期并发症的护理

一、学习目的与要求

通过本章的学习，了解各种分娩期并发症常见的原因、病理变化、临床表现，掌握各种分娩期并发症的预防及临床处理和护理措施。

二、课程内容

第一节　胎儿窘迫的护理
胎儿窘迫的定义、原因、病理变化、临床表现、治疗原则和护理措施。
第二节　产后出血的护理
产后出血的定义、原因、临床表现、临床处理和护理措施。

三、考核知识点

（一）胎儿窘迫
（二）产后出血

四、考核要求

（一）胎儿窘迫

1. 识记：胎儿窘迫的定义、原因。
2. 领会：胎儿窘迫的病理变化、临床表现、治疗原则。
（二）产后出血
1. 识记：产后出血的定义。
2. 领会：产后出血的原因、临床表现。
3. 简单应用：产后出血的处理原则。
4. 综合应用：为产后出血患者提供整体护理。

第十章　异常产褥妇女的护理

一、学习的目的与要求

通过本章的学习，了解产褥感染和晚期产后出血的定义、病因、临床表现。为异常产褥妇女提供整体护理。

二、课程内容

第一节　产褥感染妇女的护理

产褥感染的定义、病因、临床表现、处理原则、常见的护理诊断、护理目标、预防和护理措施。

第二节　晚期产后出血妇女的护理

晚期产后出血的定义、病因、临床表现、处理原则、常见的护理诊断、护理目标、预防和护理措施。

三、考核知识点

（一）产褥感染
（二）晚期产后出血

四、考核要求

（一）产褥感染
1. 识记：产褥感染的定义、病因、临床表现。
2. 领会：产褥感染的临床处理原则。
3. 简单应用：为产褥感染患者提供整体护理。
（二）晚期产后出血
1. 识记：晚期产后出血的定义。
2. 领会：晚期产后出血的病因、临床表现、临床处理原则。
3. 简单应用：为晚期产后出血患者提供整体护理。

第十一章 产科手术的护理

一、学习目的与要求

通过本章学习，了解各种产科手术的适应证，手术基本过程。掌握各种产科手术的护理措施。

二、课程内容

第一节　会阴切开缝合术

会阴切开缝合术的适应证、种类、基本操作方法、术后护理措施。

第二节　阴道助产术

阴道助产术的适应证、基本操作方法、术中及术后注意事项、术后护理措施。

第三节　剖宫产术

剖宫产术的适应证、种类。

三、考核知识点

（一）会阴切开缝合术

（二）胎头吸引术

（三）产钳术

（四）剖宫产术

四、考核要求

（一）会阴切开缝合术

1. 识记：会阴切开缝合术的适应证、种类、基本操作方法。

2. 简单应用：会阴切开缝合术的术后护理措施。

（二）胎头吸引术

1. 识记：胎头吸引术的适应证、注意事项。

2. 简单应用：胎头吸引术后护理措施。

（三）产钳术

1. 识记：产钳术的适应证、注意事项。

2. 简单应用：产钳术后护理措施。

（四）剖宫产术

识记：剖宫产术的适应证、种类。

第十二章　女性生殖系统炎症患者的护理

一、学习目的与要求

通过本章学习，明确女性生殖系统的自然防御功能、各种生殖系统炎症的病因、致病菌、临床表现、辅助检查手段。掌握各种生殖系统炎症的预防和临床处理方法、以及女性生殖系统炎症的护理措施。为生殖系统炎症患者提供整体护理。

二、课程内容

第一节　概述

女性生殖系统的自然防御功能、各种生殖系统炎症的病因、致病菌。

第二节　外阴部炎症

外阴炎及前庭大腺炎的病因、临床表现、治疗原则。

第三节　阴道炎

各种阴道炎的病因、传播方式、临床表现、预防和治疗原则。

第四节　子宫颈炎

子宫颈炎的病因、病理改变、临床表现和治疗原则。

第五节　慢性盆腔炎

慢性盆腔炎的病因、病理改变、病理变化、临床表现、治疗原则。

第六节　淋病

淋病的病原体、传播方式、临床表现、治疗原则。

三、考核知识点

（一）女性生殖系统炎症概述

（二）外阴炎及前庭大腺炎

（三）阴道炎

（四）子宫颈炎

（五）慢性盆腔炎

（六）淋病

四、考核要求

（一）女性生殖系统炎症概述

1. 识记：女性生殖系统炎症常见病原体、炎症的传播途径。

2. 领会：女性生殖系统炎症的自然防御机理及影响因素。

（二）外阴炎及前庭大腺炎

识记：外阴炎及前庭大腺炎的病因、临床表现、预防和治疗原则。

（三）阴道炎

1. 识记：各种阴道炎的病原体。
2. 领会：各种阴道炎传播方式、临床表现、预防和治疗原则。
（四）子宫颈炎
1. 识记：子宫颈炎的病因、病理变化和临床表现。
2. 领会：子宫颈炎的预防和治疗原则。
（五）慢性盆腔炎
1. 识记：慢性盆腔炎的病因、病理变化。
2. 领会：慢性盆腔炎的临床表现、预防及治疗原则。
（六）淋病
1. 识记：淋病的病因、致病菌、传播途经。
2. 领会：淋病的临床表现、预防及治疗原则。

第十三章　女性生殖系统肿瘤患者的护理

一、学习目的与要求

通过本章的学习，了解女性生殖系统肿瘤的病因、病理变化、转移途径、临床表现、辅助检查方法。熟悉各种常见肿瘤的治疗原则。为女性生殖系统肿瘤患者提供整体护理。

二、课程内容

第一节　子宫颈癌患者的护理

子宫颈癌的病因、病理变化、转移途径、临床分期和临床表现、辅助检查方法、治疗原则和护理措施。

第二节　子宫肌瘤患者的护理

子宫肌瘤的病因、分类、病理变化、临床表现、辅助检查方法、治疗原则和护理措施。

第三节　子宫内膜癌患者的护理

子宫内膜癌的病因、病理变化、转移途径、临床表现和分期、辅助检查方法、治疗原则和护理措施。

第四节　卵巢肿瘤患者的护理

卵巢肿瘤的临床表现、转移途径、并发症、治疗原则和护理措施。

三、考核知识点

（一）子宫颈癌患者的护理
（二）子宫肌瘤患者的护理
（三）子宫内膜癌患者的护理
（四）卵巢肿瘤患者的护理

四、考核要求

（一）子宫颈癌患者的护理

1. 识记：子宫颈癌的病因、临床分期和临床表现、辅助检查方法。
2. 领会：子宫颈癌的治疗原则。
3. 综合应用：为子宫颈癌患者提供整体护理。
（二）子宫肌瘤患者的护理
1. 识记：子宫肌瘤的病因、分类、病理变化。
2. 领会：子宫肌瘤临床表现、辅助检查方法、治疗原则和护理措施。
（三）子宫内膜癌患者的护理
1. 识记：子宫内膜癌的病因、转移途径。
2. 领会：子宫内膜癌的临床分期和临床表现、辅助检查方法、治疗原则和护理措施。
（四）卵巢肿瘤患者的护理
1. 识记：常见卵巢肿瘤的临床表现、恶性肿瘤转移途径和并发症。
2. 领会：卵巢肿瘤的治疗原则和护理措施。

第十四章　滋养细胞疾病患者的护理

一、学习目的与要求

通过本章的学习、了解滋养细胞的辅助检查方法、病理变化。掌握其转移途径、临床表现、辅助检查方法、治疗原则。为滋养细胞疾病患者提供整体护理。

二、课程内容

第一节　葡萄胎
葡萄胎的病因、病理变化、临床表现、辅助检查方法、治疗原则。
第二节　侵蚀性葡萄胎与绒毛膜癌
侵蚀性葡萄胎与绒毛膜癌的特点、临床表现、转移途径、临床分期、治疗原则、转移癌的治疗原则。
第三节　恶性滋养细胞疾病患者的护理
滋养细胞疾病患者的评估、护理诊断及合作性问题、预期的护理目标、护理措施。

三、考核知识点

（一）葡萄胎
（二）侵蚀性葡萄胎与绒毛膜癌
（三）恶性滋养细胞疾病患者的护理

四、考核要求

（一）葡萄胎
1. 识记：葡萄胎的病理变化。
2. 领会：葡萄胎的临床表现、辅助检查方法、治疗原则。
（二）侵蚀性葡萄胎与绒毛膜癌

1. 识记：侵蚀性葡萄胎与绒毛膜癌的特点

2. 领会：侵蚀性葡萄胎与绒毛膜癌的临床表现、转移途径、临床分期、常见的转移部位、治疗原则。

（三）滋养细胞疾病患者的护理

综合应用：为滋养细胞疾病患者提供整体护理。

第十五章　月经失调患者的护理

一、学习目的与要求

通过本章的学习，了解各种常见的月经失调的原因、病理变化、临床表现、辅助检查手段。掌握其治疗原则和护理措施。

二、课程内容

第一节　功能失调性子宫出血患者的护理

功能失调性子宫出血的定义、分类、病因、病理变化、临床表现、辅助检查方法、治疗原则和护理措施。

第二节　闭经患者的护理

闭经的定义、病因、分类、临床表现、辅助检查方法、治疗原则和护理措施。

第三节　围绝经期综合征患者的护理

围绝经期综合征的概念、临床表现及原因、辅助检查方法、治疗原则。

三、考核知识点

（一）功能失调性子宫出血患者的护理

（二）闭经患者的护理

（三）围绝经期综合征患者的护理

四、考核要求

（一）功能失调性子宫出血患者的护理

1. 识记：功能失调性子宫出血的定义、原因、分类。

2. 领会：功能失调性子宫出血临床表现、辅助检查方法、治疗原则和护理。

（二）闭经患者的护理

识记：闭经的定义、病因、分类、临床表现、辅助检查方法、治疗原则和护理。

（三）围绝经期综合征患者的护理

1. 识记：围绝经期综合征的概念。

2. 领会：围绝经期综合征临床表现和原因、辅助检查方法、治疗原则和护理。

第十六章　其他妇科疾病患者的护理

一、学习目的与要求

通过本章的学习，明确不孕症、子宫内膜异位症和子宫腺肌病的定义、病因、病理变化、掌握其临床表现、辅助检查方法、治疗原则和护理。

二、课程内容

第一节　不孕症患者的护理

不孕症的定义、男女双方的因素、临床表现、辅助检查方法、临床处理原则和护理。

第二节　子宫内膜异位症患者和子宫腺肌病患者的护理

子宫内膜异位症和腺肌病的定义、病因、病理变化、临床表现、辅助检查方法、治疗原则和护理。

三、考核知识点

（一）不孕症患者的护理

（二）子宫内膜异位症患者和子宫腺肌病患者的护理

四、考核要求

（一）不孕症

识记：不孕症的定义、男女双方的因素、临床表现、辅助检查方法、治疗原则和护理措施。

（二）子宫内膜异位症和子宫腺肌病

1. 识记：子宫内膜异位症和腺肌病的定义、病因、病理变化。

2. 领会：子宫内膜异位症和腺肌病的临床表现、辅助检查方法、治疗原则和护理措施。

第十七章　妇科手术前后护理

一、学习目的与要求

通过本章学习，明确妇科手术前后护理评估内容。掌握妇科手术前、后护理措施。为妇科手术前后患者提供整体护理。

二、课程内容

第一节　妇科手术患者评估

妇科手术前后的评估、病史、疾病的临床表现、心理社会评估。

第二节　妇科手术前、后护理

妇科手术前后可能的护理诊断、预期目标和护理措施。

三、考核知识点

（一）妇科手术患者的评估
（二）妇科手术前、后护理

四、考核要求

（一）妇科手术患者的评估
领会：妇科手术患者的评估内容。
（二）妇科手术前后护理
综合应用：为妇科手术患者提供整体护理。

第十八章　妇科肿瘤患者化疗的护理

一、学习目的与要求

通过本章的学习，了解化疗的基本原理，化疗常用的给药方法，常见的不良反应。为化疗患者提供整体护理。

二、课程内容

第一节　化疗的基本知识
化疗的基本原理、常用的给药方法、常见的不良反应。
第二节　化疗患者的护理
化疗患者护理诊断及合作性问题、护理措施。

三、考核知识点及要求

化疗患者的护理
1. 识记：化疗的基本原理。
2. 领会：化疗常用的给药途径、常见的不良反应。
3. 综合应用：为化疗患者提供整体护理。

第十九章　计划生育

一、学习目的与要求

通过本章的学习，明确计划生育的内容、要求，各种计划生育的原理、方法、健康指导内容。熟悉人工终止妊娠的方法、术后注意事项和护理。

二、课程内容

第一节　避孕

避孕的原理，各种避孕方法、适应证、禁忌证、常见不良反应、健康教育内容。

第二节　绝育

各种绝育方法的适应证、禁忌证、绝育手术的术前准备、术后注意事项、健康教育内容及护理。

第三节　人工终止妊娠

各种人工终止妊娠手术的适应证、禁忌证、术前准备、术后护理及注意事项、常见并发症。

三、考核知识点

（一）计划生育概述

（二）避孕

（三）绝育

（四）人工终止妊娠

四、考核要求

（一）计划生育概述

领会：计划生育的概念、计划生育的内容、计划生育的要求。

（二）避孕

1. 识记：避孕的概念及方法。

2. 领会：各种避孕方法的原理、适应证、禁忌证、常见不良反应。

3. 简单应用：各种避孕方法的健康指导。

（三）绝育

1. 识记：各种绝育方法的适应证、禁忌证、术前准备。

2. 领会：绝育手术术后注意事项、健康指导和护理。

（四）人工终止妊娠

1. 识记：各种人工终止妊娠手术的适应证、禁忌证、术前准备。

2. 领会：人工终止妊娠常见的并发症。

3. 简单应用：各种人工终止妊娠手术的术后护理、注意事项、关于人工终止妊娠手术的健康指导。

附：妇科常用检查方法

一、学习目的与要求

通过本附录的学习，明确各种妇科常用检查的目的、方法。掌握各种妇科常用检查的注意事项。

二、课程内容

各种妇科常用检查方法的检查目的、常用物品、检查方法、注意事项。

三、考核知识点及要求

1. 识记：各种妇科常用检查方法的用物、检查方法。
2. 领会：各种妇科常用检查方法的目的、注意事项。

Ⅲ　有关说明与实施要求

一、关于课程内容与考核目标

1. 大纲与教材的关系：大纲是学习与考核的依据，教材是学习掌握课程知识的基本内容和范围，教材的内容是大纲所规定的课程内容的具体化。

2. 对考核目标的说明：

（1）本课程要求考生学习和掌握的知识点内容，均作为考核的内容。

（2）四个能力层次概念的解释：

识记：能识别和记忆定义、概念、方法、原则、特点、数值、步骤、范围等有关知识点的主要内容，并能够根据考核的不同要求，做出正确的表述、选择和判断。

领会：能够领悟和理解本课程中基本概念、基本病理、基本机制、基本方法等有关知识点的内涵和外延，熟悉其内容要点和它们之间的区别与联系，并能够根据考核的不同要求，做出正确的解释、说明和论述。

简单应用：即在理解的基础上，能够初步应用本课程中规定的知识点，分析和解决相关问题。

综合应用：包含着创造性应用，即能把原理灵活应用，能理解各原理之间的关系，能够将各个原理进行分析和综合，能具体分析和解决实际问题。

二、关于学习教材与主要参考书

指定教材：《妇产科护理学（专）》，全国高等教育自学考试指导委员会组编，何仲主编，北京大学医学出版社，2007 年版。

三、自学方法的指导

1. 全面系统地学习：对课程内容应全面学习，包括产科护理学和妇科护理学的内容，在全面掌握的基础上对重点章节、难点内容深入学习、理解，切忌一味追求重点而导致学习失败。

2. 以医学基础课程和护理学基础为基础，结合其他临床护理课程学习。妇产科护理学是以各医学基础课程和护理学基础为学习基础，对基础课程内容的理解和掌握，可以帮助学习者更好地学习和掌握本课程的内容，同时，各门临床护理课程内容上虽有不同，但在基本思路和方法上是相似的，其他临床护理课程的学习，可以促进对本课程的学习和理解。

3. 注重理论联系实际：护理专业是一门实践性极强的专业，而临床护理课程更是实践的重点。因此，妇产科护理学的学习必须以临床实践为基础。只有密切结合临床实践才能更好地理解有关临床表现、辅助检查、临床处理、健康指导及护理程序的应用等这些实践性极强的内容，并利于将来对所学内容的应用。

四、对社会助学的要求

社会助学者应认真理解大纲的要求，认真钻研指定教材的内容、同时结合参考教材进行教学，在教学活动中应注重教学内容与临床护理实践相结合、帮助学习者加深对课程内容的理解，注意抓住学习的重点和难点进行教学，但应避免押题、押重点而忽略学习者对课程内容的全面学习。

本课程 4 学分。

五、关于命题考试的若干规定

1. 本课程应为闭卷考试，考试时间建议为 2 小时。临床实习的考试应为面试，并结合临床表现。

2. 本大纲各章和附录所规定的基本要求、知识点及知识点下的知识纲目，都属于考核的内容。考试命题应覆盖到章，并适当突出重点章节，加大重点内容的覆盖密度。

3. 本课程在试卷中对不同能力层次要求的分数大致比例为：识记占 20%、领会占 30%、简单应用占 30%、综合应用占 20%。

4. 合理安排试题的难易程度，难度可分为：易、较易、较难和难四个等级。每份试卷中不同难度试题分数比例一般为 2∶3∶3∶2。应注意的是：试题的难易度与能力层次不是一个概念，在各个能力层次中对不同的考生都存在着不同的难度。

5. 本课程考试命题的主要题型一般有单项选择题、名词解释题、填空题、简答题、论述题、案例分析题等。

附录　试题类型举例

一、单项选择题（四个备选答案中只有一个是符合题目要求的，请将正确选项的代码写在题后的括号内，多选、错选、未选均不得分）

非孕妇女经腹输卵管结扎术的实施应选在［　　］

A. 月经干净前 3～4 天

B. 月经干净后 3～4 天

C. 排卵前

D. 排卵后

二、填空题

正常足月分娩过程中，决定分娩的四个主要因素是：________、产道、胎儿和________。

三、名词解释题

分娩机制

四、简答题

简述避孕的原理。

五、论述题

试述肿瘤患者化疗的护理措施。

后　记

《妇产科护理学（专）自学考试大纲》是根据全国高等教育自学考试护理专业（专科）考试计划的要求，由全国考委医药学类专业委员会组织编写。2007 年 7 月全国考委医药学类专业委员会对本大纲组织审定。

参加《妇产科护理学（专）自学考试大纲》编写的有：中国协和医科大学何仲教授、赵红副教授。

北京大学护理学院郑修霞教授担任主审，北京大学第三医院叶蓉华主任医师、天津医科大学护理学院刘纯艳教授参加审稿并提出改进意见。

大纲编审人员付出了辛勤劳动，特此表示感谢。

全国高等教育自学考试指导委员会
医药学类专业委员会
2007 年 9 月